健康医疗大数据创新应用

主　编　冯晓彬　马兆毅　黎成权

清華大學出版社
北 京

图书在版编目（CIP）数据

健康医疗大数据创新应用 / 冯晓彬，马兆毅，黎成权主编 . — 北京 : 清华大学出版社，2023.7（2025.5 重印）
ISBN 978-7-302-64134-6

Ⅰ . ①健⋯　Ⅱ . ①冯⋯　②马⋯　③黎⋯　Ⅲ . ①医学—数据处理　Ⅳ . ① R319

中国国家版本馆 CIP 数据核字（2023）第 131329 号

责任编辑：孙　宇　辛瑞瑞
封面设计：钟　达
责任校对：李建庄
责任印制：宋　林

出版发行：清华大学出版社
　　　　　网　　址：https://www.tup.com.cn，https://www.wqxuetang.com
　　　　　地　　址：北京清华大学学研大厦 A 座　　　　邮　　编：100084
　　　　　社 总 机：010-83470000　　　　　　　　　　邮　　购：010-62786544
　　　　　投稿与读者服务：010-62776969，c-service@tup.tsinghua.edu.cn
　　　　　质量反馈：010-62772015，zhiliang@tup.tsinghua.edu.cn
印 装 者：三河市龙大印装有限公司
经　　销：全国新华书店
开　　本：185mm×260mm　　　印　　张：19.75　　　字　　数：374 千字
版　　次：2023 年 8 月第 1 版　　　　　　　　　　印　　次：2025 年 5 月第 4 次印刷
定　　价：78.00 元

产品编号：099349-01

编　委　会

荣誉主编：董家鸿　杨爱平

主　　编：冯晓彬　马兆毅　黎成权

编写单位：清华大学　国家卫生健康委能力建设和继续教育中心

编　委　会：（按照姓氏笔画排序）

序　言

近年来，大数据技术的飞速发展、专业数据的爆发式增长和产业领域应用需求的高速增长，对大数据人才的知识更新速度、综合专业素质以及创新创造能力提出了更高要求。根据国家工业和信息化部统计数据预测，未来 10 年是我国对大数据行业人才需求相对集中的关键历史时期，对大数据人才的需求将持续保持 40% 以上的增速。

在医学领域，健康医疗大数据在公共卫生、行业治理、风险预测、惠民服务、临床科研、健康管理、医药研发、精准医疗等方面发挥了重要的推动作用，健康医疗大数据呈现前所未有的增长态势。要发展健康医疗大数据，人才是决定性因素。党中央、国务院高度重视健康医疗大数据在经济社会发展中的潜在要素价值，制定发布了一系列重大方针政策并做出配套战略部署，为指引、规范、推进健康医疗大数据人才培养建设工作擘画蓝图、保驾护航。

本书从健康医疗大数据的需求和场景出发，通过介绍大数据在临床诊疗、药物研发、公共卫生监测、公众健康、医疗卫生政策制定和执行等细分领域的应用，基于典型案例深度解析，系统展示了健康医疗大数据在医疗相关行业的创新应用模式和特征规律，为培养兼具医学和大数据信息科学这两个行业理论基础和业务实践经验的复合管理型、专业应用型创新领军人才提供教学培训支撑，不断满足我国健康医疗大数据全方位建设和跨越式发展的需要。

前　言

为配合我国在新的历史时期实现数字经济转型发展，更加系统全面地培养健康医疗大数据人才，推进大数据技术与健康医疗行业的深度融合，在国家卫生健康委员会的指导下，清华大学临床医学院组织相关专家编写了本书。本书面向有志于从事健康医疗大数据创新的医学相关专业研究生，以及健康医疗行业高素质人才，系统梳理总结了健康医疗大数据的最新前沿和多维创新，旨在培养拥有大数据思维意识、具备医学知识底蕴、掌握信息技术、深入融合业务领域、推动大数据创新发展的健康医疗大数据复合管理型人才及专业应用型人才，以人才培养推动创新，以创新推动行业发展。

本书的编写获得了清华大学软件学院、国家卫生健康委能力建设和继续教育中心、北京市卫生健康委员会、中国信息安全测评中心、北京清华长庚医院、北京大学肿瘤医院、北京妇产医院等单位的支持，在此向各位参编专家提供的专业知识和珍贵素材表示感谢！希望本书的出版能够为健康医疗大数据人才的培养奠定全新起点，为我国数字经济转型发展提供健康领域的支撑！

为更好地服务于医学人才培养和教学工作，我们为采用本书作为教材的老师提供教学辅助资源。该部分资源仅提供给授课教师使用，请您直接用手机扫描下方二维码完成认证及申请。

目　录

第II部分 健康医疗大数据创新应用场景分析

第 I 部分

健康医疗大数据发展概论

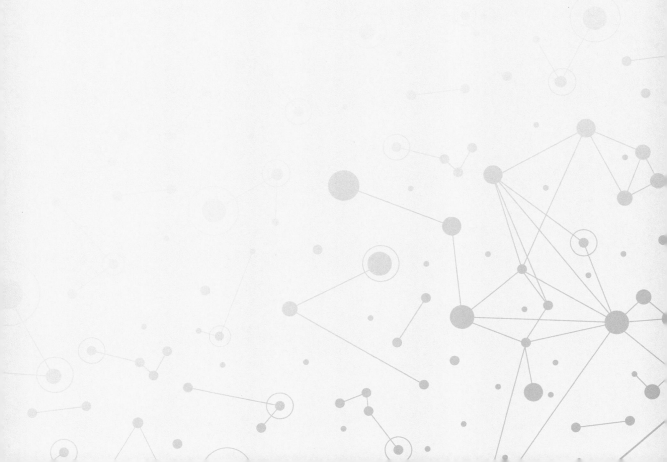

第1章

健康医疗走进大数据创新时代

1.1 引言

得益于第五次信息技术革命，计算机技术与通信技术得到快速发展并逐渐普及、应用到各个领域，我们的生活方式得到改变，技术模式也在悄然变化。在此期间，无论是计算机的存储技术还是处理能力都得到了长足发展。加之互联网的诞生，越来越多的数据联系起来并不断积累，使得计算机数据规模快速增大，进入了新的发展阶段。

1.2 大数据的演进发展史

1.2.1 大数据概念的诞生

1. 大数据的起源

21世纪，"大数据"概念正式诞生。所谓"大数据"，顾名思义就是很大量的数据。而这些数据并不都拥有我们科研中严谨而规整的数据结构，相反，数据大多来源于各渠道的搜集、分享以及合并，这样的数据往往不具备结构化特征，其中却依然包含了大量的价值等待我们去挖掘、开发。

2. 大数据的组成

我们习惯上将大数据分为两类——结构化数据与非结构化数据。其中大约只占比10%的结构化数据是高度组织和整齐格式化的，存储于数据库中；其余的非结构化数据类型繁多，来源极广，存储方式也各异。

结构化数据应用场景，如企业财务系统、医疗数据库、教育一卡通、政府行政审批、其他核心数据库等。半结构化数据应用场景，如邮件系统、html文件、报表资料库、

web 集群、教学资源库、数据挖掘系统、档案系统等。而常见的视频、音频、图片、图像、文档、文本等形式的数据就属于非结构化数据，主要被应用于医疗影像系统、教育视频点播、视频监控、设计院文件、服务器媒体资源管理等。

3. 大数据的特点

大数据具有"4V"特点，即数据量大、数据类型多、处理速度快、价值密度低。

Volume（大量化）：大数据也遵从摩尔定律——根据国际数据公司 IDC 估测，数据以每年 50% 的速度增长，每两年就能增长超过一倍。人类在最近两年产生的数据量相当于以往所有数据的总和。根据国际权威机构 Statista 的统计，全球大数据存储量在 2019 年约达到 41 ZB。

Variety（多样化）：大数据具有多种多样的数据种类，如文字、语音、图片等；变化万千的数据对象，如人物信息数据、自然界数据、物质世界数据等；丰富翔实的数据来源，如网络数据、卫星数据、传感器数据等。

Velocity（快速化）：要想高效使用大数据，必须拥有极快的数据处理能力。要做到从数据的生成到应用，只能用极少的时间去处理大量数据。例如 Google Dremel 交互式数据查询分析系统，可以实现 1 ~ 2 秒内处理 1PB 的数据。

Value（价值密度低）：大数据的数据量庞大，价值密度低，所含价值高。如一段 1 小时的视频中只有 1 ~ 2 秒是真正有用的，但其中所蕴含的信息非常有价值。

1.2.2 大数据技术与科技革新的发展历史

19 世纪 80 年代的一个读取卡片的电动机，开启了数据处理的新纪元，自此人类开始逐步开发计算工具。随着人类第一台计算机的诞生，信息化革命便以一种不可阻挡之势快速发展起来。20 世纪 60 年代，有论文指出人类数据的规模正在以指数形式增长。第三次信息化技术革命的浪潮席卷全球，计算机的普及、互联网的诞生，从 15 年翻一番到如今的 2 年翻一番，数据正在以"令人恐怖"的速度爆炸式增长，这也宣告着人类正在全面进入大数据时代。

回顾大数据的发展历程，大数据总体上可以划分为四个阶段：萌芽期、成长期、爆发期和裂变期。

1. 萌芽期（2000 年以前）

互联网的兴起打通了信息传输的障碍，一个个独立的 PC 正在逐步联系，成为一个大的生态整体。数据规模也在借助互联网为人类搭起的桥梁快速增长，海量数据的处理问题也因此得到了人们的关注，"大数据"这一术语也得到了一定的传播。

2. 成长期（2000—2010 年）

21 世纪迎来了信息科技的快速增长时代。大数据市场迅速成长，互联网数据呈爆发式增长，大数据技术逐渐被大众熟悉和使用。无论是学术界还是商界，都已看见这颗耀眼的新星。有眼光的企业开始部署应用，思想先进的学者们也展开进一步研究，使得相关技术与理论正在快速发展与完善。

3. 爆发期（2011—2015 年）

大数据迎来了发展的高潮，包括我国在内的世界各个国家纷纷布局大数据战略。这个阶段的大数据技术已受到学术界与商界的高度重视。2013 年，以百度、阿里巴巴、腾讯为代表的国内互联网公司纷纷推出创新性的大数据应用产品。同时，政府部门也在积极部署大数据战略。2015 年 9 月，国务院发布《促进大数据发展行动纲要》，旨在全面推进我国大数据发展和应用，进一步提升创业创新活力和社会治理水平。

4. 裂变期（2016 年至今及以后）

大数据应用渗透到各行各业，大数据价值不断凸显，数据驱动决策和社会智能化程度大幅提高，加之政府的大力支持，大数据产业迎来空前发展和大规模应用。2019 年 5 月，《2018 年全球大数据发展分析报告》显示，中国大数据产业发展和技术创新能力有了显著提升。国家"十四五"规划中明确指出大数据是七大数字经济重点产业之一，这为以大数据为重心的数字产业发展带来了新的机遇和风口。同时由于受近年来新冠病毒感染疫情的影响，许多行业都在努力开展数字化转型，不断推动大数据技术在实体产业的深度融入与创新应用，成为智慧城市建设的重要驱动力。如今大数据应用已逐步渗透进经济发展的方方面面，同时也以各种形式的便民惠民应用走进千家万户，在我国未来经济社会发展中的重要性日益凸显。

1.2.3　大数据对新时代发展的意义

有人提出，数据被称为信息时代的"新石油"，其蕴含的价值丝毫不逊于任何能源物质，而且是取之不尽、用之不竭的。更有甚者，还说出"得数据者得天下"的豪言。的确，无论是个人还是团体，无时无刻不在产生着数据，而这些数据恰恰也蕴含着大量的价值。利用好这些数据，既可以体现宏观的现象，也能反映微观的细节。这不仅说明了数据的重要性，也彰显了大数据技术的蓬勃发展是具有划时代意义的。

1. 促进数据思维方式

当我们面对大数据时，已然不能使用传统的固有观念来看待。就像牛顿的宏观物理定律已经不再完全适用于微观的量子世界。

庞大的数据规模，快速的更新迭代，繁如浩瀚的特征属性，使我们不可能再使用全体的数据分析而只能采用抽样；也不可能进行精确入微的计算，而只能进行估计；我们不能仅执着于事物表面的因果关系，更要关注于事物内在的相互关联。只有更新思维方式才能更好地适应新时代。同样，新的思维也在反哺着新时代，推动时代的进步。

2. 催生新的产商模式

大数据时代的到来，冲击着我们原有的生活方式，而首先影响到的便是产商模式。随着"数据为王"的观念深入人心，在高压竞争下不断寻求进步的产业和商业圈自然走在了时代的前列。

量化数据才能更好地适应信息技术。传统的数据分析是通过人工进行的，但大数据时代的人脑显得格外渺小，因此推进数据化，利用计算机实现数据的存储与计算才能真正地适应更好的发展模式。

层出不穷的创新带来了新的产学研商模式。点点滴滴的操作数据形成一个个"猜你喜欢"，每一次简单的搜索都会展开相关算法推荐，大数据已然成为服务业创新的源泉。想到一个个小卖部变成网店，一个个 POS 机变成二维码，越来越多的新技术、新模式让我们的生活方式随着大数据的发展越来越便利。不断地开发、不断地创新，才是科技与生活的结合，亦是时代进步的动力和源泉！

（1.2 节作者：冯晓彬　黎成权　王　霞　李　欣　王伟铮　闵　栋）

1.3　健康医疗大数据的主要内容及来源

1.3.1　健康医疗大数据的主要内容与分类

健康医疗大数据是我国战略性的基础资源，我国正在积极推动健康医疗大数据资源的共享和开放。健康医疗数据涉及人们的健康和医疗信息，主要包括以下 10 类：

1. 诊疗机构数据

这类数据来源于医院的诊疗、科研和管理活动，包括门诊记录、住院记录、影像记录等。这些数据具有高质量和丰富的医学信息，为医学研究和临床管理提供了宝贵的资源。

2. 基本医疗保险数据

这类数据主要涉及参保人的基本信息、支付数据和管理数据等，为医疗保险决策和管理提供支持。

3. 体检大数据

这类数据主要来自体检活动，包括健康信息收集、健康档案建立等。随着体检市场的发展，这类数据呈现出快速增长的趋势。

4. 生物信息大数据

这类数据包括生物标本和基因测序数据等，涉及基因组学、转录组学等领域。这类数据具有强烈的生物专业性，对于临床个性化诊疗和精准医疗具有重要意义。

5. 医学临床研究或疾病监测大数据

这类数据主要来源于以患者为研究对象的临床研究和疾病监测活动，包括药物研究、医疗器械研究等，数据质量通常较高。

6. 健康穿戴设备采集数据

随着互联网医疗的发展和可穿戴设备的普及，多种健康穿戴设备开始具备采集健康数据的能力，这类数据包括运动量、心率、睡眠质量等方面的信息，为健康管理和疾病预防提供了有益的数据支撑。

7. 医药经济数据

这类数据主要包括药械产品的价格、市场需求、销售数据等方面，为药械政策制定和市场监管提供了有力支持。

8. 医学教育、科研和学术论文数据

这类数据包括医学教育课程、医学科研项目、学术论文和专利等。这些数据可用于评估和提高医学教育和科研的质量，推动医学创新和技术进步。

9. 医疗服务数据

这类数据包括医疗服务的提供和评价等，有助于提高医疗服务的质量和满意度。

10. 社会舆情和政策监管数据

这类数据主要来源于网络、新闻媒体和政府部门等，包括公众对医疗政策和服务的意见反馈、舆情监控等。

综上所述，健康医疗大数据涵盖了诊疗、保险、预防、基因、互联网、经济、教育、科研等多个领域的数据。随着大数据技术的发展和应用，健康医疗大数据将为临床诊疗、疾病预防、医疗服务改革等方面带来巨大的价值。

1.3.2　医疗机构与健康医疗数据的产生

在当前背景下，我国大量有效的健康医疗数据主要来源于医疗机构，这些医疗机构通常包括医院和基层医疗保健服务机构（如卫生服务中心、卫生服务站、乡村卫生站和村医室以及各种诊所）。在为患者提供服务的过程中，医院和基层医疗保健服务机构会产生多种医疗记录数据，包括以下几类：

1. 医嘱和处方

医疗机构中的检查、用药和治疗等均依据医生的医嘱进行。

2. 病历记录

医生撰写的诊断、观察分析病情以及制定治疗方案的记录。

3. 检查记录

包括电生理、超声、放射、内窥镜、核医学等各种检查生成的图像和影像记录，以及医生根据检查记录分析得出的检查报告。

4. 检验结果

由分析患者体内采集的血液、体液、组织等各种标本得出的结果记录。

5. 护理记录

护士记录的患者体温、血压等各类生命体征数据，以及护理观察和护理措施执行情况。

6. 手术和麻醉记录

根据手术医生和麻醉医生记录的手术和麻醉过程相关信息。

7. 其他医疗记录

包括膳食记录、各种治疗记录等。

在医疗机构生成的数据中，一部分是结构化数据，如医嘱、处方、检验结果、生命体征记录、诊断等。另一部分是非结构化数据，如病历记录、检查报告、手术记录、护理措施执行记录、各种图像、影像、视频等。在计算机处理非结构化数据之前，需要对其进行预处理，提取特征或将其结构化。目前，由于图像和视频等数据量巨大，非结构化数据占医疗数据总量的 90% 以上。

为实现医疗机构间的数据共享和医学数据应用，医疗数据需进行标准化。目前，国内外已经存在许多医学数据标准，主要的国际标准包括：用于医学影像记录的 DICOM、用于结构化医疗数据交换的 HL7、用于检验与观察数据记录的 LOINC、用于疾病分类的 ICD，以及临床医学术语 SNOMED CT 等。在我国，国家及行业标准以及实际使用标准主要包括：用于疾病分类与代码的 GB/T 14396—2016（等同采用 ICD10 分类）、用于手术操作的 ICD9-CM3，以及电子病历共享文档规范 WS/T 500 等。这些标准对于推动医疗数据共享具有极其重要的作用。

尽管如此，我国医疗大数据标准化应用仍然不够普及。但随着医疗数据应用需求的持续增长，标准化的应用将逐步得到广泛推广和深入实施。这将有助于更好地整合医疗资源，促进跨机构的数据共享和应用，进而提高医疗服务质量和效率，为广大患者带来更为优质的医疗体验。

（1.3 节作者：刘海一　李强　衡反修　吴楠　王立军　付海天）

1.4　健康医疗大数据的发展特点及应用价值

1.4.1　大数据在健康医疗六大领域的应用

医疗健康大数据的发展改善了医疗服务水平，提升了医疗资源与信息的共享，推动了医疗信息的相互连接与认可，提高了医疗服务效率和质量，减少了患者的费用，使疾病预防控制和突发公共卫生事件的应对更为迅速和智能化。2016 年 6 月，国务院办公厅发布了《关于促进和规范医疗健康大数据应用发展的指导意见》，将医疗大数据纳入国家大数据战略规划，从加强大数据基础设施、深化医疗健康大数据应用、规范和推动"互联网＋医疗健康"服务、建设医疗健康大数据保障体系 4 个方面部署了 14 项重点任务和重大工程。借助这些重大工程，推动大数据在医疗行业治理、临床与科研、公共卫生等领域的应用，培养新兴业态，研发数字化医疗健康设备，是实施"健康中国战略"的关键举措，也是将大数据应用从理论转化为现实的重要途径。

1. 医疗行业治理大数据应用

在医疗行业治理中，大数据可助力医改监测与居民健康评估，推动广泛覆盖的医疗评估监测体系、基本公共卫生服务均等化、医疗数据统计精确化，促进区域卫生资源的合理分布，协同推进医疗服务价格和药品价格改革。

2. 临床医疗大数据应用

在临床诊疗领域，基于大数据的临床辅助诊疗系统能帮助医生制定最佳诊断和治疗方案。医疗机构可以利用大数据技术发现潜在的关系、模式、知识，有效地探索潜在的药物新疗法或药物不良反应，从而辅助医生提高诊断准确性、预测疗效、降低医疗成本，及时发现和分析诊疗措施的变化，为优化临床路径提供建议，从而提升临床诊疗服务质量。

3. 医疗科研大数据应用

医院在诊疗过程中收集的临床诊断、治疗数据，除了为医生提供有用信息外，还为医疗科研提供了真实准确的样本数据。数字化医疗检测数据、患者特征数据、医学研究数据和医疗过程数据为医疗从业者提供了新的研究方向，促进药物和器械创新研发以及专病数据库建设。

4. 公共卫生医疗大数据应用

在公共卫生领域，应用大数据技术建立完善的业务信息系统，优化系统功能，整合多维多源数据，促进机构间业务协同和信息共享，可显著提升公共卫生监测、评估、决策能力，支持传染病防控、突发公共卫生事件预警与应急响应、健康危害因素和疾病危险因素监测，促进健康管理，普及健康生活方式。

5. 医疗健康智能设备大数据应用

进行健康管理需要大数据支持和智能设备的辅助。医疗健康智能设备基于终端硬件设备，通过软件支持、人工智能算法、云端交互、数据分析等实现智能化指令和信息反馈。医疗健康大数据还能够支持康复医疗智能器械研发，如人工智能、机器人、可穿戴设备、中医健康设备等为代表的医疗器械创新研发，并促进医疗健康智能装备产业升级。

6. "互联网+医疗健康"大数据应用

近年来，在"互联网+"大数据应用下，促进了医疗健康领域数据共享、疾病诊断精准化、药物研发高效化和传染病预测准确化，实现医疗服务的数字化、移动化和智能化。"三医"领域（医疗、医药和医保）作为"互联网+医疗"的核心范畴，涵盖了个人健康管理、咨询、诊断治疗、购药以及医保等环节，将"三医"与"互联网+"相结合，有助于缓解医疗资源供需不平衡，降低患者就医成本，确保患者安全用药等目标，并创新业务模式，推动医疗健康与养生、养老、家政等服务业协同发展，以更好地满足人民群众的健康医疗需求。

1.4.2 健康医疗大数据的互联互通共享

纵观全球态势，欧美等发达国家一直高度重视健康医疗大数据的开放和共享，并已基本搭建较为成熟的健康医疗大数据服务平台。近年来，我国也抓紧医疗大数据的互联互通共享工作的统筹部署，相关部门先后印发的《关于促进和规范健康医疗大数据应用发展的指导意见》《"健康中国2030"规划纲要》《"十三五"全国人口健康信息化发展规划》《国家健康医疗大数据标准、安全和服务管理办法（试行）》等相关政策文件中均对推动健康医疗大数据资源融合共享、开放应用做出了相关要求；同时，随着云计算、物联网、区块链等技术对健康医疗大数据实现深度赋能加持，信息孤岛和壁垒逐步被破除，数据活力持续增强，健康医疗大数据应用发展的范围和领域也不断拓展。对于我国当前健康医疗大数据的互联互通共享的发展格局，笔者将依次从"基础""模式""成效"三个层面展开介绍。

1. 基础层面

信息标准是实现健康医疗大数据互联互通共享的根本前提。国家卫生健康委印发《国家健康医疗大数据标准、安全和服务管理办法（试行）》《全国医院信息化建设标准与规范（试行）》《全国基层医疗卫生机构信息化建设标准与规范（试行）》《全国公共卫生信息化建设标准与规范（试行）》《关于加强全民健康信息标准化体系建设的意见》，制定了二级以上医院、基层医疗卫生机构、公共卫生机构信息化建设标准与规范，推进信息化建设"书同文""车同轨"。截至 2020 年底，卫生健康行业现行有效信息化相关行业标准 227 项、团体标准 33 项，涵盖数据集、数据元、数据交换规范、健康卡、信息系统功能规范、标准符合性测试规范等，为卫生信息互联互通奠定了标准基础，有力支撑了卫生健康事业发展。

2. 模式层面

"三融五跨"是实现健康医疗大数据互联互通共享的推进路径。网络信息技术与卫生健康的融合发展，不是简单地将线下业务迁移到线上，也不是单部门的物理变化，而是多部门的化学反应，核心是实现技术融合、业务融合、数据融合（三融）和跨层级、跨地域、跨系统、跨部门、跨业务（五跨）。卫生健康领域的"三融五跨"模式如图 1-1 所示，主要以数据集中和共享为途径，通过"三融"打通信息壁垒，形成覆盖全国、统筹利用、统一接入的数据共享大平台，最终实现"五跨"的协同管理和服务。

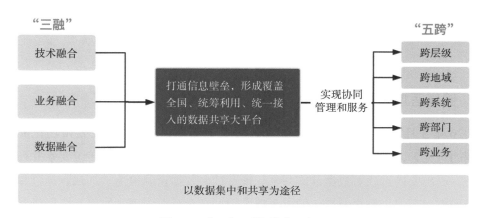

图 1-1 "三融五跨"模式示意图

3. 成效层面

互联互通共享的理念逐渐普及，统一权威、互联互通的全民健康信息平台建设已经取得诸多显著成果。

（1）平台建设方面：截至 2020 年底，国家全民健康信息平台基本建成，100% 的省份、84% 的地级市、69% 的县建立了区域全民健康信息平台，为提供跨医院、跨地域、跨层级的服务发挥了基础支撑作用。

（2）互联互通方面：实现了国家、省、市、县四级平台联通全覆盖，截至2020年底，全国7000多家二级以上公立医院接入区域全民健康信息平台，2200多家三级医院初步实现院内医疗服务信息互通互联。

（3）共享应用方面：依托全民健康信息平台加快建立了全员人口信息、居民电子健康档案、电子病历和基础资源等数据库，截至2021年底，200多个城市实现了区域内医疗机构就诊"一卡（码）通"，发放电子健康码超7.7亿张，为提供跨医院、跨地域、跨层级的服务发挥了支撑作用。特别是在疫情防控工作中，根据应对新冠病毒感染疫情联防联控工作需要，建立了数据共享机制，依托国家全民健康信息平台和全国一体化政务服务平台，发布了核酸抗体检测等6个数据库（图1-2），有效支撑了各地健康码应用，截至2021年底，累计调用超1400亿次。

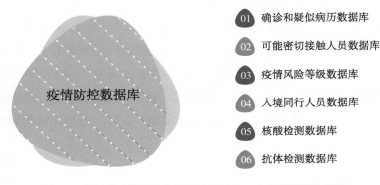

图 1-2 卫健委会同国办电子政务办建立 6 个疫情防控数据库

1.4.3 健康医疗大数据应用价值概述

2020年3月，中共中央、国务院印发《关于构建更加完善的要素市场化配置体制机制的意见》，首次将"数据"与土地、劳动力、资本、技术等传统要素并列为要素之一，提出要推进政府数据开放共享、提升社会数据资源价值、加强数据资源整合和安全保护。在卫生健康领域，健康医疗大数据在全行业内蓬勃发展，应用场景日益拓展，其可观的应用价值也已成为社会共识。健康医疗大数据应用价值可以按照数据使用方、数据使用场景、健康产业链条的环节步骤等多个切入方式进行拆分，笔者主要从临床服务、医学科研、精益管理、公共卫生治理、民众福祉等角度出发，对健康医疗大数据应用价值进行简要概述。

1. 支持医疗服务实践

在临床诊断活动中，通过全面精准分析患者体征、诊断、用药、治疗等相关数据集，并借助过往各类病例和各类数据源，深入挖掘分析相关病症，可以找到兼顾针对性、科学性、低风险、低成本、高效率、高效益的治疗路径，进而可以为辅助医生决策、优化诊断和治疗方案，同时可以减少医疗事故和成本、提高服务质量和安全性。

2. 提升医学科研水平

传统的医学科研一般通过有限的样本量来推断总体，不可避免地存在偏倚，其外部有效性、推广性较为有限。海量、可利用、互联互通的健康医疗大数据可以通过深度清洗、加工等环节，为科研人员提供可以被挖掘利用的具备完整性、准确性、精准性的数据。此外，共享、透明的数据来源还可以提高科研结果的可信度和可重复性。

3. 深化精益管理能力

对于医疗机构内部的行政管理部门而言，对现有数据进行全面盘点评估，形成数据资产地图，可以协助管理人员制定数据生命周期管理策略，同时可以有效发现和挖掘数据价值；对于医疗机构内部的决策层而言，依据"数据驾驶舱"可以实现对运营情况的实时监测和全局掌握，可以提高决策的高效性、科学性、智能性，助力达成精细化管理的目标；对于卫生健康行业政策制定者而言，通过整合、挖掘不同层级的实际数据和舆情信息，可以为宏观形势把控和决策提供科学依据。

4. 赋能公卫治理体系

中央政治局常委会会议研究应对新型冠状病毒感染疫情工作时明确指出，新型冠状病毒感染疫情是对我国治理体系和能力的一次大考验，应健全国家应急管理体系，补齐公共卫生短板。深化健康医疗大数据在我国公共卫生治理工作方面的应用发展，可以协助政府部门及时整合传染病和重大疫情的多方来源动态信息，改进公共卫生传染病防控的监测系统和发展预测模型，提高公共卫生监测和反应速度，这对于我国在新的历史时期提升应对突发重大公共卫生事件的能力和水平具有重大价值。

5. 增进民众健康福祉

《"健康中国 2030"规划纲要》强调要坚持以提高人民健康水平为核心，把人民健康提升到国家战略层面。随着健康医疗大数据应用、共享和开放水平的不断提高，我国配套的便民惠民服务模式探索也持续深入——通过大数据应用为民众提供了包括电子政务、电子健康档案在线查询、家庭医生线上签约、远程医疗、健康管理、智慧养老等在内的一系列便民惠民举措，使医疗机构可以利用更广泛的空间和时间为群众提供医疗健康服务，使数据多跑路、民众少跑路，增强人民群众健康的幸福感、获得感、安全感。

健康医疗大数据流程囊括数据生产、数据采集、数据储存、数据加工、数据分析和数据应用等多个环节（图 1-3），每个环节都拥有一个完整的供需场景，由市场参与者共同构筑起一条畅通的产业价值链条。比较特殊的是，由于同时涉及医疗和互联网信息安全问题，多个监管机构也交错式地对该行业行使监管权力。

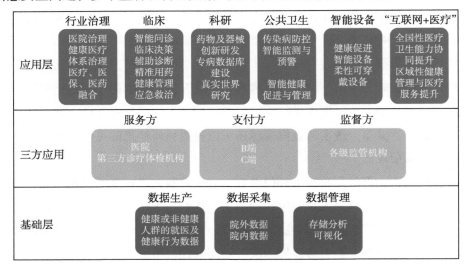

图 1-3　健康医疗大数据的创新应用图谱

健康医疗大数据基础层囊括数据生产、数据采集和数据管理等关键环节，服务于健康医疗行业治理、临床、科研、公共卫生、智能设备和"互联网 + 医疗"等领域的应用，同时健康医疗大数据服务方、支付方和监管方在各自领域为健康医疗大数据应用与发展提供服务。

1. 医疗大数据监管与合规

健康医疗大数据的合规主要包括数据安全、个人信息保护以及对健康医疗大数据的监管 3 个方面。国家监管机构发布的所有涉及健康医疗大数据的政策文件中均强调需要制定分级、分类、分域的数据应用政策规范，推进网络可信体系建设，注重内容安全、数据安全和技术安全，加强健康医疗数据安全保障和患者隐私保护，加强互联网健康服务监管。

科研机构、医学院所、软件服务商、药物流通、影像、硬件、运营商、供应商等健康医疗大数据参与方组成支持体系深度参与数据要素全生命周期活动，在数据生成、采集、存储、加工、分析、服务、安全、应用等各环节协同发力、体系推进，实现产业链能力现代化。

2. 健康医疗大数据生产

从数据的来源和产出环节来看，患者到医院及诊所等医疗机构就医，每日产生海量的医疗数据，是原始数据最主要的产出方；健康人群、慢病人群通过体检机构、第三方诊疗在疾病防治、健康管理等过程中产生与健康医疗相关的数据。健康或非健康人群的就医及健康行为数据：这些数据种类繁多、结构复杂、来源各异，既有结构化数据，也有自由文本以及大容量的非结构化数据，通过物联网、信息化技术采集，将分散且噪声化的数据结构化、规模化。

3. 健康医疗信息采集数字化

移动物联网技术在健康领域的发展将移动通信技术、互联网技术和健康服务融合起来，通过智能化的终端设备完成数据的采集与接入。互联网高速通信技术为健康医疗数据的整合和共享提供支持。健康医疗大数据采集的技术难点是突破分布式高速、高可靠性的数据抓取或采集，以及高速数据的解析、标准化、转换与装载等大数据整合。

4. 健康医疗大数据存储分析可视化

健康医疗大数据系统需要建立能够支持大容量数据存取管理的存储架构，实现高效低耗的数据资源管理。健康医疗大数据的存取是按照定义的数据模型，综合采取关系型数据库、文档数据库、数据文件等关键技术，提供经整合的各类医疗健康数据资源的存储管理服务和访问服务。健康医疗数据存取过程需要结合应用需求进行数据的整合管理，将各种类型的数据进行关联存储，以围绕专病专科主题数据集的形式组织数据资源。

就分析方法而言，针对健康医疗大数据的常用分析方法包括传统统计学中的分类、回归、聚类等方法，也包括数据之间的关联规则、特征分析以及深度学习、人工智能等分析方法，而针对不同类型的数据，大数据分析技术可以实现医学影像分析与临床决策分析、健康体征及远程医疗数据分析、公共健康数据分析、个性化疾病模式分析等多种多样满足不同类型健康医疗应用需求的分析。

5. 健康医疗大数据应用

健康医疗大数据应用场景包括临床应用、精细运营、健康管理、辅助诊疗、医疗保险、医药研发、医疗物联网等。应用场景的实现需要多个维度的数据共同合作实现。应用端是健康医疗大数据产业链中的核心角色，同时是数据生产者、数字化应用者及数字化付费方。该类角色对数字化的理解、认可、与投入决定了医疗健康产业数字化的发展速度。

（1.4 节作者：冯晓彬　黎成权　付海天　王　霞　李　欣　杨　帆）

1.5　世界各国健康医疗大数据发展现状及创新趋势

随着健康医疗大数据在全球范围内兴起，以数据驱动发展成为时代主题。健康医疗大数据不仅可以带来更好的健康医疗服务，而且通过大数据挖掘产生医学证据，研究结果可用于加速药品及医疗器械的审批、上市及上市后监管，甚至推动医学的进步。

2012年，联合国发布了《互联网推动蓬勃发展：挑战与商机》的白皮书，旨在激励全球范围内的企业和组织积极探索和利用大数据技术。2020年，WHO 发布《2020—2025年数字卫生保健全球战略》提出加强全球、区域和国家各级的数字卫生保健治理，实现人人享有健康的愿景。党的十九大报告强调"实施健康中国战略"，旨在更好地回应人们对于优质、便捷的医疗卫生服务不断攀升的需求，推动医疗资源的有序流动，促进全社会的公平正义，推动医疗保障事业的可持续发展。目前，国内外各政府机构都已经发布相关文件，助力医疗健康行业的发展。

1.5.1 全球健康医疗大数据发展现状

1. 美国

美国一直致力于将其医学信息与其他领域的信息进行有效的交流与整合，从2012年的《大数据研究和发展计划》，到2013年的"信息公开行为"，再到2014年的《大数据：抓住机会，捍卫利益》，这些举措都表明了美国对于信息的开放与共享的高度关注。其目前拥有一个庞大的医疗数字化系统，它包含12个地方的电子病例记录系统、9个医学专业资料系统和8个临床诊断和治疗信息系统。

2014年，美利坚国家卫生科学院（National Institutes of Health，NIH）成立大数据分析转化知识协会（Big Data to Knowledge，BD2K），以支持数据分析科学研究、实践以及教育，推动数据分析科学的创新，拓展出一系列的技术、规范、手段、工具、软件，以提升数据分析科学研究、实践以及教育的水平，为数据分析科学的未来做出重要贡献。通过加强对大数据分析的利用，可以提高数据使用效率。

当年，美国政府颁布《全美政府医学信息化战略规划2015—2020年》，旨在确保数据的安全性和个性化的同时制定和实施一系列的医学信息共享和交流规范，以促进政府、社会和医院之间的协同合作，实现更有效的电子健康管理。之后，涌现了一批诸如观察性卫生医疗数据技术与信息学（Observational Health Data Sciences and Informatics，OHDSI）、国家医学数据交换标准联盟（Clinical Data Interchange Standards Consortium，CDISC）、FHIR（Fast Health Interoperable Resources）等机构和组织，这些机构和组织都致力于进行有效的医学交流和服务。

2. 欧盟

2013年，欧盟药品管理局（EMA）通过评估对比实用性临床试验（pRCT）、登记注册研究和观察性研究的优劣势，将这些数据纳入了开发新药的有效性评估方案，并在

2016 年出台了相关的标准。随着 EMA 的不断推动，大量的医疗、健康、生物学信息被收集，并被应用于药品的全部制造阶段，从而有效地提升了新产品的制造效率。

EMA 与欧洲卫生技术评审（HTA）之间的深度合作，为欧洲的药物流行病学与药物预防提供了坚实的基础，并且为 HTA 提供了一种基础，以便更好地评价新的药物。欧洲的 HTA、RWE（Real World Evidence）（HTA 的决策通常基于 RWE）也正在努力收集源自全球的真实世界的依据，并且法国的 CEESP、德国的 IQWiG 也正在积极寻求一种更加准确、更加全面的方法，以评价新的方法的效果。

《通用数据保护条例》（General Data Protection Regulation，GDPR）已经被正式纳入欧盟的法律框架，从 2018 年开始，欧盟各成员国都将受益于这项法律，从而为个人信息的安全和流通提供了更加严格的保障。随着新的法规的出台，患者的数据管理方式发生了巨大的变化。一方面，患者有更多的权利去收集和使用自己的个人信息；另一方面，任何违反这些信息的行为都将受到严厉的惩罚。这些变化带来了许多好处：①个人信息更加安全；②患者档案更加详尽；③患者的控制能力更强；④数据源更加更新；⑤预防措施更加有效。

1.5.2　健康医疗大数据的创新趋势

1. 影像识别智能化

影像学数据在医疗领域中占据了 90% 的比重，但是由于它们的准确性和可靠性受到医生的临床经验和主观意识的限制。如今 AI 影像识别准确率已超过医生诊断且基于大数据的人工智能在诊断速度上也占尽优势。

2. 智能诊疗通用化

AI 已成为当今医疗界的一个重要组成部分，其中智能诊疗尤为突出。它利用 AI 的强大算法，从患者的信息中提取有价值的信息，并运用深度学习的原理，从而实现更准确的诊断和更有效的治疗，为患者提供更加安全、有效的服务。

3. 药物研发提速

利用大数据技术，人工智能可以迅速、精准地识别出有效的抗生素，并且有效地评估其有效性、安全性及其潜在的不良反应，从而有效地减少开发时间，节省开支，提升开发效果。

4. 实时健康管理

通过使用先进的技术，智能设备不仅能够检测出个体的健康指标，还能够根据个体的情绪、饮食习惯和休息情况，为个体量身打造个性化的健康管理计划，从而实现快速准确地健康诊断和治疗。

5. 医疗机器人广泛应用

医疗机器人在各个领域都有广泛的应用，如智能手术、外科手术和辅助设备技术可以修复人体功能缺陷、辅助医护人员诊疗工作。当前，医疗机器人的应用研究已经从传统的外科手术、护理和服务等领域拓展到了更多的新兴技术。

（1.5 节作者：弓孟春）

1.6 我国健康医疗大数据的创新挑战与历史机遇

1.6.1 创新挑战

1. 数据处理的挑战

健康医疗大数据主要来源于各医疗机构，其模态多样、结构复杂，涉及跨机构、跨区域等问题，对现有的数据采集和传输均造成巨大挑战。统一数据标准的缺乏使医院间甚至同一医院科室间的信息系统无法互联互通，"数据孤岛"现象普遍存在。由于面临数据标准和数据管理等问题，当前健康医疗数据缺乏便捷、快速的整合方法。随着基因、蛋白质、代谢等组学技术的快速发展与应用，单个患者的各类组学数据即可高达 10TB，人群的组学数据的存储与管理面临巨大挑战。

现代医学设备种类繁多，单一模态数据提供的信息有限，充分利用各个模态信息能够提供更可靠、更精准的结论。因此，融合利用不同模态中的信息是目前医疗大数据领域的热点和难点之一。当前多模态融合分析技术面临如下挑战：①超过两种模态的高质量数据集缺乏，管理模式欠缺；②现有技术不能有效解决部分模态数据缺失；③现有融合技术用于多模态临床辅助诊断效果差、效率低、可解释性差。

因此，我们迫切需要新技术、新方法赋能多模态数据融合，助力实现跨模态数据应用的跨越式发展。

2. 数据管理的挑战

数据的拥有权和使用权是健康医疗大数据应用中长期存在的现实问题，只有对此做出明确界定，才能激励数据拥有者维护数据质量，打破数据分享面临的组织和体制障碍。健康医疗大数据的应用飞速发展，建立有效的数据管控机制保证数据质量、制定数据战略、引导数据正确应用，从而为机构和社会创造价值仍充满挑战。

健康医疗大数据的泄露会严重损害患者的人格和尊严。德国漏洞分析和管理公司 Greenbone Networks 通过 2019 年 7—9 月的分析发现超过 2400 万份源于多个国家的患者诊疗记录可以被在线访问或下载，其中包含详细的个人信息和诊疗细节，包括患者姓名、年龄、检查日期及项目、主治医师姓名、检查检测结果等。这些数据存在被非法利用的可能，如使用个人隐私信息损害个人声誉、将泄露信息与其他数据相关联进行网络钓鱼诈骗等。如何在有效保护患者隐私的前提下深入挖掘数据价值、提升数据利用率，是目前制约医疗健康大数据发展的一项重要因素。

3. 数据建模的挑战

模型的可解释性，简言之就是为什么输入数据可以得到这样的输出结果。近年来，机器学习算法的性能不断提高，基于大数据的预测模型可以辅助进行个体化、精准化的疾病预防、诊断和治疗。

与此同时，用户对模型的透明度以及可解释性的需求也越发强烈。尽管深度学习模型因其强大的性能优势被广泛应用，但其预测过程不透明、可解释性差，因此常被称为"黑箱子"。目前，除了提升大数据分析方法的性能，改善其可解释性也成了关注的重点。

4. 人才匮乏的挑战

医疗行业与信息技术行业同属知识密集型领域，医疗大数据的高度复杂性及跨学科性决定了该领域所需人才的专业性与综合性。健康医疗大数据的应用需要既有信息技术背景又有医学背景的跨领域复合型人才，在掌握信息技术的同时能深入理解医疗卫生业务。我国缺乏大数据创新人才，而能将大数据技术充分应用到医疗卫生领域的复合型人才更为匮乏。

1.6.2　历史机遇

1. 国家政策的大力支持

2009年新医改施行以来，我国医疗大数据政策如雨后春笋般颁布出台：2013—2015年各个政府部门积极深入参与政策起草；2016—2017年医疗大数据政策呈井喷之势（相关政策颁布多达13项），《关于促进和规范健康医疗大数据应用发展的指导意见》将健康医疗大数据首次纳入国家大数据战略布局，推动健康医疗大数据多角度全方位发展；2018年至今着力促进政策完善，如2018年9月颁布的《国家健康医疗大数据标准、安全和服务管理办法（试行）》全力促进健康医疗大数据开放共享，2020年12月颁布的《信息安全技术　健康医疗数据安全指南》定义了健康医疗数据，让数据安全保护监管工作有据可依，推动我国健康医疗大数据保护迈入新时期，2021年《中华人民共和国数据安全法》《中华人民共和国个人信息保护法》《网络数据安全管理条例》相继颁布出台，从政策层面为数据安全和隐私保护提供了保障。国家战略和政府长期规划强力推动了健康医疗大数据的发展，使其朝着多元化、纵深化实现跨越式发展。

2. 信息技术的迅猛发展

近年来，人工智能技术飞速发展，已迅速全方位融入经济、社会、生活等领域。根据 IDC 预测，2022 年全球范围内人工智能市场总收入（包括软硬件和服务）增长将超过 19%，预计高达 4330 亿美元，并将于 2023 年突破 5000 亿美元。

目前，人工智能已经进入以超强算力和深度学习为重要特征的新阶段。以移动互联网、云计算、物联网等为代表的新一代信息技术及新应用的发展，产生了海量数据资源，而依赖于超强算力的深度学习技术为人工智能发展奠定了工具性基础，助力医疗健康大数据产业深入推进和发展。

3. 全民需求的强烈驱使

传统的疾病诊断主要根据医生的经验进行判断，由于患者的个体差异，对于一些复杂疾病，同样的治疗方式对于不同的患者可能会产生不同的结果。我国医疗资源分布极不均衡，基层医生对复杂疑难疾病的诊断准确率尚有欠缺，治疗能力较弱，人们寄希望于人工智能的辅助诊断工具能改善这一现状。将医疗数据和个体监测数据相结合，借助健康医疗大数据建模方法，能够实现常见疾病的早预警、早发现和早治疗，降低治疗延误带来的健康损失。

新冠病毒感染疫情暴发造成了沉重的健康和经济损失，通过大数据技术手段预测新发突发传染病的传播范围和感染人数，有助于迅速果断地采取措施，切断传播途径，最大限度地降低疫情蔓延带来的损失。除了上述需求，居民的健康需求还包括个性化精准治疗、治疗效果预测等，这些需求在为医疗大数据产品提供广阔市场的同时，也为技术进步带来了历史性机遇。

（1.6 节作者：弓孟春）

1.7 大数据在健康医疗产业生态中的重要赋能支撑作用

我国数字经济蓬勃发展，产业规模持续快速增长，已成为当前推动经济发展的主要引擎之一。《数字中国发展报告（2021 年）》指出，2017—2021 年，我国数字经济规模从 27.2 万亿增长至 45.5 万亿元，总量稳居世界第二，占国内生产总值比重提升至 39.8%，成为推动我国经济增长的主要引擎之一。数字经济俨然成为国民经济的"稳定器"和"加速器"。

在大力推进"健康中国"和"数字中国"两大时代背景下，健康医疗行业也正处在数字化转型的关键时期，且随着数字经济的持续扩张将迎来广阔的发展前景。而难以打通的数据孤岛，是制约医疗行业数字化快速发展的重要因素。为此，产业链不同相关方数据必须相互联动、融合、优势互补，才能实现良性发展，成功打造完善的健康产业数据生态体系。

1.7.1　健康产业，政策导向

2016 年 6 月，国务院办公厅印发《关于促进和规范健康医疗大数据应用发展的指导意见》，首次将健康医疗大数据确定为重要的基础战略资源。2016 年 10 月，《"健康中国 2030"规划纲要》提出，到 2030 年"健康产业规模显著扩大，健康服务业总规模达到 16 万亿元"。这是第一次在国家层面文件中正式使用"健康产业"这一概念并做出全面部署。《"健康中国 2030"规划纲要》中提出，优化多元办医格局发展健康服务新业态，积极发展健身休闲运动产业，促进医药产业发展。

2017 年发布的《"十三五"卫生与健康科技创新专项规划》中提出，健康产业是保障卫生与健康的重要基础条件。健康产业涉及面广、产业链条长、增长空间大，是最具开发价值和增长潜力的"朝阳产业"，是新常态下"稳增长、调结构、惠民生"的重要着力点。要引导和支持健康产业加快发展，促进与养老、旅游、互联网、健身休闲、食品的五大融合，努力把健康产业培育成为国民经济的重要支柱产业。

2019 年发布的《促进健康产业高质量发展行动纲要（2019—2022 年）》中提出，将创新驱动作为健康产业发展的重要战略基点，加快关键技术和创新产品研发应用，提高健康产业科技竞争力。深化健康产业跨界融合，改造升级传统业态，壮大新业态，延长产业链，提高健康产业集聚效应和辐射能力。《促进健康产业高质量发展行动纲要（2019—2022 年）》中提出发展优质医疗健康资源扩容工程、"互联网＋医疗健康"提升工程等十大工程。

上述一系列政策表明，在技术驱动和需求拉动的双重影响下，健康医疗产业发展前景广阔。大数据无疑成为推动健康医疗产业发展的重要引擎。

1.7.2　创新驱动，市场先行

1. 大数据加速药械企业产品创新研发

2017 年的评估数据显示，一款药物上市的成本高达 30 亿美元，而药物的研发时间至少为 5 年。一般情况下，企业研发的 10 种药物中仅有一种能成功上市。这种高成本、低成功率的投资阻碍了新药的研发，也抬高了新药研发的门槛。

在大数据的广泛影响下，众多医药企业通过投资或者战略合作的方式将药物研发领域引入智能化轨道。默沙东、赛诺菲、阿斯利康、葛兰素史克、强生、辉瑞、诺和诺德等全球知名药企选择与 IBM Watson、微软、阿里巴巴等高科技企业在基因分析、生物标志物或靶点筛选、新药有效性、安全性预测等方面开展合作。借助科技企业超强的算力，从庞大的数据库中整理出有效的化合物、病毒、临床试验等信息，缩短研发周期，加速药物的上市。

在医疗器械领域，大数据的赋能作用主要体现在研发及注册两个方面。一方面，收集的海量数据为医疗器械的研发提供支撑，电子病历、智能可穿戴设备、医学影像等领域收集的数据为医疗器械的研发和改进提供参考依据；另一方面，通过打造专业的数字化创新服务平台，通过供需双方企业的数字化画像和需求预测模型的构建，实现器械企业注册服务需求的精准匹配，通过委托研发或生产的方式（即 CDMO）获得注册证和生产许可证，降低企业的注册成本、缩短拿证时间、加速上市。

2. 大数据助力医院精益化管理与服务

在医院管理与服务领域，大数据通过有效解决当前医院信息孤岛问题，连接财务管理、物资管理、人力资源管理等系统中的成本运营数据，实现前端临床数据和后端运营数据的综合访问，实现信息资源的深度整合。通过建模实现对运营指标的分析和评价，为医院管理者做出科学决策提供依据，从而加强医院的精益管理水平，提高运营效率和质量，帮助医院的可持续发展和"价值医疗"的实现。在此过程中，大数据的触角延伸至智能门诊管理、智能手术管理、医务人员排班管理、DRG 智能管理、医疗安全与质量管理、药品管理、全院床位动态管理等多个方面。

此外，大数据支撑下的智能医疗正在成为现实，预约、就诊、缴费、筛查……患者在网上获得服务的可行性越来越大。"互联网＋医疗"从最初的概念逐渐变成改变人们行为方式的一种工具。

3. 大数据全面推动大健康领域的发展

大健康产业主要包括医疗产品、营养食品、休闲健身、健康管理、健康咨询等多个与人类健康紧密相关的生产和服务领域。近年来，随着数字化程度不断加深，大健康产业中新业态不断涌现，大数据在全面推动大健康领域发展方面发挥着重要作用。

大数据为大健康产业发展提供了可行的升级路径与丰富的场景应用。自 2016 年起，国家卫健委相继确立两批健康医疗大数据中心试点省份及城市，启动第一批健康医疗大数据中心与产业园建设国家试点工程，旨在促进健康医疗大数据产业的发展。以在山东济南建立的国家健康医疗大数据中心（北方）为例，以健康医疗大数据为核心要素，构建和布局千亿级产业集群，在促进产学研合作和成果转化、发挥科研主导权方面发挥了重要作用。以大数据产业园或孵化基地为依托，利用大数据作为推动当地经济转型发展的新动能，拉动数字健康产业园及周边产业的发展成为一种趋势。

自 2019 年以来，受新冠病毒感染疫情的影响，生物制药、生物技术公司的发展得到了前所未有的关注度。从市场角度来看，2021 年中国医疗健康产业规模初步达到 10 万亿元左右，其中药物市场规模约为 2.5 万亿元，医疗器械和诊断市场规模约为 1 万亿元，医疗服务、数字医疗以及泛健康市场规模为 5.5 万亿～ 6.5 万亿元。未来，随着我国人口老龄化、相关医疗政策等的发展，健康医疗产业将迎来日新月异的发展。

（1.7 节作者：冯晓彬　张　宣　黎成权　王　霞　李　欣　卢苗苗）

1.8　本章小结

1. 在健康医疗领域，大数据已经成为推动医疗创新和提高医疗服务质量的重要手段，健康医疗大数据的基础架构包括数据采集、存储、处理和分析等方面，应用场景包括智能诊断、精准医疗和健康管理等方面。

2. 随着云计算、物联网和区块链等技术的发展，信息孤岛和壁垒逐步被打破，数据活力不断增强，在保障数据安全的前提下，推动健康医疗大数据资源融合共享具有重要意义。

3. 健康医疗大数据通过深度清洗、加工等环节后，为业务人员提供可被挖掘利用的具备完整性、准确性、精准性的数据，对决策人员而言，依托"数据驾驶舱"可以实现对业务情况的实时监测和全局掌握，提高决策的高效性、科学性、智能性。

思考题

1. 我国健康医疗大数据面临的创新挑战有哪些？这些挑战是如何产生的？

2. 当前我国健康医疗大数据的历史机遇有哪些？这些将会对医疗大数据发展产生何种影响？

3. 健康医疗大数据在产业生态中发挥着什么样的作用？

参考文献

［1］周艳玲，田玲.基于内容分析法的我国大数据时代下医学信息学发展状况研究 [C]// 中华医学会（Chinese Medical Association），中华医学会医学信息学分会.中华医学会第二十一次全国医学信息学术会议论文汇编 [出版者不详], 2015: 165-167.

［2］陆易，黄正行，俞思伟，等.临床医疗大数据研究现状与展望 [J]. 医疗卫生装备，2017, 38(3): 112-115.

［3］孔鹏磊."互联网 +"医疗环境下健康医疗大数据的应用 [J]. 产业与科技论坛，2020, 19(15): 61-62.

第 2 章

健康医疗大数据的创新体系建设

2.1 引言

目前我国健康医疗大数据的水平处于大数据发展周期中的"落地阶段",即行业大数据需求已经普遍出现,基本分析应用发展落地;相应的政策法规也在探索中逐步发布;行业内新的商业模式和新业态也在探索中;数字经济概念出现。相比于大数据概念刚刚出现和普及的上一个阶段,本阶段的关注重点在于将前一阶段的理论与实际结合并转化为应用。在这一阶段,用实践验证理论、继续探索真实世界中的各方需求的同时也会发现新的问题。

2.2 健康医疗大数据创新应用需求与误区分析

2.2.1 创新应用需求分析

数据的价值取决于使用者和应用场景。医疗大数据主要是为以下 4 个方面人员服务:①为医务人员服务,包括临床辅助决策、单病种大宗病例统计分析、治疗方法与疗效比、最小有效治疗研究、精准诊疗与个性化治疗、不良反应与差错分析提醒等;②为患者服务,包括全生命周期的健康档案、自我健康管理、健康预测与预警等;③为管理者服务,包括精细化管理决策支持、数据服务与数据经济、感染与暴发监控、疾病与疫情监测等;④为研究人员服务,包括科研服务、用药分析与药物研发等。

1. 在公共卫生领域的应用

公共卫生(public health)的概念最早由美国耶鲁大学查尔斯·温斯洛(Charles-Edward A.Winslow)提出,是指通过社会有组织的共同努力,改善卫生环境,从而使居民更好预防疾病、延长寿命、提高工作效率、控制传染病传播。

公共卫生主要在健康监测和分析、调查处理突发流行疾病、建立管理实施疾病预防和健康促进项目、提高公共卫生服务质量和效率、制定公共卫生法律、增强社区公共卫生意识、与各级政府机构和卫生部内部建立联系通力合作、发展专业团队以及探索相关公共卫生政策创新性研究 9 个方面发挥职能作用。

传统的公共卫生运营模式层次单一，服务范围受限，仅能支撑单个卫生服务中心或医疗机构，医疗资源亟待更全面更系统地整合。

以预防传染病为例，健康医疗大数据可为预测传染病提供依据。如 2008 年谷歌的流感预测标志着大数据在公共卫生领域首次得到应用；中国科学院研究人员也可利用腾讯微博数据对国内的流感发展趋势进行推测，但建立预测模型不可单纯依靠网络数据，要将预测结果与真实公共卫生数据实时对比评估，相互印证，才能在发挥大数据抓取及时、数据量庞大、可以补充公共卫生不完整信息的同时，完成对流行疾病发生的预警和传播规律的预测。

2. 在个人健康档案中的应用

在居民个人健康管理方面，个人电子健康档案是大数据管理居民健康的重要数据依据与来源。健康医疗大数据可以有效地改善居民个性化的健康管理服务体验感，以更优化的方式让居民接收到先进的营养学信息，并且全面深耕营养学、心理学、环境学、社会学等领域，为居民提供全方位的健康服务。通过信息整合，大数据可以为医疗人员向患者提供远程诊疗服务时提供有效的数据支撑，并且通过可穿戴设备自动上传数据到患者与医院已签约的云端，医疗机构可以有效及时地对患者的健康水平进行监管和提醒，从而保障患者的健康水平。

通过应用医疗卫生信息系统、互联网、物联网和其他相关的信息系统提供的数据，得以对潜在影响居民健康的危险因素进行分析。这些因素包含但不限于生物学因素、环境因素、地域因素、社会经济因素和心理因素等，大数据可以对这些信息进行关联分析，形成针对某一类人群或特定目标的健康监测模型或知识库，为改善居民健康提供可靠依据。

2.2.2　健康医疗大数据误区分析

在健康医疗大数据逐步发展的过程中，人们对它的认识也经历了从陌生到熟悉的过程，下面将介绍 3 个常见的对于医疗大数据的理解误区。

误区一：大数据是无所不能的

大数据并不是无所不能的。只要具备一定的统计学基础，就知道在进行数据统计分析过程中一定会存在着各种偏差、误差或者混淆因子干扰我们得出准确的答案，而这种"不完美"并不能依靠增加更多的数据得以解决。大数据的价值并非在于其数据规模的庞大，而是在于如何应用创新的思维方式去计算使用大数据。

误区二：使用大数据弊大于利

持这样观点的人认为，作为一个还处于发展中的技术，大数据确实存在一些隐患。例如经常被提起的就是关于数据安全性的担忧。如果居民的个人健康医疗信息被泄露，会对公民财产造成不可估量的损害。应对这一隐患，除了我国已于 2021 年出台的《中华人民共和国数据安全法》可以从法律层面保障数据安全，也可以通过实现端点安全性、防止内部威胁、设置访问控制机制等方法保障使用数据的安全性。

误区三：每一条医疗数据都是具有价值的

但事实并非如此。医疗大数据数量犹如恒河沙数，其质量也是良莠掺杂。依据大数据价值密度低的特性，数据量与单位数据量的价值密度成反比，即采集的数据越多，单位数据的价值就越会被稀释。在实际操作中更是如此，医疗数据大多由医生在繁忙的门诊过程中录入，这个特殊性导致医生在录入时无法过多顾及之后数据使用时，由于非结构化的和数据未填写所产生的问题，所以只有通过制定更科学的数据采集标准，并且不断优化数据处理方式，才能去粗取精。

从数据本身来讲，将"相关关系"过度解读为"因果关系"也是将医疗健康大数据过度赋予价值的一种表现。"大数据时代的预言家"牛津大学教授维克托·迈尔·舍恩伯格在《大数据的本来面目》一书中提到关于大数据的"三个变化"，其中第三个变化提醒我们注意，在大数据中寻找的应该是"相关关系"，而不是"因果关系"。这个建议在应用到健康医疗领域中时需要研究人员以更谨慎的态度去处理。

2.2.3　健康医疗大数据平台建设乏力

从政策角度分析，虽然近年来我国健康医疗大数据发展迅速，但仍然处于实践的萌芽阶段。对于"互联网＋医疗健康"、互联网医疗、互联网医院等定义理解标准不一，需要出台官方认可的指南和规范。健康医疗大数据去隐私化、各部门之间实现互联互通以及电子健康档案的标准化程度都需要国家层面的指导。

从法律角度分析，伴随着对健康医疗大数据进行的每一步操作，都会产生一系列新的权益类型需要监管部门明确数据的所有权、知情权、保存权，使用权、隐私权等，而这已经超出我国现有的法律法规关于权益保护的适用范围。因此，健康医疗大数据的稳健发展迫待我国有关部门制定出台相应的法律法规，以保障健康医疗大数据在每一个环节的合法合规性。

从应用效果分析，我国存在相较数据更重视临床的价值取向，且由于人口基数大，导致医疗数据出现"数量大、质量差"的特点，且医疗机构之间信息孤岛的问题普遍，在很大程度上影响了实际的应用效果。

从人才角度分析，针对健康医疗大数据的特点，我国缺乏高水平、高素质、医疗专业过硬且具备一定现代技术的复合人才参与到实际创新应用活动中。

（2.2 节作者：冯晓彬　黎成权　王　霞　李　欣　温晓夕　张红乔）

2.3　以解决临床及健康问题为导向的健康医疗创新研发模式

进入 21 世纪以来，以人工智能、大数据等为代表的新兴数字技术掀起了新一轮的创新浪潮，整体呈现交叉、融通、渗透、辐射的鲜明特征。随着数智技术在健康医疗领域的加速融合，中国主流的健康医疗创新研发模式也正在悄然发生变化。

2.3.1　临床问题驱动型研究模式

人民健康需求的满足是健康医疗创新研究的核心，临床问题则是人民健康需求的重要体现，脱离临床问题的健康医疗创新研究无疑是无本之木、无源之水。未来中国健康医疗创新发展，应主要以问题为导向，好的问题能够启发人们探索未知的世界，探索过程就可能产生创新，探索过程也需要创新去推进。

临床问题驱动型研发模式（clinic-driven research，CDR），即从临床实践中发现问题，进而明确其中的科学问题和技术问题，通过开展临床研究、转化医学研究或转化科学研究产出诊疗标准、实践指南、创新药品、医疗设备等解决方案和诊疗产品，最终再回馈到临床进行验证、评价和优化。

在传统的知识驱动型研发模式中，采用以还原论为主导的研究方法，但人体的生理机能和病理改变都具有高度的复杂性，现有的碎片化、低维度模式难以取得重大突破。临床问题驱动型研发模式则与之形成了鲜明的对比，"问题"成为研究的主角，临床医生不再满足于用现有的知识去照顾好患者，而是更主动地研究技术、创新应用，以研究解决现实健康医疗实践中的难题和痛点，不断提升医疗服务水平，不断提高对患者照护质量。临床问题驱动是健康医疗创新研究的原动力和推动力，这种以解决问题为导向的临床研究，更能在理论和技术上生发出丰富的有用知识，推动健康医疗学科的发展，并通过"学科互涉"促进新的交叉学科和边缘学科的生成。

相对于知识驱动型研究，临床问题驱动型研究的评价标准更为多元，需要从实用性（有用）和科学性（有理）两个基本面去评判。它不仅看论文，更要看科研成果的学术价值、社会价值、经济价值，看一个医学科研成果真正给患者带来什么获益，为社会的健康医疗服务体系创造什么效益。"没有创新的研究是瞎搞，没有产品的研究是白搞。"这句话充分体现了问题驱动型科研范式的核心价值观。

临床问题驱动型研发模式的发展成熟没有捷径，必须理性认识到基础研究与临床研究之间仍存在鸿沟，要突破鸿沟必须要以队伍建设、平台建设和制度建设为抓手，建设高水平的人才队伍体系，改善健康医疗大数据创新人才结构，加快健康医疗大数据一系列重点平台工程的建设和落地，健全健康医疗大数据标准、规范和制度，推动以临床问题为驱动的科学研究，开创健康医疗大数据创新研发顶天立地、惠民的新格局。

2.3.2 健康产品导向型研发模式

近年来，我国不断加大健康医疗领域研究投入力度，建立健全健康医疗领域政策扶持体系，但在资源相对紧缺、分布较为离散的情况下，如何有效满足日益增长的健康医疗服务需求依然面临着巨大的挑战，当前亟须变革健康医疗产业发展方式。随着"互联网＋健康"的跨越式发展，人们对健康医疗服务的认识不断更新突破，通过科技创新实现健康医疗的融合应用，打造全民健康医疗服务产品，有望成为解决我国医疗供需矛盾，降本增效的必由之路。

科学技术是第一生产力，知识经济时代对"科技经济一体化"有着更高的要求，因此在 CDR 范式下我们还强调健康产品导向型（bedside to bench to clients，B2B2C）研发模式，临床研究最终目标不是发表论文，而是产生具有实用价值的健康科技产品，为健康产业可持续发展提供不竭动能，从而形成临床研究、医疗实践与产业发展良性互动闭环。

随着供给侧结构性改革深入健康医疗行业，新产品研发已经成为健康医疗行业发展的关键因素，增强健康产品研发的前瞻性，创新健康产品研发模式，凸显健康产品在市场中的导向功能，在挖掘潜在性需求、满足深层次需求方面发挥着举足轻重的作用。从目前出现的健康医疗需求来看，健康产品导向型研发契机至少包括精准药学、影像诊断、辅助决策、疾病预测、药物挖掘、健康管理、临床研究、医院管理等。

健康产品导向型研发模式涵盖 3 个应用场景，即诊前场景、诊中场景、诊后场景。诊前场景是指通过智能化健身产品、营养方案等推荐促进健康习惯养成，采用可穿戴健康监测设备促进疾病预防与早筛，借助智能交互和健康档案大数据分析促进患者分诊；诊中场景是指基于大数据技术实现智能诊断、精准治疗以及医疗机构的智慧化运行管理；诊后场景是指通过智能机器人、智能器械、智能软件等健康产品，为目标人群量身定制服务方案。

上述 3 个应用场景通过与大数据技术的个性化、深度式融合，以健康产品为目标导向，形成了兼顾社会价值和经济价值的健康医疗创新研发体系，能够有效地激发健康医疗行业发展潜能，高效应对健康医疗供需矛盾和资源配置不均衡问题，全面提升健康医疗创新研发与应用效果。

健康产品导向型的开发，关键是突破了现实需求的思维障碍，而坚持发掘潜在需求，从而有效地引导健康医疗的技术发展，使健康产品具有独特优势和活力。具体而言，早期通过大力支持培育有潜力的健康产品研发项目，完成概念验证；辅以技术成果转化和产品化能力，实现功能样机和产品原型，打造一体化的健康医疗大数据创新融通生态。

（2.3 节作者：冯晓彬　黎成权　王　霞　李　欣　刘明慧）

2.4　评价健康医疗大数据创新应用成效的"4E"标准

随着科技的进步，健康医疗大数据已经成为新时代的重要战略资源，它的创新应用不仅推动了新的业态和经济增长点的形成，而且也为健康医疗行业带来了全新的机遇。然而，由于它的新兴性，也不可避免地遇到了新问题、新挑战，特别是在评价其创新应用效果的标准上，需要及时地加以引导规范。

目前，健康医疗大数据创新应用层面广泛，不同层面的融合模式也不尽相同，对健康医疗数据创新应用成效评价进行标准化改造是一项巨大的工程。为顺应新兴信息技术发展趋势，通过大数据技术的赋能进一步促进健康医疗的实践和发展，建设性地提出一套以人为本的创新应用成效评价的"4E"标准，具体如图 2-1 所示。

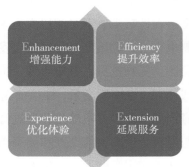

❖ 增强医疗服务技术能力
❖ 更好地实现精准医疗

Enhancement
增强能力

Efficiency
提升效率

❖ 提升医疗服务效率和效能
❖ 更多地服务民众

❖ 优化医疗服务体验
❖ 增强医疗效果的获得感

Experience
优化体验

Extension
延展服务

❖ 拓展医疗服务的时域、空域和领域
❖ 促进医疗资源区域分布均衡化及医疗服务可及性

图 2-1　健康医疗大数据创新应用成效评价"4E"标准

2.4.1　健康医疗应用数据与技术能力的增强度标准

增强能力（enhancement），即实现健康医疗服务的技术能力增强，更好地实现智慧医疗。基于大数据技术，结合现代医学技术，一是实现诊断能力的增强，通过健康医疗数据的采集、存储、分析，能够对患者健康状态进行系统诊断；二是实现治疗能力的增强，在提供个性化的健康服务的基础上进行精准研判，采用精准高效的治疗方案；三是实现照护能力的增强，通过个人健康数据的实时采集，能够实现个人健康指标的动态监测预警，提供全方位、个性化的照护服务。

2.4.2　健康医疗应用效率和效能的提升度标准

提升效率（efficiency），即实现健康医疗服务的效率和效能提升，更多地服务民众。提升效率的方式一方面是通过对预约挂号、医疗支付等过程的优化，提升患者就医流程效率，降低就诊等待时间，缓解患者"看病难"的困扰；另一方面通过辅助诊断、语音电子病历、手术机器人、智慧病房等手段，提升医生的诊疗效率和护理人员的照护效率，缩短健康数据采集、处理、分析周期，实现精准诊疗、全面照护系统化、规范化，既有针对性又突出重点。

2.4.3　健康医疗应用的体验优化度标准

优化体验（experience），即实现患者接受健康医疗服务的体验优化，增强医疗效果的获得感。这个体验不仅包括患者的体验，也包括医生和其他医务工作者的体验。通过个性化的需求分析和人性化的医疗服务，实现医疗服务体验的不断优化。

对于患者而言，可以从两个维度来进行评价：一方面提供更加多元化或者更完整的服务，满足患者的多样化服务需求；另一方面与患者建立起长期的关系，从一次性的医疗诊断关系转变为长期的健康管理关系，满足患者的个性化服务需求。

对于医生和其他医务工作者而言，可以从服务管理智能化来进行评价：从提高健康档案、病案质量做起，实现医护服务与管理标准化、信息化和智能化，促进医疗科技发展与转化，实现健康管理与整合式医护，提高服务管理体验。

2.4.4　健康医疗应用的领域拓展度标准

延展服务（extension），即延展医疗服务的时域、空域和领域。延展服务一方面要依靠智慧健康医疗手段把优质医疗资源无边界地辐射到广大区域，特别是边远地区和基层医疗机构，加大人财物和信息化资源配置、机构能力建设的倾斜；另一方面要依靠智慧健康医疗手段完成从疾病治疗向健康促进环节的延伸，借助健康医疗大数据科技成果转化，强化疾病预防、早期筛查、早诊早治和综合干预，完善心理健康和精神卫生服务。

（2.4 节作者：冯晓彬　黎成权　刘明慧　王　霞　李　欣）

2.5　健康医疗大数据的机制保障与监管要求

2.5.1　健康医疗大数据建设的体制机制保障

大数据是计算机和互联网制造的生产力，是劳动力和资本以外的第三生产力，通过技术性能、机制性能和治理性能赋能社会生产和社会生活，并将生产与生活紧密地联系起来。《"十四五"国民健康规划》提出："改革创新，系统整合。破除重点领域关键环节体制机制障碍。"体制是涉及人财物资源配置和领导关系的制度安排，机制是在体制确定之后，特定的人和组织如何运行的制度安排，包括个体运营、联合运行和整体运行的相关安排。

21世纪以来，人类进入投资健康和构建安全未来的新时代，健康医疗信息的内容和范围不断扩大，既涉及个人隐私，也涉及公共安全，是国家重要的基础性战略资源。健康医疗大数据建设是个新生事物，需要国家统一定义和规范，有效发挥其性能，为卫生医药事业和大健康产业的发展赋能。

《中华人民共和国基本医疗卫生与健康促进法》第八条规定："推进医疗卫生与信息技术融合发展，推广医疗卫生适宜技术，提高医疗卫生服务质量。"国务院办公厅《关于促进和规范健康医疗大数据应用发展的指导意见》提出三项基本原则：一是坚持以人为本、创新驱动；二是坚持规范有序、安全可控；三是坚持开放融合、共建共享。

1. 管理体制

《中华人民共和国基本医疗卫生与健康促进法》第七十条规定："国家组织居民健康状况调查和统计，开展体质监测，对健康绩效进行评估"，这是健康医疗大数据的来源。该法条还规定："根据评估结果制定、完善与健康相关的法律、法规、政策和规划。"第四十九条规定了国民健康医疗信息和大数据建设的管理体制，即国家统一规划、建设基础设施和制定行业标准，实现信息共享和确保数据安全。具体措施如下：①采取措施推进全民健康信息化，推动健康医疗大数据、人工智能等的应用发展；

②加快医疗卫生信息基础设施建设，推进医疗卫生机构建立健全医疗卫生信息交流和信息安全制度；③制定健康医疗数据采集、存储、分析和应用的技术标准；④运用信息技术促进优质医疗卫生资源的普及与共享。

2. 发展目标

2017 年实现国家和省级人口健康信息平台以及全国药品招标采购业务应用平台互联互通，基本形成跨部门健康医疗数据资源共享共用格局。2020 年建成国家医疗卫生信息分级开放应用平台，实现与人口、法人、空间地理等基础数据资源跨部门、跨区域共享，医疗、医药、医保和健康各相关领域数据融合应用取得明显成效。统筹区域布局，依托现有资源建成 100 个区域临床医学数据示范中心，基本实现城乡居民拥有规范化的电子健康档案和功能完备的健康卡，适应国情的健康医疗大数据应用发展模式基本建立，健康医疗大数据产业体系初步形成、新业态蓬勃发展，人民群众得到更多实惠。

3. 运行机制

《中华人民共和国基本医疗卫生与健康促进法》第四十九条规定了国民健康医疗信息和大数据建设的运行机制。各级政府和相关部门要推进信息技术在医疗卫生领域和医学教育中的应用，支持探索发展医疗卫生服务新模式、新业态，应用信息技术开展远程医疗服务，构建线上线下一体化医疗服务模式。政府举办的医疗卫生机构和国有健康服务企业，应当依法将其提供服务产生的健康医疗相关数据汇聚到健康医疗大数据平台。鼓励前款规定之外的数据生产单位，将其产生的健康医疗数据汇聚到健康医疗大数据平台。

（1）各级卫生与健康委员会和医护机构的责任。①基层医疗卫生机构在提供预防、保健、健康教育、疾病管理，为居民建立健康档案的过程中，对常见病、多发病的诊疗以及部分疾病的康复、护理，接收医院转诊患者治疗的信息合理。②医院提供在疾病诊治，特别是急危重症和疑难病症的诊疗，突发事件医疗处置和救援过程的信息管理。③专业公共卫生机构在实施传染病、慢性非传染性疾病、职业病、地方病等疾病预防控制和健康教育、妇幼保健、精神卫生、院前急救、采供血、食品安全风险监测评估、出生缺陷防治过程中的信息管理。

（2）各级医疗保障部门的责任。2018 年国家医疗保障局成立，组建了新的医保管理体制，信息化与标准化一并推进并取得了预期成效。15 项业务编码标准全面贯标落地应用，到 2021 年底已发布疾病诊断代码 3.3 万条、手术操作代码 1.3 万条、医疗服务项目代码 1.4 万项、药品代码 19.6 万个、医用耗材代码 6.7 万个。标志着我国医疗保障标准体系的缺陷和短板被补齐，全国统一的标准库和数据池已经建成，全国共用一个标准库、一个数据池，为推进医保治理现代化提供了数字化支撑。标志着过去那种数据不互认、信息不共享的历史宣告彻底结束，为医保信息化标准化奠定了坚实基础。

（3）相关组织和企业的责任。国家研究制定政府支持的政策，从财税、投资、创新等方面对健康医疗大数据应用发展给予必要支持。推广运用政府和社会资本合作（PPP）模式，鼓励和引导社会资本参与健康医疗大数据的基础工程、应用开发和运营服务。鼓励政府与企事业单位、社会机构开展合作，探索通过政府采购、社会众包等方式，实现健康医疗大数据领域政府应用与社会应用相融合。充分发挥已设立的有关投资基金的作用，充分激发社会资本和民间资本参与热情，鼓励创新多元投资机制，健全风险防范和监管制度，支持健康医疗大数据应用发展。

（2.5.1 节作者：杨燕绥　于淼）

2.5.2　健康医疗大数据建设的监管要求

1. 药品监管对数据的要求

当健康医疗大数据被应用于药品、生物制品、医疗器械研发时，其质量需要满足相关法规的要求。以下内容建议读者关注。

为贯彻落实《中华人民共和国药品管理法》《中华人民共和国疫苗管理法》有关规定，国家药品监督管理局在 2020 年 6 月发布了《药品记录与数据管理要求（试行）》，其主要目的是加强药品研制、生产、经营、使用活动的记录和数据管理。关键词包括信息的真实、准确、完整和可追溯。

《药品记录与数据管理要求（试行）》提出了数据管理要求，考虑了药品研制、生产、经营、使用活动的基础信息数据和通过操作、检查、核对、人工计算等行为产生的行为活动数据。数据管理的相关操作规程和制度中应规定记载人员、记载时间、记载内容，以及确认与复核方法的要求。

《药品记录与数据管理要求（试行）》还提出了电子数据的管理措施与技术手段，例如防止用于数据处理的软件功能与设置被随意更改；对源数据进行保存与备份，备份及恢复流程必须经过验证等。

《药物临床试验质量管理规范》（2020 年版）是药物临床试验领域的重要法规，对临床研究者在临床试验数据管理方面的责任和义务提出了要求，值得临床工作者重点关注。该规范要求研究者确保所有临床试验数据是从临床试验的源文件和试验记录中获得的。临床试验数据本身满足的质量特性包括准确、完整、可读和及时的。源数据本身满足的质量特性包括可归因性、易读性、同时性、原始性、准确性、完整性、一致性和持久性。上述属性贯穿于临床试验数据管理的全过程。为了满足上述属性，当临床试验能够建立电子病历时，计算机化系统应具有完善的权限管理、稽查轨迹，可以追溯至记录的创建者或修改者。数据的修改应当留痕并且记录其原因。

2. 医疗器械监管对数据的要求

根据《人工智能医疗器械注册审查指导原则》，生产企业的数据收集应基于合规性要求，对数据采集、数据整理、数据标注、数据集构建等活动提出了原则性的质控要求。数据采集的前提是伦理委员会的批准和患者信息的脱敏；数据采集、整理、标注和数据集构建需要形成规范；对样本分布、样本数量、采集条件、标注质量、人员操作等内容进行约束。

根据行业标准《人工智能医疗器械质量要求和评价》第2部分《数据集通用要求》，直接影响人工智能医疗器械质量的数据集需要进行质量评价，如训练集、调优集、测试集、临床试验数据集等类型。此时，数据集本身被看作产品或原材料。数据集的质量评价包含如下考虑：

（1）数据集说明文档：数据集的制造责任方应清晰地描述数据集的关键信息，如数据来源、数据采集条件、标注过程、样本量、统计分布、技术指标等，便于用户、监管方理解。该要求与医疗器械标准中对产品说明书的要求类似。

（2）数据集质量特性：本通用标准提出了数据集的质量特性。数据集的质量包含数据自身的价值、数据集的使用体验、管理水平3个角度。数据自身的价值主要由数据收集阶段决定，如信息是否完整、数据是否唯一、采集条件是否一致等。数据集的使用体验反映了数据集制造责任方提供的服务，如预览和访问数据是否方便、数据是否可恢复。管理水平代表着数据集制造责任方的严谨程度，如数据的采集、标注工作是否体系化地运行，具有操作规程和原始记录。质量特性本身是一种抽象的概念，数据集制造责任方需要转化为具体的技术指标，写入数据集说明文档。

人工智能医疗器械产业对数据集的需求是动态增长的，数据集本身也处于动态发展中。与其他产品一样，数据集的生产需要开展质量管理活动，使设计开发、验证确认、用户反馈、持续改进四大环节形成闭环，并且从人、机、料、法、环的角度建立管理体系。一般产品的 ISO 9000 系列标准、医疗器械领域专用的 ISO 13485、YY/T 0287 等标准都是。我国医疗器械生产企业需要按照法规的要求，建立生产质量管理体系并接受核查。

由于数据集对于人工智能医疗器械研发、生产、测试等环节具有特殊作用，数据集自身的质量管理需要与医疗器械自身的生产质量管理体系相协调。当医疗器械的制造商自行建立和使用数据集时，数据集的管理与物料管理存在一定的相通之处。当医疗器械的制造商通过其他供应商获取数据时，还需要考虑供应商的资质审查问题，即关注供应商自身的数据质量管理能力。

目前，业内临床机构、科研机构都在积极建设人工智能医疗器械使用的数据集资源。这些机构本身的管理机制与医疗器械质量管理体系之间的差异较大，难以适应法规要求，需要建立一个单独的数据集质量管理标准。鉴于上述情况，我国由中国食品药品检定研究院（以下简称中检院）在2018年向电气电子工程师学会（IEEE）申请立项医学人工智能数据集质量管理推荐标准（IEEE P2801 recommended practice for the quality management of datasets for medical artificial intelligence），旨在填补行业空白，为社会各方力量参与数据集建设提供统一的规范。该标准在国际合作的基础上完成起草，于2022年5月正式发布，是医学人工智能领域的第一个全球标准。起草组由中检院牵头，成员包括美国食品药品监督管理局（US Food and Drug Administration）、上海交通大学、重庆大学、中科院计算所、西门子、飞利浦、华为、腾讯、百度等国内外监管、科研机构和生产企业。

IEEE P2801标准首次提出了数据集生存周期模型，按照质量管理体系的架构，综合考虑了数据采集、数据清洗、数据标注、数据入库、数据使用、数据更新、数据扩增、数据退役等各个阶段的管理与实施要求，对数据集建设的质量目标提出了建议，与我国行业标准中的数据集质量评价形成呼应。同时，该标准也从风险管理的角度，鼓励数据集制造责任方加强数据集安全风险、质量风险的控制，如数据偏倚、隐私保护。该标准的实施能够帮助从事数据集建设的医院、高校、科研院所、生产厂家建立数据集的质量管理体系，编写体系文件、操作规程和形成记录，也有助于进一步明确数据集质量管理的资质要求，对相关机构开展认证，规范行业秩序。

（2.5.2节作者：李佳戈　王浩）

2.6　健康医疗数据安全创新应用体系

2.6.1　健康医疗数据安全现状及趋势

健康医疗大数据是国家重要的基础性战略资源，价值巨大。随着"健康中国"建设和卫生健康行业数字化转型的推进，健康医疗信息化建设正快速发展，新兴技术和卫生健康行业的深度融合带来了新时期的健康医疗大数据创新应用场景，能够加速推进创新应用生态体系构建，提升产业数据要素供给；通过对大数据的采集、管理、整合、分析、挖掘和应用，能够不断催生出与健康医疗相关的新产品、新服务和新商业模式。然而，大数据技术及其应用模式也带来了在数据治理及数据全生命周期过程方面的安全风险，这些风险既包括传统的安全基础薄弱问题，如物理安全、设备安全、主机安全、系统安全等，也包括一些新的数据安全和隐私保护挑战，如安全合规监管要求进一步趋严，而行业现有的数据安全建设机制、水平和意识并不能满足大数据环境下的安全保护需求。

随着健康医疗大数据成为新的行业生产要素，新时期健康医疗大数据创新应用中的数据安全（以下简称健康医疗数据安全）需要充分结合国家网络安全法律法规以及行业政策标准规范，统筹开展健康医疗数据安全顶层设计，创新开展体系化的数据安全治理，完善健康医疗数据全生命周期安全保障体系，加强合规监测评估建设，促进我国健康医疗大数据应用的安全落地和发展。

首先，健康医疗数据安全从单点式、场景式走向体系化的治理。随着健康医疗数据应用网络架构演进和数据要素定位变化，单设备防护、简单的场景应用已不能满足健康医疗数据安全体系的建设需求，需要依据 Gartner 提出的数据安全"技管并重"建设理论，贴合医疗业务实际情况，创新开展体系化的健康医疗数据安全治理，加强行业数据安全治理和个人隐私保护。

其次，健康医疗数据安全需要"技管并重"的全生命周期保障建设。按照健康医疗数据的价值与应用的性质，健康医疗组织自身需围绕数据生命周期建立数据安全防护机制和技术支撑体系，进一步完善健康医疗大数据安全管控措施，提升数据安全防护能力，实现数据生命周期的可信、可管、可控、可追溯的目标。

最后，健康医疗数据安全需要开展常态化的合规监测评估。基于卫生健康行业"强合规"的安全趋势，健康医疗数据安全需要以《中华人民共和国数据安全法》为基础，深入贯彻落实国家网络安全法律法规，建立行业化的个人信息和重要数据安全合规审查评估体系，持续进行网络等级保护合规建设，不断完善健康医疗数据安全监管及运营实践过程，实现健康医疗数据的安全可持续发展。

2.6.2　健康医疗数据安全治理实施框架

确保健康医疗数据安全治理是推动健康医疗大数据治理、实现创新应用的必要保障。鉴于健康医疗数据安全治理的重要性，需要参照《中华人民共和国网络安全法》《中华人民共和国数据安全法》、GB/T 39725—2020《信息安全技术　健康医疗数据安全指南》等法规标准的要求，贴合健康医疗组织的业务数据使用场景，提出专门的健康医疗数据安全治理实施框架，为健康医疗数据安全体系建设提供保护基准。

数据安全治理实施框架需要遵循"三同步"原则进行设计,与健康医疗大数据创新应用同步建设、同步规划、同步使用,确保在规划一切新建、改建和扩建的信息化建设项目的同时规划数据安全,按照体系规划、体系实施、体系检查、体系改进的闭环过程,全面评估现有数据安全的组织、管理、技术、运营能力,构建一个以健康医疗组织的业务数据使用为基础,以数据全生命周期的安全风险管控为核心,以健康医疗数据安全的制度、流程、策略执行为保障,以健康医疗数据安全的运营检查评估为驱动的数据安全治理体系,切实解决健康医疗数据安全治理风险问题,强化数据安全和隐私保护能力。健康医疗数据安全治理实施框架包括体系规划、体系实施、体系检查、体系改进 4 个治理阶段,框架如图 2-2 所示。

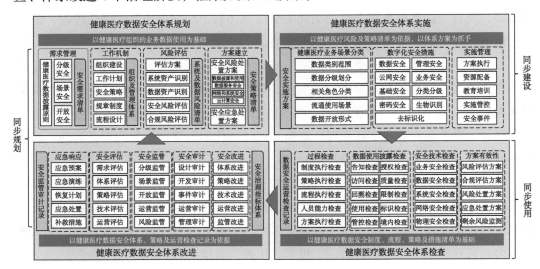

图 2-2 健康医疗数据安全治理实施框架

通过健康医疗数据安全治理,能够协助医疗机构、各单位、各企业以数据为中心,根据不同业务的需求特点确定数据保密性、完整性及可用性保障能力目标,从组织建设入手,明确数据安全的权责关系,确定数据安全管理要求,完善数据安全管理体系,给出切实可行的策略、流程、标准规范及实施指南,通过全面的业务关系及数据流向梳理,明确数据资产的脆弱性及面临的主要威胁风险,建立体系化的风险处置和应急方案,建立与健康医疗业务场景和数据特征契合的数字化安全措施,形成管理和技术并重的数据安全体系防护能力,全面完善健康医疗数据安全运营检查和监管改进机制,形成常态化、持续化、生态化的数据安全体系,确保数据安全能力切实落地。

2.6.3 健康医疗数据全生命周期保障体系

健康医疗大数据除了呈现出大数据常规的大量、多样、高速、价值、质量(volume、

variety、velocity、value、veracity，5V）特点外，在其应用过程中还进一步呈现平台化、指数增长与多元化的特点。伴随数字化转型和健康医疗大数据创新应用发展，卫生健康行业数据量激增，业务场景多样化，数据泄露、勒索软件等安全事件频发，孤岛式安全防护已不能满足当下的需求，需要健康医疗组织在通用安全保障体系建设的基础上，基于业务交互、数据流转等业务场景，分析数据安全风险，围绕数据全生命周期建立"技管并重"的安全防护措施，形成以"数据"为中心的健康医疗数据全生命周期安全保障体系。

参照国家网络安全法律法规以及行业政策标准规范要求，结合健康医疗大数据创新应用的业务场景，健康医疗数据全生命周期安全保障体系可归纳为数据采集安全、数据传输安全、数据存储安全、数据使用安全、数据加工安全、数据开放安全、数据交换安全、数据删除安全 8 个阶段的安全管理和控制过程。健康医疗组织应根据单位业务系统特性以及识别到的数据风险，分析各阶段数据安全防护能力需求，制定完善包括方针、政策、管理办法、流程规范在内的体系化数据安全管理制度，部署数据访问控制、数据脱敏、数据加密、数据防泄露、数据隔离交换、数据审计、数据扫描、数据防爬、内容销毁、数据智能管控等数据安全技术措施，建立贯穿数据全生命周期的安全防护体系，应对各业务场景的数据风险。健康医疗数据全生命周期每个阶段的风险场景和应对措施具体阶段风险及应对措施如图 2-3 所示。

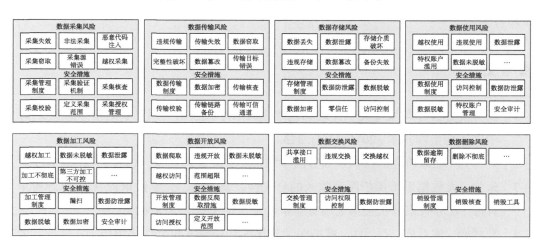

图 2-3　数据全生命周期安全风险及应对措施

（2.6 节作者：屈伟）

2.7　本章小结

1.医疗大数据的价值取决于使用者和应用场景，主要服务于医务人员、患者、管理者和研究人员。

2.在临床诊疗中，医疗大数据可以用于临床辅助决策、单病种大宗病例统计分析、治疗方法与疗效比等方面；在健康管理中，医疗大数据可被用于全生命周期的健康档案、自我健康管理、健康预测与预警等方面；在决策支持中，医疗大数据可以用于精细化管理决策支持、数据服务与数据经济、感染与暴发监控等方面。

3.我国健康医疗大数据的水平处于落地阶段，需进一步探索商业模式和新业态，数字经济概念对医疗大数据的发展具有重要意义，此外，健康医疗大数据创新应用需求需要结合实际需求进行探索和验证。

思考题

1.如何更好地满足健康医疗大数据的创新应用需求？

2.总结目前健康医疗数据安全的现状和趋势，从中归纳健康医疗数据安全体系的重点内容。

参考文献

［1］国务院办公厅印发《关于促进和规范健康医疗大数据应用发展的指导意见》[J]. 中国医药生物技术 , 2016, 11(4): 313.

［2］刘玉秀 . 临床研究的认识观和方法学 [J]. 医学研究生学报 , 2022, 35(2): 113-117.

［3］朱俭 . 大数据思维探析医疗收入的合规性、真实性、完整性审计 [C]// 江苏省审计厅 . 江苏省审计机关第七届青年审计论坛论文集 . 2018: 63-68.

［4］郑嫒婷 , 傅肖依 , 石乐明 . 精准医学时代的新药研发和个性化用药——标准、监管与伦理学挑战 [J]. 中国医学伦理学 , 2018, 31(9): 1102-1107.

第3章

健康医疗大数据应用的安全

3.1 引言

健康医疗大数据涉及个人隐私、公共利益、国家安全，在健康医疗大数据创新应用过程中，安全是前提，也是创新应用业务发展的保障。要做好健康医疗大数据创新应用体系建设，需要关注安全层面的以下几方面内容。

1. 遵从健康医疗大数据伦理要求

健康医疗大数据创新应用在业务开展过程中需要兼顾平衡各方利益，尤其是健康医疗数据涉及高度敏感的个人隐私，需要关注伦理问题并遵从应用审查要求，这也是健康医疗大数据区别于其他领域大数据的鲜明特点。

2. 符合健康医疗个人信息保护要求

健康医疗大数据是由大量个人健康医疗信息汇聚而成的，既具有个人属性，又具有公共属性，同时也涉及国家安全，其中的个人信息保护问题非常突出，需要依法依规保护。

3. 借鉴健康医疗数据安全指南要求

健康医疗大数据创新应用的关键在于数据的流转和开放，需要借鉴有关国家行业标准，全面分析、设计各个环节和场景的安全措施要求，确保数据被安全地应用。

4. 开展健康医疗大数据网络安全保障体系建设评估

为保障健康医疗大数据创新应用的安全，需要建立健康医疗大数据应用的网络安全保障体系，并适时开展以等级保护和风险评估为重点的网络安全评估，确保网络安全保障体系的有效性。

本章主要围绕上述内容展开讲述，包括健康医疗大数据伦理、健康医疗个人信息保护、健康医疗数据安全指南、健康医疗大数据网络安全保障体系建设评估。讨论健康医疗大数据应用的安全，必须理解健康医疗大数据伦理、健康医疗个人信息保护、健康医疗数据安全指南、健康医疗大数据网络安全保障体系建设评估等有关的概念内涵。

什么是健康医疗大数据伦理？

医学伦理是医学的一个重要组成部分。医学伦理作为一种公共意识，与现代系统医学是相伴而生、相辅相成的。健康医疗大数据的应用使得医学伦理不仅远远超越了传统伦理学的范围，更进一步扩展了医学伦理的内涵和外延，带来了数据主义思潮与医学伦理问题的挑战。

健康医疗个人信息保护如何进行？

《中华人民共和国个人信息保护法》中，把个人信息定义为以电子或者其他方式记录的与已识别或者可识别的自然人有关的各种信息，不包括匿名化处理后的信息。而健康医疗信息被定义为敏感个人信息，需要采取更严格的限制，健康医疗个人信息作为敏感个人信息的聚集体，不可避免地需要更严格、更合理的合规监管政策和技术防护手段。

何为健康医疗数据安全标准？

这里的健康医疗数据安全标准主要指的是国家网络安全标准 GB/T 39725—2020《信息安全技术 健康医疗数据安全指南》。通过健康医疗数据安全标准的应用，能够确保健康医疗数据的保密性、完整性和可用性以及数据使用和披露过程的合法性和合规性，为健康医疗大数据创新应用保驾护航。

如何建设健康医疗大数据网络安全保障体系建设评估？

健康医疗大数据的创新应用，大大增加了行业业务系统的互联网暴露面，需要综合网络安全、数据安全、个人信息安全等要求建立整体的网络安全保障体系，构建体系化的安全合规评估能力，提升健康医疗大数据应用的安全防护水平，降低安全事件发生的可能性。

3.2 健康医疗大数据伦理

医学伦理是在医学基础上融合伦理学衍生出来的，研究对象是医学道德现象，即医学领域中的道德现象。医学伦理通过对医德、医学科学道德、卫生管理道德、患者道德的研究，确定医学道德的目标，构建医学伦理学的基础理论，分析医学伦理的历史和现实，实现医学道德。大数据技术在健康医疗领域的应用不仅是一种技术变革，更催生了基于"全面数据化"的数据主义新的观念和意识形态，健康医疗有关的大数据收集和应用势必对现行的医学伦理价值产生冲击和挑战，因此，开展健康医疗大数据伦理审查显得尤为重要。

3.2.1　健康医疗大数据应用伦理问题和挑战

大数据技术在健康医疗领域的应用为卫生健康行业带来了新的伦理问题和挑战。我们在健康医疗大数据应用中必须正确认识和应对这些问题和挑战，以便更好地趋利避害。

首先，在健康医疗大数据创新应用中，必须正确认识大数据技术带来的伦理问题，主要表现在以下3个方面：

（1）隐私泄露问题：数字时代，人们随时随地都可能穿戴智能设备、使用智能平台，这使得个人的身份、位置、购买行为、情感、社交关系等隐私信息，都可能被真实记录、永久保存和可视呈现，而大数据环境往往是开放性环境，一旦受到攻击或被违规使用，个人隐私保护将无从谈起。

（2）网络安全问题：大数据环境下被收集利用的个人信息很容易被滥用，其所有权、知情权、同意权、保存权、修改权、使用权、开放权、删除权以及隐私权等在多数情况下都很难得到保障，大数据平台自身的安全漏洞，以及安全事件频发的数据泄露及高科技犯罪，使得网络安全必然衍生伦理问题。

（3）数据鸿沟问题：大数据技术创新应用使得一部分人能够较好地利用大数据资源，获取市场化数字红利，而另一部分人则无法利用大数据资源，这就导致数据权益分配和流通秩序的不公平，加剧社会经济差异和矛盾。

其次，在健康医疗大数据创新应用中，必须正确认识大数据带来的数据主义伦理挑战。大数据技术在健康医疗领域的运用，要求实现数据的开放和共享，给健康医疗大数据的创新应用带来了新知识，创造了新价值，提升了新能力，使得健康医疗大数据应用产生了革命性改变，这种技术变革推崇"数据和算法至上"，形成了信息自由的数据主义，这与世界主要的人本主义价值观产生了矛盾和冲突，造成个人隐私保护的隐患，容易引起数据滥用或垄断。在涉及人类生老病死的健康医疗领域，伦理挑战显得更加严重。基于数据主义考虑，个人隐私保护权利应该让位于社会整体的利益，保障健康医疗数据高效流通，而数据的算法可以不必解释其中的因果关系，只要保证高效应用即可。

显然，健康医疗大数据创新应用带来的这种伦理问题和价值挑战不会被现实社会全盘接受，这显然会破坏人的权威和意义来源，不符合医学伦理的要求。不仅如此，这种挑战如果缺乏行业主管部门的强力制约，就会加剧未经同意的大数据收集和使用，出现更多不公平、不透明的自动化收集个人信息应用场景，以及"黑箱"算法在诊疗活动中的任性使用等现象。因此，非常有必要强化行业主管部门对健康医疗大数据应用伦理的监管，加强健康医疗大数据应用的伦理审查，弱化数据主义在健康医疗大数据应用中的滋生蔓延，守护医学伦理秩序。

3.2.2 健康医疗大数据应用伦理审查

《赫尔辛基宣言》是国际上认可接受国家最多的医学伦理审查文献。国家卫生健康委员会印发《涉及人的生物医学研究伦理审查办法》（以下简称《伦理审查办法》），充分吸纳了《赫尔辛基宣言》有关伦理审查研究的要求。国家食品药品监督管理局印发《药物临床试验伦理审查工作指导原则》（以下简称《伦理审查工作原则》），明确引用了《赫尔辛基宣言》。

《伦理审查办法》详细描述了生物医学研究伦理审查范围，规定了生物医学伦理委员会的设立要求、人员构成、审查职责、审查程序以及监督管理等一系列内容。《伦理审查办法》要求在研究中充分尊重受试者的自主决定权，同时遵守风险可控、公平合理、保护隐私、依法赔偿、特殊保护等原则，重点对知情同意有关事项做出了详细规定，要求知情同意书必须包含必要完整的信息和内容，并按照规范的流程获得受试者的知情同意。《伦理审查办法》同时也对研究者何时需要再次获取知情同意书，以及经审查批准后可免除签署知情同意书等情形提出了明确要求。

《伦理审查工作原则》从伦理委员会对药物临床试验的科学、合理审查出发，首先明确了伦理审查的组织管理与职责要求，其次规范了伦理审查的申请受理、开展审查、决定送达、跟踪审查等工作流程，最后规定了伦理审查的文件管理要求。《伦理审查工作原则》通过提出药物临床试验伦理委员会审查的重点，旨在提高伦理委员会的伦理审查能力，规范药物临床试验伦理审查工作。

基于以上医学伦理审查原则，健康医疗大数据创新应用在运用大数据技术时，需要按照医学伦理原则积极开展大数据应用伦理审查工作：①需要建立医学伦理委员会，委员应包含不同性别的成员，并由生物医学、伦理学、社会学、法学等领域专家以及外部机构社会人士组成，人数不少于7人；②需要建立科学合理的医学伦理审查工作制度规程，保证伦理审查过程的合法、公正、客观、独立；③需要明确医学伦理委员会的职责和义务，保证受试者的尊严、权益及安全，促进生物医学伦理研究的规范开展。伦理委员会应采取相关利益冲突防范机制，保证伦理审查工作的独立性。同时，相关行业主管部门也需要基于健康医疗大数据的技术特征建立健全新的伦理审查规范，促进健康医疗大数据技术的良性应用和发展。

（3.2 节作者：金涛）

3.3　健康医疗个人信息保护

个人信息是以电子或者其他方式记录的与已识别或者可识别的自然人有关的各种信息。数字经济时代，随着大数据、人工智能等新技术在健康医疗领域的应用，大数据系统中的数据安全保护难度加大，个人信息泄露风险加剧，个人信息所有权难以保障，用户隐私泄露问题变得日益严重。一方面，数据的过度收集和集中处理导致了个人信息的滥用、泄露、非法交易等；另一方面，多源数据关联分析正在严重威胁用户隐私。在健康医疗大数据应用中是要把大数据等新技术当作洪水猛兽而拒之门外，还是在现行法律框架下，动态平衡个人信息保护与医疗数据应用之间的冲突，值得我们思考。

3.3.1　国内外健康医疗个人信息保护法律法规

健康医疗个人信息是指健康医疗数据中的个人信息，属于敏感个人信息，健康医疗个人信息保护是一个全球性的问题，许多国际公约和国家宪法明确将个人信息保护作为核心原则或目标。

欧盟、美国、澳大利亚、日本等世界发达团体和国家相继立法规范健康医疗个人信息保护。2016 年，欧盟印发《通用数据保护条例》（General Data Protection Regulation，GDPR），将健康数据被归类到"特殊类别"，要求对个人健康信息进行严格保护，无论健康数据是否涉及个人隐私，非法律明确承认的理由，各组织均不得处理个人数据，即使是公开可获取的数据，只要涉及个人信息均在该条例的保护范围内。美国针对个人健康信息保护发布的最主要法律是《健康保险携带和责任法案》（Health insurance portability and accountability Act，以下简称 HIPAA 法案），与欧洲的情况相反，HIPAA 法案主要目的在于保护个人医疗数据隐私的同时提高相关实体医疗的治理水平和效率，对于在治疗过程中产生的个人健康信息的保护权、知悉权、信息共享等场景都做了详细的安全防护规定，来确保患者的个人隐私。澳大利亚非常重视电子健康档案隐私保护，在 2016 年成立了澳大利亚电子健康署（Australian Commission for Electronic Health），并颁布了全国性的电子健康档案发展战略，详细分析了电子健康档案的隐私泄露风险，构建了电子健康档案数据全生命周期的隐私保护体系。日本在 2003 年颁布《个人信息保护法》，规定在有效利用个人信息的情况下对个人信息进行保护，并在 2014 年进行战略补充，鼓励在医疗大数据平台下灵活有效地利用医疗数据，提升医疗服务效率，提倡以数据分析利用达到降低医疗费用的目的。

"十三五"以来，我国出台了一系列法规标准和政策文件来规范健康医疗个人信息保护，主要包括以下 3 个方面：

（1）法律法规方面：出台了包括《中华人民共和国网络安全法》《中华人民共和国民法典》《中华人民共和国数据安全法》《中华人民共和国个人信息保护法》等在内的一系列政策法规，明确了个人信息保护的通用基础合规建设要求。

（2）安全标准方面：出台了包括 GB/T 35273—2020《信息安全技术　个人信息安全规范》、GB/T 39725—2020《信息安全技术　健康医疗数据安全指南》、GBT 37964—2019《信息安全技术　个人信息去标识化指南》等在内的一系列的国家标准规范，明确了健康医疗个人信息在收集、存储、使用、共享、披露等环节的行为和防范措施。

（3）行业政策方面：国家和行业主管部门先后发布《关于印发国家健康医疗大数据标准、安全和服务管理办法（试行）的通知》《关于印发加强网络安全和数据保护工作指导意见的通知》等政策文件，加强行业数据安全和隐私保护能力。

通过对国内外健康医疗个人信息保护法律法规的研究可以发现，健康医疗个人信息需要按照合规遵从原则进行保护，先将健康医疗领域适用的外部法规标准进行分解重组，形成行业内部的"合规基准"，基于"合规基准"开展安全治理，形成行业性的政策标准和技术规范。随着《中华人民共和国个人信息保护法》正式实施，个人信息保护立法体系已经建立，但行业"内部基准"还未形成，现有的政策文件主要关注数据安全，如何充分研究健康医疗个人信息的保护原则和特殊性，将个人信息保护与健康医疗领域紧密结合，形成健康医疗个人信息的政策标准和技术规范，还任重道远。

3.3.2　个人信息保护基本原则

个人信息承载着多重利益，不仅有自然人的人格尊严、隐私权及个人信息权益等民事权益，也有企业、国家机关等主体合理利用个人信息的利益，还涉及言论自由、公共安全、国家安全等。因此，需要依法依规明确个人信息保护的基本原则，在维护好个人信息权益的同时，促进信息数据合理有效利用。

目前，我国已出台的多部法律法规对个人信息保护应遵循的原则均有明确规定。① 2012 年颁布的《全国人民代表大会常务委员会关于加强网络信息保护的决定》第 2 条规定："网络服务提供者和其他企业事业单位在业务活动中收集、使用公民个人电子信息，应当遵循合法、正当、必要的原则"；② 2017 年颁布的《中华人民共和国网络安全法》第 41 条规定："网络运营者收集、使用个人信息，应当遵循合法、正当、必要的原则"；③ 2018 年正式实施的《信息安全技术　个人信息安全规范》（GB/T 35273—2017）明确个人信息控制者应遵循权责一致、目的明确、选择同意、最小必要、公开透明、确保安全、主体参与的原则；④ 2020 年颁布的《中华人民共和国民法典》第 1035 条明确要求："处理个人信息的，应当遵循合法、正当、必要原则，不得过度处理"；⑤ 2021 年颁布的《中华人民共和国个人信息保护法》第 5 ～ 第 9 条分别规定了个人信息处理的合法、正当、必要与诚信原则、目的原则、公开透明原则、质量原则和责任原则。

《中华人民共和国个人信息保护法》颁布的 5 项原则基本集成了有关法规标准中对个人信息处理活动的原则要求，因此，在健康医疗大数据应用场景下，健康医疗个人信息控制者开展个人信息处理活动，应在法律法规框架引导下遵循合法、正当、必要与诚信原则、目的原则、公开透明原则、质量原则和责任原则 5 项保护原则。

3.3.3　健康医疗个人信息合规保护实现路径

《中华人民共和国个人信息保护法》明确规定，医疗健康数据属于敏感个人信息。健康医疗个人信息作为医疗健康数据的最基础组成部分，必须严格按照敏感个人信息的处理规则建立合规保护体系，进行合规遵从保护。健康医疗大数据组织可以将数据安全能力作为基础，以数据安全和个人信息保护合规要求为抓手，做好健康医疗个人信息保护，具体的合规保护实现路径如图 3-1 所示。

	健康医疗个人信息保护实现路径				
合规路径	一、识别个人信息与处理者类型	二、正式启动个人信息保护团队	三、建立一套个人信息管理流程	四、将数据安全能力技术做为技术底座	五、进入个人信息保护运营阶段
阶段目标	确定合规目标	组织合规	管理合规	技术合规	运营合规
重点举措	● 梳理个人信息数据清单，识别敏感个人信息，打上分类标签 ● 标识类别和规模，判断是否为网信部门规定数量的互联网平台 ● 识别合规清单	● 若未达到一定规模，互联网平台则成立由外部成员组成的合规组织；反之，则成立内部合规团队	● 制定内部管理制度和操作规程	● 利用已有的网络和数据安全基础，强化个人信息保护技术能力	● 形成稳定、持续改进的运营能力

图 3-1　个人信息合规保护实现路径

（1）健康医疗组织需要建立个人信息数据清单，通过分类分级，确定需采取的安全保护措施。同时确认个人信息的数据量，以判断是否达到了网信部门规定的个人信息数据量规模，是否提供重要互联网平台服务、用户数量巨大、业务类型复杂的个人信息处理者，明确需满足的合规要求及可能存在的问题，确定合规目标。

（2）不同类型和规模的个人信息处理者有不同的组织要求，健康医疗组织应依据合规目标，明确个人信息合规保护责任部门与人员类型，组建个人信息保护团队。

（3）健康医疗组织需尽快开展制定适合于大数据业务特点的管理要求和业务场景，通过细化操作规程，管控个人信息安全风险，确保对个人信息主体权益的影响合规。

（4）健康医疗组织需要"技管并重"，以数据安全能力为技术底座，充分利用网络安全及数据安全防护产品，通过技术防范个人信息在个人信息处理活动中的风险。

（5）在保护团队、管理措施和技术措施健全后，个人信息保护进入体系化运营阶段，形成稳定的、可持续的健康医疗个人信息合规保护体系，确保个人信息安全。

3.3.4　健康医疗个人信息保护特殊性

与一般个人信息相比，健康医疗个人信息具有特殊性。

1. 健康医疗个人信息具有高度隐私敏感性

医疗数据记录和描述患者个人健康和生理状况，患者个人有权维护自己隐私权不受侵犯。患者隐私权不仅包括患者在诊疗过程中向医生和医院披露的个人基本信息（姓名、年龄、住址、电话）、病因信息（个人或家族病史等与疾病有关的情况）、生理信息等，还包括病历、标本等患者记录。涉及患者的个人信息一旦遭到泄露并被不法使用，不仅可能给患者造成经济损失，还可能给患者造成名誉损害和精神损害。在新冠病毒感染疫情防控中也发生多起泄露患者个人隐私数据的情况，既增加了社会上对疫情无意义的恐慌，又对确诊患者的正常生活和正当权利产生了不良影响。

2. 健康医疗个人信息涉及公共福祉

随着健康医疗数据加工水平的提升，基于大数据分析能够实现疾病辅助诊断、药物研发、疾病预防等多方面应用，健康医疗数据决定着医疗领域的发展，医生及行业研究人员均需要借助医疗数据才能更好地服务患者，包括改进诊断、制定治疗方案和寻找新的治疗方法等。关于个人信息保护相关立法的目的不仅在于"保护"，而是"保护"和"利用"同步推进，卫生健康管理部门基于公共利益和合法目的，可以调取和使用健康医疗数据，充分分析挖掘数据的社会公共价值，促进建立良好的健康医疗数据治理体系，实现在健康医疗大数据环境下数据资源的社会化利用。

3. 健康医疗个人信息有关国家安全及种族利益

以电子病历为核心的医疗信息化建设显著提升了医疗机构的医疗科研水平，凸显了健康医疗数据的资源性，进一步推进了健康医疗数据对个人信息数据采集的广度和深度，大集中的医疗数据具有很强的社会性、公共性，甚至会对国家安全和种族安全造成影响。国家科技部下发《人类遗传资源管理条例实施细则》规定，不得向境外提供我国人类遗传资源。国家卫生和计划生育委员会研究制定的《人口健康信息管理办法（试行）》明确规定，不得将人口健康信息在境外的服务器中存储，不得托管、租赁在境外的服务器。

对个人信息的隐私保护是数据安全利用的前提，在医疗信息化快速发展的时代，维护国家安全和种族安全是我国每个公民应尽的义务，应不断研究探索在法律法规及监管框架下最大化发挥医疗数据资源价值。

4. 大数据背景下健康医疗个人信息保护技术

大数据背景下，健康医疗个人信息保护必须依靠规范化的技术手段，有效遏制个人信息的收集利用，合理支持个人信息的删除权限，确保个人信息安全。典型的个人信息保护技术手段是去标识化。去标识化是指个人信息经过处理，使其在不借助额外信息的情况下无法识别特定自然人的过程。健康医疗大数据应用采用去标识化方法一般需要确定具体的去标识化模型和去标识化技术。常见的去标识化模型包括 K-匿名模型和差分隐私模型等；常见的去标识化技术包括统计技术、密码技术、抑制技术、假名化技术、泛化技术、随机化技术、数据合成技术等，如图 3-2 所示，具体模型和技术解释可参考 GB/T 37964—2019《信息安全技术 个人信息去标识化指南》进行了解。

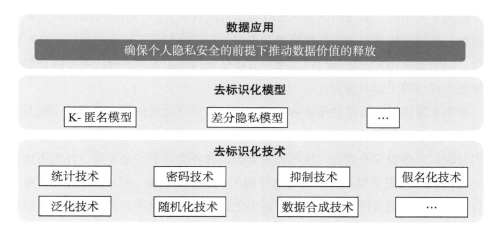

图 3-2 去标识化模型和技术

（3.3 节作者：景鸿理　张志　屈伟）

3.4　健康医疗数据安全指南

健康医疗大数据创新应用需要具有行业特点的国家安全标准的支撑，GB/T 39725—2020《信息安全技术　健康医疗数据安全指南》作为兼顾行业应用和网络安全的国家标准，为健康医疗数据提供了安全底线。通过标准实施的规范、引领和支撑作用，能够快速推进互联网、大数据、人工智能等新兴信息技术与卫生健康行业的创新融合安全发展，为健康医疗大数据创新应用的安全实践提供指导。

3.4.1　健康医疗数据安全指南标准

2021 年 7 月 1 日，国家网络安全标准 GB/T 39725—2020《信息安全技术　健康医疗数据安全指南》（以下简称《指南》）正式实施，这是我国首部针对健康医疗数据安全工作的国家标准，填补了我国健康医疗数据安全标准的空白。

《指南》是在"互联网＋医疗健康"、智慧医院蓬勃发展的背景下发布的。健康医疗数据安全事关患者生命安全、个人信息安全、社会安全和国家安全，随着各种新业务、新应用的不断出现，健康医疗数据在全生命周期各阶段均面临着越来越多的安全挑战，安全问题频发。为更好地保护健康医疗数据安全，特制定该标准。

《指南》为推荐性国家网络安全标准，标准发布的宗旨是为健康医疗数据处理活动提供了指南，可以在保护健康医疗数据安全的前提下，规范和推动健康医疗数据的融合共享、开放应用，促进健康医疗事业发展。

《指南》发布的目的是给出健康医疗数据控制者在保护健康医疗数据时可采取的安全措施，适用于指导健康医疗数据控制者对健康医疗数据进行安全保护，也可供健康医疗、网络安全相关主管部门以及第三方评估机构等组织开展健康医疗数据的安全监督管理与评估等工作时参考。

《指南》围绕健康医疗数据业务，提出了健康医疗数据使用和披露的原则要求，解决健康医疗数据使用的安全合规边界问题；围绕数据安全措施，给出了健康医疗数据分类分级以及各级安全要点、使用场景分类以及各类场景安全要点、开放形式分类以及不同开放形式安全要点、安全管理指南（包括组织保障、PDCA、应急体系）、安全技术指南（包括通用安全指南、去标识化指南）；围绕各种常见典型场景数据，给出了安全重点措施。

　　《指南》并不是孤立地发挥作用，需要结合其他网络安全标准共同发挥作用，《指南》侧重于数据安全层面，更多地偏向于健康医疗数据业务层面。涉及健康医疗信息系统安全的，参考 GB/T 22239—2019《信息安全技术　网络安全等级保护基本要求》，对承载健康医疗信息的信息系统和网络设施等进行必要的安全保护。涉及云计算平台安全的，参考 GB/T 31168—2014《信息安全技术　云计算服务安全能力要求》。涉及数据基础安全要求和全生命周期安全要求，参照 GB/T 35274—2017《信息安全技术　大数据服务安全能力要求》。涉及去标识化处理的，参照 GB/T 37964—2019《信息安全技术　个人信息去标识化指南》。涉及组织管理体系的，参照 GB/T 22080—2016《信息技术　安全技术　信息安全管理体系　要求》。涉及健康医疗数据的出境安全保护，参考数据出境安全评估相关要求。除此之外，还应符合重要数据管理、国家核心数据管理、关键信息基础设施安全管理等政策的相关通用要求。密码技术使用需符合国家密码管理相关要求。涉及国家秘密的健康医疗信息应按照国家保密工作部门有关涉密信息系统分级保护的管理规定和技术标准进行保护。涉及人类遗传资源数据（指利用人类遗传资源材料产生的数据，人类遗传资源材料是指含有人体基因组、基因等遗传物质的器官、组织、细胞等遗传材料），按照相关部门要求如《中华人民共和国人类遗传资源管理条例》执行。

3.4.2　应用安全指南及相关标准实施效果

信息安全技术 健康医疗数据安全指南

　　GB/T 39725—2020《信息安全技术　健康医疗数据安全指南》主要介绍了健康医疗数据的安全目标、分类体系、使用披露原则、安全措施要点、安全管理、安全技术、典型安全场景等内容。整个标准以保障数据安全和患者隐私、促进数据共享开放为目标，全面分析健康医疗数据分级安全、场景安全、开放安全的防护措施要点，从组织、过程、应急处置等安全管理要求，以及通用安全技术、去标识化等安全技术管控要求，聚焦医生调阅、患者查询、临床研究、二次利用、健康传感、移动应用、保险对接、医疗器械等业务应用场景，设计了一套基于数据采集、传输、存储、处理、使用和开放安全的全生命周期防护体系。通过标准实施可以实现健康医疗的数据分类分级全覆盖、相关角色分类全覆盖、流通使用场景全覆盖、数据开放形式全覆盖、数据安全技术全覆盖，能够带来提升数据安全体系合规、提升数据安全使用管理、提升数据安全运营监管、提升数据安全技术管控、提升数据安全创造社会价值五大能力。

　　1. 提升数据安全体系合规能力

　　通过开展健康医疗大数据安全建设，围绕单位的数据分类分级、数据角色、制度保障、风险评估、合规评估、安全组织、建设过程、应急响应等方面，开展数据安全体系合规建设，使用户能够清晰了解业务数据安全合规情况，明确组织职责，制定相应的安全管理制度流程，设计数据安全体系建设方案，全面提升组织的数据安全合规防护能力。

2. 提升数据安全使用管理能力

通过开展健康医疗大数据安全建设，围绕单位的数据场景和数据开放要求，分析数据安全需求，对数据披露使用安全的方方面面进行全面的梳理，并自上而下地进行组织建设、管理建设及技术建设，提升场景化、体系化的数据安全使用管理能力，降低数据被窃取、泄露、篡改、破坏等多方面风险。

3. 提升数据安全运营监管能力

通过开展健康医疗大数据安全建设，以"技管并重"的方式实现数据安全运营监管闭环，在管理方面通过对用户数据安全现状的全面评估，贴合用户业务实际情况以及相关法律法规，为用户建立全流程的数据安全运营监管能力，大大降低安全事件发生时带来的损失。

4. 提升数据安全技术管控能力

通过开展健康医疗大数据安全建设，全面梳理各类数据的分级、场景和开放的安全技术措施，可支持丰富、合理的数据安全工具类型选择和部署，包括数据扫描工具、数据库防火墙、数据脱敏系统、数据交换平台、大数据防护系统、动态数据分析、数据标签管理、应用行为审计、数据库审计、流量审计、日志审计、终端威胁防御审计、数据防泄露、数据库安全网关、邮件审计等，全面提升数据安全技术管控能力。

5. 提升数据安全创造社会价值能力

通过开展健康医疗大数据安全建设，对健康医疗组织保持良好社会形象具有重要意义。数据安全是我国网络安全强国战略中的一项重要工作，率先完成数据安全治理，建立完善的管理体系及技术措施，符合健康医疗大数据业务发展的需要，也是对贯彻国家政策的最好诠释，对于维护国家安全、社会稳定和公众利益的责任意义重大，能够提升社会效益和价值，增加社会认可度。

3.4.3 应用安全指南及相关标准典型案例

医疗数据安全标准在国家肝胆疾病数据平台中的应用项目（以下简称国家肝胆疾病数据安全项目）是通过应用健康医疗数据安全指南及相关标准，实现健康医疗大数据应用安全的典型案例。

为充分保护临床数据和隐私安全，确保国家肝胆疾病标准数据库安全合规地开发利用大数据，实现临床大数据价值的转化和提炼，国家肝胆疾病数据安全项目确立了参考国家行业安全标准，进一步加强网络和数据安全保护，加快构建数据安全保障体系的总体网络安全要求。自 2019 年 12 月 11 日启动建设后，国家肝胆疾病标准数据库遵循数据安全保护有关法规要求，深化应用 GB/T 39725—2020《信息安全技术 健康医疗数据安全指南》以及云计算、大数据服务、等级保护、个人信息、去标识化等有关安全标准，结合平台原有网络架构的实际应用情况，建设完善了以"数据"为中心的网络安全保障体系，国家肝胆疾病数据应用的安全方案全景图如图 3-3 所示。

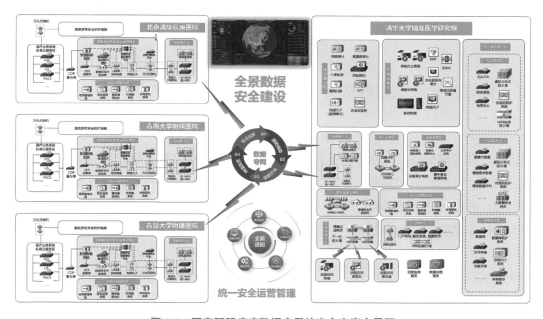

图 3-3 国家肝胆疾病数据应用的安全方案全景图

国家肝胆疾病数据安全项目围绕数据的全生命周期安全，建立肝胆疾病临床医疗场景下的数据安全防护管理和技术体系，构建数据安全专网，使用通用安全技术和去标识化技术，重点针对连接数据控制方（医院）与连接数据控制方（医院）、连接数据控制方（医院）与数据使用方（临床研究人员）两类业务数据流通场景，梳理数据共享、使用、交换的场景安全需求，综合利用数据脱敏、数据加密、数据分级、数据沙箱等技术手段，打造了一套安全的科研专病标准数据库开放应用平台，建立了全网安全可信的科研专病标准数据库科研应用环境，实现数据隐私和脱敏的智能化识别处理，提供采集、传输、使用、交换、存储等全生命周期的数据安全防护能力，全面支撑和保障国家肝胆疾病临床数据安全和患者隐私，减少数据安全事件造成的损失，实现数据在开放性和可用性之间的平衡，以及隐私保护和安全保障之间的平衡。通过与有关标准的融合应用建设，国家肝胆疾病数据安全项目的典型安全设计实践包括数据脱敏设计、加密专网设计、边界安全设计、终端安全设计、威胁检测设计、安全审计设计等。

2022 年 4 月，全国信息安全标准化技术委员会公布了网络安全国家标准优秀实践案例，国家肝胆疾病标准数据库建设成果——医疗数据安全标准在国家肝胆疾病数据平台中的应用项目荣获二等奖。肝胆数据项目案例通过在全国健康医疗领域的数据安全治理和体系建设的率先实施及经验总结，现已形成可复制模式，有助于解决健康医疗数据安全互联互通的难题，加速推动我国健康医疗大数据产业发展。

（3.4 节作者：景鸿理　金涛　屈伟　李建彬）

3.5　健康医疗大数据网络安全保障体系建设与评估

健康医疗大数据的创新应用正加速驱动传统的医疗卫生服务向数字健康发展阶段迈进。随着健康医疗大数据技术的进步，我国医疗体系遭受网络攻击的频率呈明显上升趋势，针对医院的勒索、挖矿、医疗信息泄露等卫生健康行业的信息安全事件层出不穷，攻击入侵方式具有广维度、多目标、高烈度、短猝发等特点，会导致信息被窃取、数据遭篡改、服务拥塞、访问困难、系统崩溃、数据丢失和硬件永久性损害，还可能对国家关键信息基础设施造成灾难性破坏，对国家安全、社会公共安全和人民群众切实利益构成严重威胁。因此，需要依据网络安全法律法规和行业政策建立适配健康医疗大数据应用的整体网络安全保障体系，形成体系化的网络安全评估方法，定期开展健康医疗领域的等级保护、风险评估等重点工作。

3.5.1　健康医疗大数据网络安全保障体系建设

健康医疗大数据网络安全保障体系建设离不开卫生健康行业的政策支持和网络安全行业的经验借鉴。在国家卫生健康委员会指导下，卫生健康行业认真贯彻《中华人民共和国网络安全法》《中华人民共和国数据安全法》《中华人民共和国个人信息保护法》等法规要求，制定印发《国家健康医疗大数据标准、安全和服务管理办法（试行）》，基本明确了健康医疗大数据网络安全保障体系的建设需求和内容，形成了一套适应行业应用的安全体系实践。

《国家健康医疗大数据标准、安全和服务管理办法（试行）》明确提出健康医疗大数据的安全建设包括安全管理，安全责任，安全数据管控，安全合规建设，供应链安全，监测、预警、通报、应急处置协同机制，人才培养，保密责任 8 方面需求。面对网络安全威胁和挑战，健康医疗大数据创新应用需要不断探索借鉴覆盖安全行业的理论、技术、基础、场景、模式、服务、合规的网络安全理论框架，针对实际的网络安全建设需求，构建通用型的健康医疗大数据网络安全保障体系框架，包括八大模块，如图 3-4 所示。

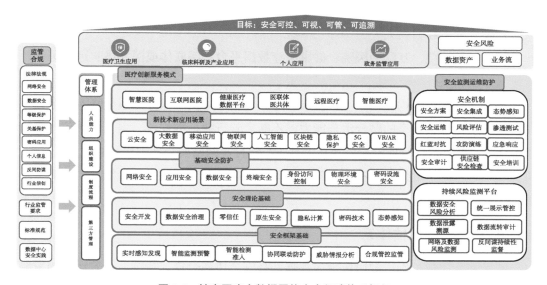

图 3-4　健康医疗大数据网络安全保障体系框架

1. 监管合规

包含网络安全、数据安全、等级保护、关基保护、密码应用、个人信息、反间防谍、行业信创等合规监管要求。

2. 管理体系

包含人员能力、组织建设、制度流程、第三方管理等体系架构。

3. 安全框架基础

包含实时感知发现、智能检测预警、智能检测准入、协同联动防护、威胁情报分析、合规管控监管的统一安全框架。

4. 安全理论基础

包含安全开发、数据安全治理、零信任、原生安全、隐私计算、密码技术、态势感知等安全技术理论。

5. 基础安全防护

包含网络安全、应用安全、数据安全、终端安全、身份访问控制、物理环境安全、密码设施安全等基础安全。

6. 新技术新应用场景

包含云安全、大数据安全、移动应用安全、物联网安全、人工智能安全、区块链安全、隐私保护、5G 安全、VR/AR 安全等新兴技术应用场景。

7. 安全监测运维防护

包含安全方案、安全集成、态势感知、安全运维、风险评估、渗透测试、红蓝对抗、攻防演练、应急响应、安全审计、供应链安全检查、安全培训等监测运维防护服务内容。

8. 医疗创新服务模式

包含智慧医院、互联网医院、健康医疗数据平台、医联体或医共体、远程医疗、智能医疗创新服务模式形成的特定场景安全防护。

在实现上述内容构建基础上，健康医疗大数据网络安全保障体系最终希望全面深化行业应用和网络安全的融合治理能力，不断完善行业标准规范，强化关键信息基础设施保障，稳步推进行业安全管控机制建设，让行业网络安全展现出可视化、可分析、可追踪、可溯源、可处置的特质，建立主动、动态、可信的综合防御能力，确保网络信息和数据安全。

3.5.2　网络安全评估体系

网络安全评估是确保健康医疗大数据网络安全体系合规、持续、有效运行的重要举措。健康医疗大数据需要按照既定的评估原则，建立体系化的网络安全评估方法、明确重点评估内容，进一步分析和评价健康医疗大数据网络安全的有效性，在满足基本安全合规要求下，通过评估提高行业网络安全工作水平，以面对未来严峻复杂的网络安全形势。

网络安全评估需要遵循综合性原则、科学性原则、适用性原则、导向性原则、强可操作性原则、定性定量结合原则等，客观、准确、全面地对健康医疗大数据网络安全相关内容进行体系评估。

网络安全评估以网络安全战略、管理和技术作为体系构建基本要素，评估指标内容一般涵盖网络安全建设情况、运行能力情况、安全态势情况、企业服务资质和人员等。构建适应健康医疗大数据创新应用的网络安全评估体系，同样需要从多维度进行考量，依托既有的网络安全评估体系，全面、按需评估在健康医疗大数据应用中的不同组织、不同角色、不同维度、不同形态、不同系统的网络安全成熟度，以帮助健康医疗大数据有关组织构建网络安全管理框架和技术安全能力。

3.5.3　医疗领域网络安全等级保护与风险评估

网络安全评估体系

网络安全等级保护和信息系统风险评估是两类行业应用最广泛的网络安全建设评估要求，在健康医疗大数据的网络安全保障体系建设过程中，需要依据网络安全等级保护开展网络安全建设，并定期进行信息系统风险评估。

网络安全等级保护（以下简称等级保护）是落实网络安全等级保护制度，开展网络安全建设的重要指导。等级保护对象主要包括基础信息网络、信息系统、云计算平台、大数据应用、物联网（IoT）、工业控制系统和移动互联系统等。等级保护将网络和系统分为自主保护、指导保护、监督保护、强制保护、专控保护 5 个等级，建设运营单位应根据网络和系统重要程度采用不同等级保护措施。健康医疗大数据应用的建设运营单位需要依据制度标准和工作流程要求（图 3-5），定期对网络和系统进行自查或委托测评机构开展等级保护测评，对网络安全管控能力进行评价，从而判定是否具备等级安全保护能力。

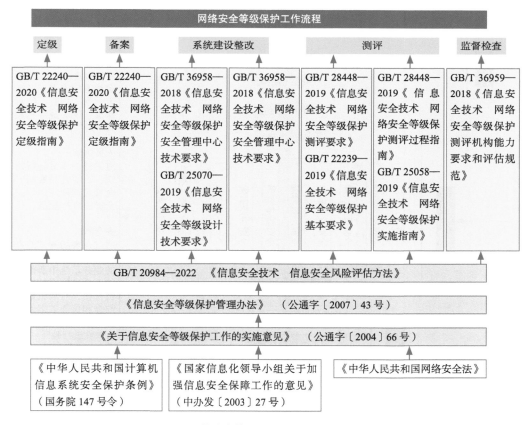

图 3-5　网络安全等级保护制度标准和工作流程

信息系统风险评估（以下简称风险评估）是从风险管理角度，科学运用有关方法和手段，全面分析网络与信息系统所面临的威胁及其脆弱性，评估安全事件一旦发生可能造成的危害程度，提出针对性的防护对策和整改措施。风险评估实施流程（图3-6）一般包括风险评估准备、风险要素识别、风险分析、风险评价等阶段。从医疗领域的角度来讲，健康医疗大数据应用的风险评估就是以法规监管要求和业务需要为输入，充分识别医院信息化系统所面临的威胁、存在的弱点、造成的影响，以及三者综合利用所带来风险的可能性，结合网络安全在管理、技术、运营维度的能力要求，提出防护整改建议。

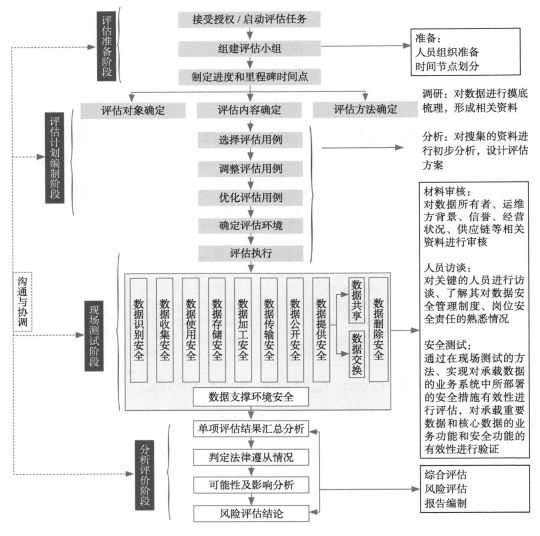

图 3-6　风险评估实施流程

有些组织和人员往往将"等级保护"和"风险评估"两者进行混淆，而实际上，等级保护和风险评估是两种不同的网络安全评估，两者在实施的方法和准则、范围和边界定义、面对的对象、分析和评价方法都不尽相同，尤其是资产对象上，风险评估中的资产明显比等级保护测评的范围要广，如图 3-7 所示。

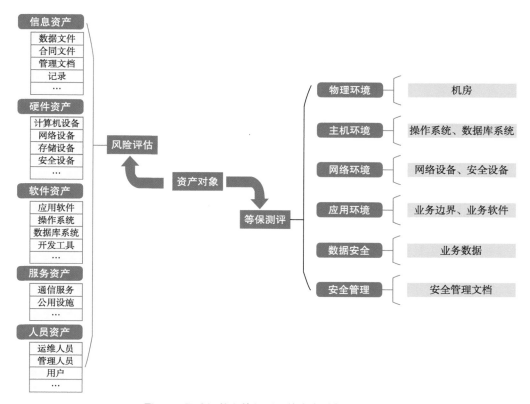

图 3-7 风险评估和等保测评的资产对象差异分析

目前，我国卫生健康行业网络安全形势不容乐观，承载健康医疗大数据的数据中心以及 HIS、LIS、PACS、EMR、临床数据集成平台、临床科研系统、手术麻醉重症系统、输血管理系统、电子病历、核心数据库等核心信息系统，涉及人口健康信息平台、区域医学影像诊断系统、区域心电诊断系统、区域临床检验诊断系统、区域卫生共享交换平台、门诊导分诊系统、电子健康档案等区域核心业务系统，以及其他承载个人信息和核心业务的信息系统，不可避免存在一些安全问题和风险，需要根据国家和行业对等级保护工作的技术标准要求，结合医疗领域系统等级开展相应的测评工作，并结合医疗领域风险情况开展风险评估。

案例分析 **基于等级保护的网络安全评估实践**

北京市某三甲医院，医院信息系统基于 B/S 架构，涉及多项技术，包括数据存储、图像存储、信息录入、门诊收费业务、门诊日常挂号、住院部分信息、住院业务分布信息、电子病历信息等文件存储，医院信息系统部署于医院的控制台，采用云防火墙、云安全管理中心、云堡垒机、数据库审计、云监控等作为安全设备，通过等级保护测评共发现安全问题 26 个，通过安全问题，给出整改建议，协助客户开展安全整改，达到等级保护合规的网络安全保障体系建设要求。等级保护整改建议如表 3-1 所示。

表 3-1　等级保护整改建议

编号	安全类	安全问题	整改建议
1	安全通信网络	安全通信网络无可信基或可信密码模块	建议安全通信网络使用基于硬件安全模块支持的可信计算平台，以提高系统整体的安全性
2	安全区域边界	未实现基于应用协议和应用内容允许或拒绝数据通过	建议部署 Web 应用防火墙，确保数据在传输时，实现基于应用协议和应用内容允许或拒绝数据通过
3		安全区域边界无可信基或可信密码模块	建议安全区域边界使用基于硬件安全模块支持的可信计算平台，以提高系统整体的安全性
4	安全计算环境	专用网络 VPC、云防火墙、云安全中心、数据库审计、云堡垒机、云监控、互联网医院＋处方流转平台、控制台、MySQL 数据库、应用服务器、Tomcat 中间件密码未定期更换	建议专用网络 VPC、云防火墙、云安全中心、数据库审计、云堡垒机、云监控、互联网医院＋处方流转平台、医院控制台、MySQL 数据库、应用服务器、Tomcat 中间件密码每隔 3 个月更换
5		应用服务器、管理终端、业务终端未采用两种或两种以上组合的鉴别技术	建议对应用服务器、管理终端、业务终端采用两种或两种以上组合的鉴别技术实现用户身份鉴别，如数字证书、令牌等
6		云堡垒机、应用服务器、管理终端、业务终端、Tomcat 中间件未重命名系统默认账户	建议重命名云堡垒机、应用服务器、管理终端、业务终端、Tomcat 中间件默认账户
7		专用网络 VPC、云防火墙、云安全中心、数据库审计、云堡垒机、云监控、互联网医院＋处方流转平台、医院控制台、MySQL 数据库、应用服务器、Tomcat 中间件未提供设置敏感标记功能	建议对专用网络 VPC、云防火墙、云安全中心、数据库审计、云堡垒机、云监控、互联网医院＋处方流转平台、医院控制台、MySQL 数据库、应用服务器、Tomcat 中间件重要资源增加敏感标记的功能，并控制用户对已标记的敏感信息的操作

续表

编号	安全类	安全问题	整改建议
8		专用网络 VPC、云防火墙、云安全中心、数据库审计、云堡垒机、云监控、互联网医院＋处方流转平台、医院控制台未限制终端接入地址	建议限制可登录专用网络 VPC、云防火墙、云安全中心、数据库审计、云堡垒机、云监控、互联网医院＋处方流转平台、医院控制台的 IP 地址，仅允许特定的地址访问
9		Linux 操作系统未安装防病毒软件	建议部署主机防病毒软件，并通过病毒监控中心对服务器病毒感染情况进行监控；定期更新防病毒软件特征库降低主机感染病毒、木马的风险
10		专用网络 VPC、云防火墙、云安全中心、数据库审计、云堡垒机、云监控、互联网医院＋处方流转平台、医院控制台、MySQL 数据库、应用服务器、Tomcat 中间件无可信基或可信密码模块	建议专用网络 VPC、云防火墙、云安全中心、数据库审计、云堡垒机、云监控、互联网医院＋处方流转平台、医院控制台、MySQL 数据库、应用服务器、Tomcat 中间件使用基于硬件安全模块支持的可信计算平台，以提高系统整体的安全性
11	安全管理中心	未设置安全管理员	建议建立如系统管理员、审计管理员、安全管理员，并通过安全管理员对系统中的安全策略进行配置，包括安全参数的设置，主体、客体进行统一安全标记，对主体进行授权，配置可信验证策略等
12	安全管理制度	安全管理制度格式不规范	建议安全管理制度使用统一的格式，并进行版本控制
13		未定期评审安全管理制度体系	建议组织相关部门和相关人员对安全管理制度体系的合理性和适用性进行审定
14	安全管理机构	各类管理人员之间、组织内部机构之间以及信息安全职能部门内部的合作与沟通不完善	建议加强各类管理人员之间、组织内部机构之间以及信息安全职能部门内部的合作与沟通，定期或不定期召开协调会议，共同协作处理信息安全问题，并对会议进行记录
15		内部人员或上级单位未定期进行全面安全检查	建议内部人员或上级单位定期进行全面安全检查，检查内容包括现有安全技术措施的有效性、安全配置与安全策略的一致性、安全管理制度的执行情况等
16	安全管理人员	关键岗位人员的选拔制度不完善	建议从内部人员中选拔从事关键岗位的人员，并签署岗位安全协议
17		安全教育和培训记录缺失	建议对安全教育和培训的情况和结果进行记录并归档保存

编号	安全类	安全问题	整改建议
18	安全建设管理	产品采购管理不完善	建议对产品进行选型测试，确定产品的候选范围，并定期审定和更新候选产品名单
19		工程实施管理不完善	建议指定或授权专门的部门或人员负责工程实施过程的管理
20		系统交付不完善	建议在系统交付时对负责系统运行维护的技术人员进行相应的技能培训
21		安全服务商选择管理不完善	建议与安全服务商签订的协议中明确包含服务承诺的相关条款，定期监督、评审和审核安全服务商提供的服务，对安全服务商的提供服务水平进行约束
22	安全运维管理	信息分类与标识管理不到位	建议对信息分类与标识方法做出规定，并对信息的使用、传输和存储等进行规范化管理，比如明确信息资产标识要求（纸质标识要求、电子标识要求）、保护级别（1、2、3级）、存在形式（纸质、电子）、不同级别的信息资产的存储和传输（明文、密文等）要求、访问权限等
23		未对存储介质的设备在报废或重用前做出规定	建议对存储介质的设备在报废或重用前做出规定
24		变更申报和审批管理不完善	建议建立变更控制的申报和审批文件化程序，对变更影响进行分析并文档化，记录变更实施过程，并妥善保存所有文档和记录
25		未对应急预案进行定期更新和审查	建议定期对应急预案进行审查和根据实际情况更新的内容，并按照执行
26	安全计算环境	租户通过远程管理云计算平台设备时无法与云计算平台建立双向身份验证机制	建议用户与云计算平台之间建立双向身份验证，保证远程管理的安全

（3.5 节作者：周冠宇　高松　景鸿理　傅闵　宁文君）

3.6　本章小结

1.健康医疗大数据创新应用需要统筹数据安全和业务发展。

2. 健康医疗大数据安全应用的核心要素：以数据保护为基础，遵从医学伦理，符合个人信息保护要求，运用国家行业安全标准，开展体系化保障与评价。

3. 政策标准先行，技术体系落地，业务应用引导，重点防范健康医疗数据资源的集聚性风险和新技术应用的潜在性风险，按照数据的分级安全、场景安全、开放安全，组织对健康医疗大数据安全标准应用效果评估工作，引导应用安全，确保健康医疗大数据关键信息基础设施和核心系统安全可控，促进健康医疗大数据应用安全。

思考题

1. 总结国内外健康医疗大数据伦理以及健康医疗个人信息保护的政策法规，提出你对实现医学伦理和个人信息保护合规的想法。

2. 谈谈你对健康医疗数据安全指南标准的认识，思考如何在健康医疗大数据创新应用中使用该标准保障数据安全。

3. 简述通过哪些国家标准、行业标准、新技术，可推动医疗领域的数据安全管理水平全面提升。

4. 通过你所学的知识，总结一下我们应该如何通过等保测评和风险评估来识别医疗领域的数据安全风险。

参考文献

[1] 叶晓俊，金涛，刘璘. 大数据安全标准现状和思考 [J]. 科技导报，2020, 38(3): 94-102.

[2] 王建民，金涛，叶润国.《大数据安全标准化白皮书 (2017)》解读 [J]. 信息技术与标准化，2017(8)38-41.

[3] Determann,Lothar,“Healthy Data Protection”, Michigan Telecommunications and Technology Law Review, Vol.26, No.229, 2020, UC Hastings Research Paper No.349,https://papers.ssrn.com/sol3/papers.cfm?abstract_id=3357990.

[4] 钟其炎. 澳大利亚电子健康档案全生命周期隐私保护体系及借鉴 [J]. 理论探讨，2019, 2(5): 17.

[5] 孙浩，马思聪. 德法澳个人信息保护政策法规的考察与借鉴 [J]. 特区经济，2022(1): 130-135.

[6] THORPE, JANE H, GRAY, et al. Big Data and Public Health: Navigating Privacy

Laws to Maximize Potential[J]. Public health reports. 2015, 130(2): 171-175.

［7］王乐子 , 母健康 , 朱翀 , 等 . 国外医疗信息化领域隐私数据保护现状及其启示 [J]. 医学信息学杂志 , 2019, 40(2): 40-46.

［8］程啸 . 论我国个人信息保护法中的个人信息处理规则 [J]. 清华法学 , 2021, 15(3): 55-73.

［9］张新宝 . 个人信息处理的基本原则 [J]. 中国法律评论 : 2021(5): 18-27.

［10］刘权 . 论个人信息处理的合法、正当、必要原则 [J]. 法学家 , 2021(5): 1-15.

［11］胡利玲 . 我国个人信息保护法中的目的限制原则 [J]. 科技创新导报 , 2022, 19(15): 195-198.

［12］高富平 . 论医疗数据权利配置——医疗数据开放利用法律框架 [J]. 现代法学 , 2020, 42(4): 52-68.

［13］GB/T 39725—2020，信息安全技术 健康医疗数据安全指南 [S].

第 II 部分

健康医疗大数据创新应用场景分析

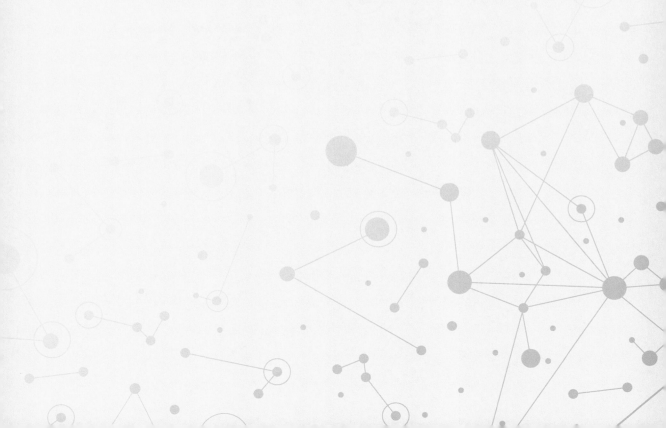

第4章

健康医疗行业治理大数据应用

4.1 引言

2020 年，习近平总书记在全国卫生与健康大会上强调："要坚定不移贯彻预防为主方针，坚持防治结合、联防联控、群防群控，努力为人民群众提供全生命周期的卫生与健康服务。"健康医疗大数据来自居民和患者的个体信息，需要通过创新卫生医护体制机制和就诊模式实现信息共享和数据互联，促进健康医疗行业治理大数据的有序发展与应用。

4.2 健康医疗体系治理应用

4.2.1 基于大数据的整合医疗与价值的实现路径

1.领域发展背景

20 世纪 70 年代以后，伴随着人口老龄化出现，大龄人口慢性病高发、高龄人口失能失智照护需求刚性发展，健康长寿成为积极老龄化的核心。整合式医疗应运而生，即以人民群众全生命周期维护健康为中心，以预防为主、基层为重点、信息化为支撑、系统整合为路径，将健康促进、预防、治疗、康复护理、临终关怀等服务整合起来，形成系统完备、布局合理、分工明确、功能互补、连续协同、运行高效、富有韧性的卫生医护体系。综上所述，整合式医疗是从维护健康出发，以患者为中心，涉及医疗理念、医学教育、临床管理、医疗机构组织、医护资源配置、评估与绩效考核、预算与医保支付多方面变革与协同发展，实现医护服务供给模式和患者就医模式从碎片状态进入整合状态，即全方位的系统发展。它起源于管理式医疗，但胜过管理式医疗。

1）整合式医疗的发展

1977 年，世界卫生组织在《阿拉木图宣言》中对 "primary care" 的解释由 "基础保健" 变为 "基本保健"，其内容涉及在社区里个人参与和医务人员合作，用合适的药物和技术提供与国家经济社会发展水平相适应的基本保健，并提出这是各国政府的责任，由此构成医疗保障的定义。2015 年，世界卫生组织发布了《以人为本的整合型医疗卫生服务全球战略报告》，将整合式医疗定义为 "以患者为中心，将包括健康促进、疾病预防、治疗和临终服务等内容在内的各种医疗卫生服务的管理和服务整合在一起，根据健康需要协调各级各类医护机构，为人群提供终身连续的服务"。2016 年，世界银行、世界卫生组织、财政部、中华人民共和国卫生和计划生育委员会、中华人民共和国人力资源和社会保障部三方五家共同发布报告，建议中国构建以人为本的整合型服务模式。党的十九大报告进一步强调 "实施健康中国战略"，《 "健康中国 2030" 规划纲要》提出目标和任务，2020 年印发的《国务院关于实施健康中国行动的意见》从全方位干预健康影响因素、维护全生命周期健康和防控重大疾病 3 个方面明确了 15 个专项行动，以及 "路线图" 和 "施工图"（图 4-1）。

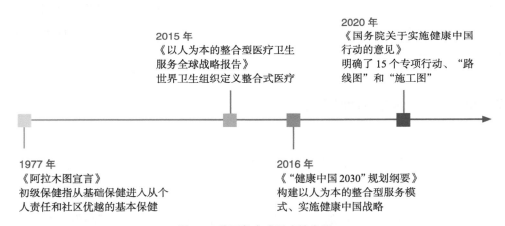

图 4-1　我国整合式医疗的发展

20 世纪 90 年代以后，一些国家开始开展对以患者为中心，从健康档案到病案的联合服务模式及管理体制的理论进行研究。研究的关注点主要集中于 "针对慢性疾病患者或弱势老年人、医疗联合服务模式、可行性和效应" 等方面。整合式医疗引起医学研究方式随之更迭与创新：一是理念驱动，从治病救人到全生命周期维护健康，需要跨越学科发展交叉医疗。二是知识驱动，从人体解剖学到分子生物学、细胞学、基因学的发展，以及医工结合的发展，需要人们勇于求知，非功利性；遵循默顿规范，跨越学科壁垒，敢于开展复杂的系统研究，遵循学科界限、开拓精准医学的前景。三是问题驱动,要解决真实世界面临的健康问题,价值导向,研发新颖、实用的科技产品;多学科交叉,克服论文泡沫问题。我国论文发表数量全球排第 2 位,但论文引用排第 14 位;医药进口占 80% 以上。四是临床驱动,包括观察性研究、实验性研究;临床＋转化医学、转化科学、社会医学、人文医学。发挥临床医生的主导作用,发现并提出临床问题,向科学家、工程学家、社科学家、人文学家请教,找到解决健康问题的策略和方法;同时生产健康医学大数据,实现数字转型和数据智能,推动系统医学的发展。五是政策驱动,探索多元的社会经济效益评价原则和评估工具,为制定整合式医疗政策奠定基础。

2）整合式医疗是生产健康医疗大数据的体制保障

（1）WHO 的发展战略与措施

2015 年,WHO 发布的《以人为本的整合式卫生服务全球战略报告》(PCIHS)认为,以人、家庭、社区为中心的服务体系是解决卫生系统碎片化和患者重复就医问题,实现全民健康保障的重要战略。各国实现的方法不尽相同,但应遵循公平、协调、持续、整体、预防、赋权、尊重、协作、共同行动、全面护理、赋予权力与责任、问责、循证、系统思维、伦理共同的核心原则,围绕健康需求提供全生命周期的连续服务,实现安全、有效、及时、高效、有质量的整合式就医模式。具体战略措施如下:①赋予权利与参与。通过提供机会、技能和资源赋予人们权力,使个人能够对自己的健康做出有效决定,使社区能够积极参与共同创造健康的环境。②加强治理和问责。这方面措施要具备 3 个特征,一是对服务提供者建立问责机制;二是基于足够且高质量的信息进行评估;三是患者有权参与和发展行动计划。③转变服务模式。通过优先考虑初级保健以及健康共同体的服务模式确保高效和有效的医疗卫生服务,包括从住院患者到门诊患者的转变以及需要一个完全整合和有效的转诊系统。④分工协作机制。围绕各级医护人员的分工,在卫生部门和其他部门之间建立有效的信息体系,整合各级医护人员服务体系,解决碎片化和重复就医的问题,并将监测、早期发现和快速应急能力等关键公共卫生功能整合到卫生医护系统中,以应对紧急情况。⑤营造有利的环境。一要围绕医疗保健改革利益相关者的政治力量配置;二要提高国家卫生政策对话的质量和包容性;三要规划卫生医护系统发展的共同愿景;四要提高政府、卫生部门和社区的卫生政策执行力。总之,五个战略相互依存,支持建立优质高效的卫生医护体系。

（2）中国发展战略及对公立医院的要求

2020 年 10 月,党的十九届五中全会报告提出"坚持系统观念"作为新时期经济社会发展必须遵循的一个重要原则,对碎片的医疗体制、单体的医院运行机制和重复性就医模式提出了挑战。为支持健康医疗数据互联和创新医疗体制,在出台一系列关于医疗联合体和健康医疗大数据生产的法律和政策的基础上，2021年6月《国务院办公厅关于推动公立医院高质量发展的意见》要求，坚持以人民健康为中心，加强公立医院主体地位，在国家医学中心、城市医疗集团、县域医共体建设方面发挥龙头作用，力争通过5年（2021—2025年）努力，发展方式从规模扩张转向提质增效，运行模式从粗放管理转向精细化管理，资源配置从注重物质要素转向更加注重人才技术要素，为更好提供优质高效医疗卫生服务、防范化解重大疫情和突发公共卫生风险、建设健康中国提供有力支撑。

（3）实现整合式医疗的主要挑战

①持续的政治承诺。定位为以人为本的整合式卫生服务模式直接挑战现有利益格局和政治行为。推进该项战略要认识历史教训，变革成功是一个漫长的过程，需要持续的政治承诺，并动员社区和患者及受益群体参与决策。国家或辖区主管部门要为实现PCIHS制定目标和实施战略。②变革型领导力。提供高质量的PCIHS需要创造和培养社会参与、共同价值观念、良好的沟通及团队合作，组织文化和专业素质的影响是强大的，并有政治性，需要发挥领导的变革能力来排除阻碍社会行动的障碍。③建立利益相关者社会治理机制。国家和地方政府应制定清晰的PCIHS愿景、战略和顶层设计，WHO与国家政府、区域主管部门、卫生服务提供者及社区、个人之间合作促进均衡发展及其各项变革，国际和国内合作并分享促进PCIHS的不同方法、技术和知识。④高效协作机制。实现PCIHS涉及多个利益相关者，从国家政府到地方政府、卫生管理部门、医疗机构、医疗保险机构以及监管机构之间应进行有效协作，包括WHO对这一愿景做出的承诺。⑤健康医疗大数据建设是基础。其生产过程即点对点、线连线的数据联通，需要强化居民健康档案、病案、临床路径和循证医疗的发展。

2.创新应用场景

（1）现代医院组织整合式医疗：以北京清华长庚医院MDT为例（2020年），北京清华长庚医院三四级手术占比达到63.13%，平均CMI值1.17，药占比27.18%，材料占比32.68%，人工成本占比47%。建院6年的新医院和年轻医生团队敢于接治重症，其主要原因在于医院一体化信息平台支持临床整合式诊疗（MDT）。借鉴台湾长庚纪念医院的管理模式，导入国际先进的医院管理理念，坚持医院管理制度化、流程化、表单化、电脑化的一体化平台，医院发展秉承"患者中心、医生核心、员工重心"的宗旨，坚持创新（innovation）、整合（integration）、特色（identity）、国际化（internationalization）的"4I"发展战略，践行精准医疗、精诚服务、精益管理的"三精医疗"理念。以全面预算和成本管理为手段，对人力资源、经费资源、设备资源、空间资源、信息资源等进行多维度整合与统筹管理，打破了科室承包的老路，大力培养独立执业的专科医师（attending）、个案管理师，坚持走医工结合构建临床医学研究（CDR）的创新体系，持续提升 MDT 诊疗品质的临床研究机制，以减少伤害和增加对患者有利的循证。例如，35 岁的赵某被确诊为肝癌肝硬化，并伴有门静脉瘤栓，启动医院肝胆肿瘤 MDT（多学科诊疗）团队后，肝胆内科先进行支持治疗，稳定病情，再由介入科施行治疗，配合肝胆内科与肿瘤科化疗，实现肝癌降期治疗，最终经肝胆胰外科实施肝移植手术，这位患者最终康复出院并重回工作岗位。

（2）健康医疗大数据创新：① MDT 信息系统。北京清华长庚医院与清华大学共同开发了线上 MDT 系统，肿瘤患者可以通过这个系统实现联合诊疗。被邀请会诊的医生可以在方便的时间、地点，通过网上资料和检验给出会诊意见，最后由主诊医师给出综合意见。只有在出现意见分歧或者面对特别复杂病例时，才实施线下会诊。目前住院患者大多数在线上完成 MDT，极大地提高了 MDT 的效率。线上 MDT 还可以拓展到远程医疗，与联盟医院实现线上多学科 MDT。为提升医生 MDT 工作效率和远程辐射效率，医院自主开发的信息系统支持通过手机 App 完成远程 MDT。② MDT 团队建设。由临床医学专家、临床转化科学研究团队和运营支持团队 3 部分组成。以肝胆中心为例，核心临床医学专家团队由肝胆胰外科、肝胆内科、肝胆介入科、肿瘤科、放疗科等医学专家组成。临床转化科学研究团队由清华大学肿瘤生物学、基因组学、免疫学、药学、生物医学工程、信息技术等领域科学家组成，在多个领域进行临床转化科学研究和健康科技产品研发。发挥个案管理师的沟通、协同作用。信息技术工程师、社会工作师、临床研究协调员、经管助理等，负责医疗和科研的协调推动、信息系统升级和维护、大数据的采集和管理、患者长期随访和照护、患者心理与社会调适、经营绩效评价与管理。借力全流程的信息化支持，MDT 诊疗模式已从“互联网＋”发展到了“eMDT”新阶段。③ MDT 配套制度和规范操作。根据患者需要的团队会议、医院层面设立专业委员会，制定标准、规范、形成专家共识，把握多学科诊疗标准；建立 MDT 医疗资格认证，MDT 医师要具有专科诊治技术、足够的岗位胜任能力，熟悉相关指南和规则，并能自动遵循；建立质量安全保证机制。④ MDT 激励机制。打破科室格局，全院实行医师费制度。主诊医师薪酬包括基本工资和绩效，以医疗服务贡献分配绩效，包括 MDT 团队诊疗医师费、手术医师费、参与人员的分配。

（3）未来展望或面临挑战：实践证明，实现整合式医疗和就医模式，需要从医生培养、医院组织、信息系统、服务流程、患者沟通等多方面努力，北京清华长庚医院的实践还在起步阶段，要持续发展还需要医疗管理体制、医保支付方式、信息技术支持、医学教育改革等多方面的支持。

3. 应用效果

20世纪70年代以后，健康理念、价值医疗理论和健康医疗技术3个社会进步，支持了整合式医疗的发展，令人们逐渐看到价值医疗的曙光。

（1）从治病救人到全生命周期维护健康的理念变革

理念的进步催生了构建优质高效卫生医护体系构建的战略部署和体制机制创新。OECD成员国家的卫生总费用支出结构发生了质变，医院治疗数据下降，社区和首诊数据上升，增加健康辅助治疗数据和互联网医院和社会治理等数据，结束了医护机构单体发展的历史，医院、科室和医生均开始在地区卫生医护体系中寻找自己的位置。

（2）价值医疗的定义

卫生经济学与公共管理跨学科研究促进了管理式医疗的理论进步。通过利弊取舍的制度安排，如总额预算管理、病组分值付费、结余留用等，人们逐渐找到实现医护服务可及性（变革就医模式）、安全性（找到有利于患者的证据）和可支付（成本管理）的均衡点。由此形成指导和评价国家医疗体制改革和医疗保障改革协同发展的三角价值。基于健康医疗大数据，用三角价值链（图4-2）评估的医护服务即价值医疗，它是可及的、安全的、可支付的医护服务。

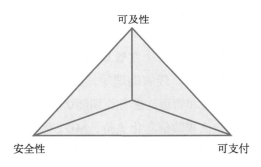

图4-2 三角价值链

卫生经济学定义价值为每单位成本的保健产出。从经济学意义看，医护服务的可及性指培养更多的医务人员，不断提高每千人的医护人员比例。医护服务的安全性指将质量控制与患者安全贯穿于医疗活动的全过程。可支付性指减少投入和增加产出。在实践中三者是离散的，由此形成三角悖论。

（3）价值医疗实现路径

1883年，以德国俾斯麦社会医疗保险法案为标志，第三方付费制度应运而生，包括预算式国民医疗体系（英国）、互济式社会医疗保险（德国）、自储公助式家庭账户（新加坡）、在职商保和退休社保的双轨制（美国）。20世纪70年代以前，第三方付费者通过按服务数量付费（fee for service）支持医疗机构和医务人员规模式发展、支持医护事业和产业快速发展。20 世纪 70 年代以后，第三方付费开始探索按照绩效和结果的付费方式。第一步是按病组分值付费（fee for DRG/DIP）和结余留用，用剩余索取权激励医疗机构和医务人员控制成本，但发现这可能陷入病组数量付费的老路。第二步是按区域实行总额预算管理、钱随人走和结余留用。

实现价值医疗的改革需要建立区域紧密型医共体的管理体制和运行机制。①通过改革就医模式和实现医护服务可及性，实现以居民健康为中心的管理式医疗，结束重复就医，整合医护资源实施全生命周期维护健康，将从流程浪费和过度医疗中结余的资金用于提高医务人员的待遇。②基于健康医疗数据互联进行医疗科技研发和临床转化与迭代发展提高医护安全性，努力在真实世界找到有利于患者的证据，做有利于患者的医护服务。此前 WHO 的标准是将对患者的伤害降到可接受的范围，这也是西医与中医的区别。③成本管理和支付保障。在总额预算管理、人头加权预算、钱随人走、结余留用和健康绩效评估与奖励的医保支付体制下，医疗机构会留住患者、维护健康、降低医疗资源耗费，由此建立降点增值、结余留用和健康绩效奖的竞争机制，实现医疗保障基金长效收支平衡，最终实现医疗保障基金、医护机构和医务人员、居民和患者三方受益。

以美国凯撒医疗集团为例，其整合了保险基金、医疗机构和医生集团、参保人和患者群体，基于利益相关理论，通过闭环筹资、服务和支付，实现控制费用、提高质量，改善会员健康的结果。凯撒医疗集团以其"低价且优质"的医疗服务闻名世界，2015 年集团的医疗成本费用相比其他医院降低了 17%。但是，美国在职职工实行商业保险模式，在一个城市有多家保险公司竞争，凯撒模式很难普及。相反，我国实行全民医疗保障，基本医疗保险实行地市统筹，这是有利于地市实现和胜过凯撒模式效果的管理体制。

（4.2.1 节作者：杨燕绥　于淼）

4.2.2　基于患者体验大数据的治理体系优化及创新应用

1. 领域发展背景

从全球发展现状来看，患者体验管理作为现代医院管理发展新趋势，已引起世界各国医疗机构的广泛关注。英国国家医疗服务体系和美国普华永道的研究资料表明，患者体验管理是医院管理维度金字塔中最困难但管理效益最明显的一个维度。美国克利夫兰医学中心已连续举办了十届患者体验峰会，讨论和分享来自世界各地的医疗机构为患者及其家属提供最佳就医体验的尝试和探索。近年来，欧美发达国家已将患者体验评价结果作为政府监管医院的重要抓手、各类保险支付的影响因子、诊断标准和治疗规范制定的基础参考，更是患者选择医院的重要依据。一些国家将该指标应用于医院管理和医疗服务质量改进，做了大量探索实践，积累了丰富的经验。

2019 年，国务院办公厅发布了《关于加强三级公立医院绩效考核工作的意见》，明确将患者满意度评价、改善就医体验纳入公立医院绩效考核指标体系。2020 年，国家卫生健康委员会发布了《三级医院评审标准（2020 年版）》，明确要求医院制订满意度监测指标并不断完善，定期开展患者满意度监测，改善患者就医体验。各级医院积极响应国家卫生健康委要求，主动开展医疗服务多元化监管，加强患者体验日常管理工作，不断提升患者就医体验。但目前适合我国国情的规范统一的患者体验评价理论体系、方法和技术支撑研究仍在探索之中，尤其是如何将宝贵的患者体验原始数据通过科学治理优化，有效应用到医院管理改进工作中还缺乏实践探索，更未形成行业标准和规范。所以，构建系统性的患者体验评价指标体系，完善科学规范的患者体验数据采集标准，通过患者体验大数据治理体系优化深入挖掘数据价值，更好地实现患者体验大数据的创新应用，便成为当前患者体验评价工作中亟待解决的重点问题。

2. 创新应用场景

1）患者体验大数据治理是数据创新应用的基础前提

随着新一代信息技术，如移动互联网、物联网、云计算、大数据和人工智能等以惊人的速度飞速发展，人类产生的数据量呈指数级增长。数据资产中蕴含着巨大的价值，已成为众多行业的宝贵资产，各行各业都在积极探索大数据应用场景和商业模式并搭建平台对数据加以分析与利用。2018 年 6 月，经国家卫生健康委医政医管局批复同意，由北京大学人民医院承担第三方患者体验测评项目，开展全国患者就医体验调查。国家医患体验研究基地同步推进国家医患体验大数据平台的建设工作，累计测评 1300 余万人次，平台数据总量达 5.5 亿条，初步完成了全国范围内的患者体验大数据的采集汇总工作（图 4-3）。

患者体验大数据具有数据量大、种类多样、单数据价值密度低等特点。数据价值密度与数据总量成反比，面对海量的患者体验数据，如何有效治理和应用数据，使其发挥更大价值是需要深入研究的重要问题。单个患者体验数据可能存在定义缺失、标准迥异、反馈不及时等问题，难以反映有价值的管理信息，但看似没有任何价值的单个患者体验数据集合在一起时，就能发现新的价值，这是患者体验大数据价值体现的重要途径之一。

数据治理是一种管理数据的方法，它是对数据资产管理行使权力和实现控制的活动集合，数据治理的最终目标是提升数据的价值。患者体验大数据治理是数据创新应用的基础和前提，因此必须在应用前对其开展治理。在患者体验大数据治理体系的建设上首先要遵循数据治理相关标准，构建科学的数据治理架构，运用管理方法和信息技术对患者体验数据开展评估、指导和监管，最终实现患者体验大数据治理的目的，即患者体验大数据创新应用，通过患者体验大数据为医院提供精准的改进方向和有效的管理决策支持。

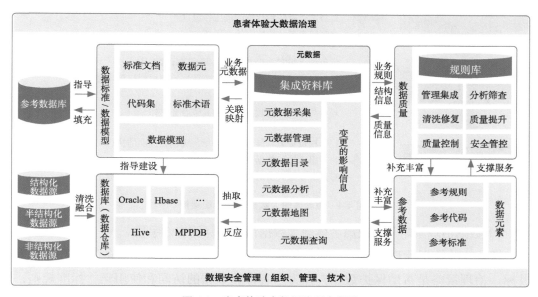

图 4-3　患者体验大数据治理全景图

2）数据治理组织架构是患者体验大数据有效治理的制度保障

患者体验大数据治理是在"以患者为中心"的核心思想指导下，遵循数据治理国际标准，参照数据治理研究所（DGI）数据治理架构，运用管理方法和信息技术对海量患者体验数据的管理利用进行评估、指导和监管的一套完整的体系架构。患者体验大数据治理是一项包含流程、方法、技术和实践的系统工程，构建科学高效的数据治理组织架构是患者体验大数据有效治理的制度保障。

国家医患体验研究基地负责患者体验评价理论体系、方法和技术支撑研究工作，根据患者体验大数据分析应用需求，国家医患体验研究基地成立数据技术中心，中心职责之一就是负责全国范围内的患者体验大数据治理工作。中心成立数据治理办公室，主要负责患者体验数据相关政策、标准、要求、指南的制定和后续推进落地；开展患者体验数据定义和数据质量管理工作；推动患者体验数据治理的信息化和标准化进程。

在数据治理办公室的统一领导下，患者体验大数据治理的组织架构从上而下依次构建，组织架构及工作职能如图 4-4 所示。

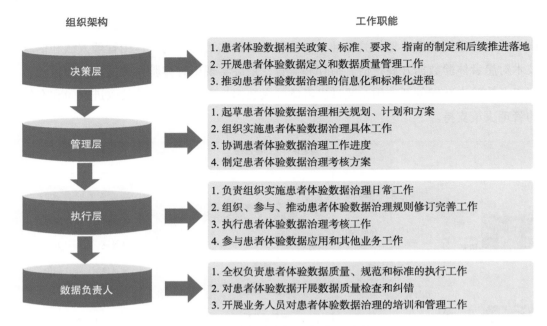

组织架构　　　　　　　　　　　　　　　　工作职能

决策层
1. 患者体验数据相关政策、标准、要求、指南的制定和后续推进落地
2. 开展患者体验数据定义和数据质量管理工作
3. 推动患者体验数据治理的信息化和标准化进程

管理层
1. 起草患者体验数据治理相关规划、计划和方案
2. 组织实施患者体验数据治理具体工作
3. 协调患者体验数据治理工作进度
4. 制定患者体验数据治理考核方案

执行层
1. 负责组织实施患者体验数据治理日常工作
2. 组织、参与、推动患者体验数据治理规则修订完善工作
3. 执行患者体验数据治理考核工作
4. 参与患者体验数据应用和其他业务工作

数据负责人
1. 全权负责患者体验数据质量、规范和标准的执行工作
2. 对患者体验数据开展数据质量检查和纠错
3. 开展业务人员对患者体验数据治理的培训和管理工作

图 4-4　患者体验大数据治理组织架构

3）数据治理策略是达成患者体验大数据治理目标的有效手段

患者体验数据治理遵循"标准是保障、安全是前提、服务是目的"的数据治理目标，治理策略是帮助保护数据，并为患者体验数据的访问和使用建立标准规则，患者体验数据治理策略需在相关标准的指引和规范下进行制定。

患者体验大数据治理策略主要包含以下 5 个方面：

（1）数据可用性：中国研究型医院协会于 2020 年正式发布《医疗机构患者满意度第三方评价要求》团体标准，对患者体验数据在数据采集、统计分析、分析报告和结果应用等方面进行了规范，有效保障了患者体验数据的可用性。

（2）数据一致性：患者体验数据来源广泛、形式多样，很容易导致数据定义不规范、不完整甚至相互矛盾等问题。国家医患体验研究基地牵头制定了国家卫生行业标准《患者体验调查与评价术语》，规范患者体验相关术语定义，为开展患者体验数据一致性治理提供了规范和指南。

（3）数据完整性：患者体验数据完整性治理的目标是通过数据验证确保数据正确无误。国家医患体验研究基地联合清华大学医院管理研究院、中国医学科学院北京协和医学院、复旦大学上海医学院、四川大学华西医院、中国人民解放军总医院和至道科技等单位制定了患者体验结构化数据采集、储存标准作业程序（SOP），明确了数据采集、清洗、筛查、校验的标准和流程，确保了患者体验数据的完整性。

（4）数据安全性：患者体验数据安全性要在《中华人民共和国数据安全法》的

指导下，采取保护措施，确保患者体验数据得到有效保护和合法利用。患者体验数据安全性可以从组织、管理和技术 3 个层面加强管理，建立一套完善的安全机制来应对数据安全问题。

（5）数据隐私保护：患者体验数据不仅涉及《中华人民共和国个人信息保护法》中的个人信息和敏感个人信息，还涉及患者与医疗有关的其他数据，在处理这些数据时应当在遵循个人信息保护法的同时，对患者体验数据进行全生命周期的合规处理和隐私保护。目前，将区块链技术应用于患者体验数据信息保护是当前研究的热点和重点发展方向。

4）数据治理流程是患者体验大数据有效治理的方法步骤

患者体验数据治理以元数据为基础，实现了贯穿数据生产、传输、存储、迁移、使用、归档等环节的数据全生命周期管理，通过大数据治理，可以为应用端提供更便捷、更灵活、更准确地获取患者体验大数据资产的能力。

患者体验大数据治理流程主要分为以下 6 个阶段，如图 4-5 所示。

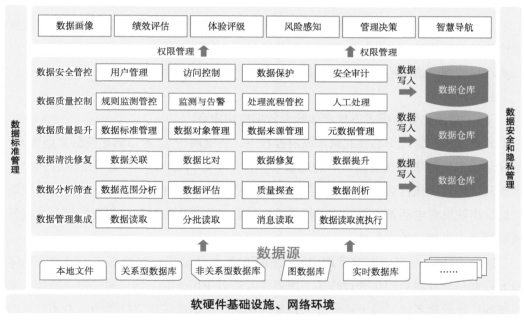

图 4-5 患者体验大数据治理流程

（1）数据管理集成：对患者体验相关业务数据运用不同的采集策略完成数据采集、抽取工作，采集完成的数据按不同的数据类型存储到相应的数据仓库中。患者体验大数据治理的起点是以元数据为基础构建数据资产管理体系，基于元数据驱动的数据生产能保证元数据与实际系统的一致性，然后通过数据管理集成封装提供对外的数据服务。

（2）数据分析筛查：在数据标准基础上构建数据分析筛查技术规范，对患者体验数据开展定期筛查，及时掌握数据情况。运用统计分析、数据探查、关联分析等技术完成数据的分析筛查工作，筛查后符合标准的数据分类进入相关业务数据库，不符合标准的数据及时反馈给数据管理部门。

（3）数据清洗修复：数据清洗是数据治理的重要步骤，其目的是检查和修正数据中存在的错误。这些错误包含数据不一致、重复值、缺失值或无效值等。为完成数据清洗修复工作，需要制定一系列修复策略和规则，如数据一致性检查、过滤重复值、补充缺失值和修正无效值等。

（4）数据质量提升：对标国家、行业相关标准完成数据质量提升工作，通过算法自动学习数据，及时发现质量问题，运用匹配融合、标准化处理、流式智能修复、交互式修复等技术手段实现各场景下的智能数据修复处理，及时自动提升关键数据质量。

（5）数据质量控制：从组织管理角度将数据生产者、使用者、管理者和拥有者关联起来，形成一套可持续、有效推进的执行体系，确保能及时发现问题、报告问题、处理问题、验证问题，最后通过制度和流程保障高质量数据的持续输出。

（6）数据安全管控：患者体验大数据多维度、大范围的创新应用是患者体验数据价值的充分体现，但这与数据安全管控的最小化原则相矛盾。患者体验数据安全可以从用户管理、访问控制、数据保护和安全审计4个方面加强管控。

3. 应用效果

（1）集团化管理模式下患者体验大数据应用研究

北京市医院管理中心在北京市政府授权下，负责履行22家市属医院的举办职责，是北京市卫生健康委员会归口管理的事业单位。中心自2012年开始开展患者体验管理提升工作，委托社会第三方评价机构独立开展患者满意度调查，采用门诊患者现场拦访、出院患者电话调查等方式进行评价，动态监测管理医院整体服务效果，为提升医院管理水平提供数据参考。

2021年起，北京市医院管理中心运用国家医患体验研究基地搭建的国家医患体验大数据平台开展集团化管理模式下患者体验管理应用研究。项目通过建立跨越多家医院的广泛的患者体验线上评价和问题反馈机制，帮助医院建立持续的患者体验监测机制、数据追踪和问题改进等工作。

北京市医院管理中心管理医院数量多、医院位置分散、医院等级不一，上述情况导致集团化管理模式下医院管理难度大、考核标准难统一等诸多问题。为解决上述难题，北京市医院管理中心依托国家医患体验大数据平台积极探索"互联网＋"评价模式，拓展调查覆盖范围和调查内容。充分利用互联网信息服务平台，通过目标群体的线上问卷调查，做到调查面广、方便、准确和节约调查人力时间成本。聚焦共性问题，构建集团化患者体验提升工作机制。充分利用国家患者体验数据库已有数据开展评估分析，找出影响患者体验的共性和个性问题，通过建立内外"双闭环"工作机制，有效改进和提升患者就医体验。深度运用患者体验大数据探索集团化管理模式下的患者体验提升路径，系统评价各医院服务能力，精准聚焦缺陷维度，建立有效的评价考核机制，充分发挥患者体验评价数据在提升医院管理水平与服务能力中的重要作用，不断提升各医院核心竞争力。

项目在国家医患体验大数据平台现有评价指标体系基础上，融合北京市医院管理中心原有绩效考核要求，包括医院环境、服务流程、诊疗质量和医德医风等多维度指标开展评价考核工作。通过标准作业程序开展多源异构化数据和多维结构化数据采集，采集后的数据经过全维度数据质量筛查、统计学深度校验、双岗复核审签完成三轮次智能化数据质量清洗、筛查、校验与净化。治理完成的数据通过异构数据融合分析实现价值发现，完成价值数据的提取并参与后续分析应用。在数据分析过程中，项目基于神经网络算法构建患者体验影响因素分析模型，运用机器学习技术开展数据关联分析，精准查找在不同类型、不同等级医院中对患者体验影响重大的管理要素，基于患者体验数据采用知识图谱技术为医院提供全方位品质画像、全周期数据管理、全行业征信评估和全过程决策效能提升等应用服务。

北京市医院管理中心基于国家患者体验数据库，运用国家医患体验大数据平台开展集团化管理模式下患者体验管理应用探索以来，患者体验大数据为北京市医院管理中心科学评价下属医院服务质量和管理水平提供了重要数据支撑和辅助决策支持。项目符合国家卫生健康委医管中心患者满意度评价导向，大幅提升了患者就诊体验，真实反映了下属医院管理现状，促进了下属医院医疗服务质量和水平的持续提升。

（2）患者体验大数据在三甲医院管理提升中的应用

1957年，重庆医科大学附属第一医院从原上海第一医学院（现复旦大学上海医学院）附属医院分迁至重庆，是全国首批三级甲等医院，经过60余年的建设和发展，现已成为一所集医疗、教学、科研、预防、保健和涉外医疗于一体的大型综合教学医院。医院拥有3938张编制床位，在职员工7043人，2019年门急诊量368.76万人次，出院患者15.42万人次，手术6.31万台次。

三级公立医院绩效考核是国家卫生健康委对全国公立医院的医疗质量、运营效率、持续发展和满意度评价进行的大考，事关医院发展大局和患者切身利益。如何充分发挥公立医院绩效考核的"风向标""指挥棒"和"助推器"作用，持续改进医院患者体验，不断提升人民群众就医获得感是医院高质量发展中亟待解决的问题。

重庆医科大学附属第一医院以患者满意为落脚点，将患者为中心、员工为主体进行目标关联，从患者－员工－管理者视角出发，将服务过程与患者体验进行对比，确定更优质的服务目标。以满意度为抓手，推动患者体验持续改进，落实患者评价反馈与改善事项追踪，改进医疗服务质量，不断提升患者就医获得感。

项目基于国家患者体验数据库构建了一套双螺旋架构下的精准分析体系，该体系由医疗行为过程环节和医院品质管理模块两个维度组成。医疗行为过程环节包括入院、查房、治疗、导视、后勤等13个患者就诊环节。医院品质管理模块包括技术水平、诊疗落实、工作效率、辅技支持等17个医院管理要点。

项目在医院满意度办公室的指导下，通过自查、第三方调查及行业测评反馈等途径完成多源异构化数据和多维结构化数据采集。通过国家医患体验大数据平台完成医院患者体验各级各类指标建模分析。运用相关系数矩阵完成医院患者体验指数聚类分析，结合13个医疗行为过程环节的患者体验感知，综合研判医院现阶段主要贡献环节和失分环节，得出影响患者体验的主要得分因素和失分因素。运用强化学习技术开展患者体验持续改进监测，通过对17个医院管理要点进行缺陷分析和效能评估，以此为基础提出优先改进建议，推动医院持续改进。

医院通过"三层"网格化数据分析挖掘创新实现"院－科－组"三级数据监测，细化"人－事－时"，为医院推进患者体验持续改进提供抓手。通过数据挖掘和矩阵分析，查找医院管理中存在的问题，为医院品质提升提供全周期全流程管理决策支持。在科组层面，基层管理者借助患者体验大数据进行横向和纵向对比，通过细化到重点项目、重点人员、重点时段和重点环节，发现科组存在的优势与劣势，并采取有针对性的措施弥补不足、凸显优势，以不断提升科组的服务效率和效果。

医院坚持以三级公立医院绩效考核为指挥棒，以国家医患体验大数据平台为抓手，推动患者体验大数据在医院管理提升中的深度应用。医院构建双螺旋架构下的精准分析体系，运用强化学习技术开展患者体验持续改进研究，不断发现并落实患者评价反馈与改善事项追踪，患者体验数据在医院品质管理中深度运用推动医院高质量发展和人民群众就医获得感稳步提升。医院在2019年全国三级公立医院绩效考核中排名第25位，重庆市排名第1，与2018年相比名次显著提升。

（4.2.2 节作者：周峰　冉旭）

4.3　医院治理优化应用

4.3.1　智慧医院一体化管理体系

1. 领域发展背景

医疗领域既是政府关注和监管的焦点，同时也是典型的政策驱动行业。智慧医院的基础设施与建设标准离不开政策的推动。自 2010 年以来的 10 余年里，在新医改背景下，医疗联合体、互联网医疗、电子病历以及智慧医疗服务等领域的政策逐步明确和规范。智慧医院的构想在一系列连续性和统筹性政策的推动下不断发展和完善，并进一步促进了智慧医疗体系的发展。

智慧医疗的政策基础始于 2010 年卫生部发起的以电子病历为核心的信息化建设试点项目，这标志着医院信息化进入了全新的阶段，自此，政策在多个层面发力，有序推动智慧医院建设进程（表 4-1）。2011 年可视为智慧医疗的起点，国家首次推出《电子病历系统功能应用水平分级评价方法及标准（试行）》，这意味着以电子病历为核心的信息化建设不断深入，为之后的医院内部业务和数据交互、医院间互联和智能化应用奠定基础。正因为有了电子病历，智慧医院发展所需的关键医疗数据得以实现。2015 年分级诊疗制度出台，医疗机构之间的电子病历开始共享；系列政策出台，大力支持人工智能医疗、互联网医疗、智能诊断、远程医疗等领域发展，为智慧医院进一步发展不断奠定政策基础。

表 4-1　智慧医院政策基础

发布日期	颁布政策	颁布机构	主要内容	智慧医院建设阶段
2011.11	《电子病历系统功能应用水平分级评价方法及标准（试行）》	卫生部办公厅	客观、科学评价各医疗机构以电子病历为核心的医院信息系统功能状态、应用水平，有效引导医疗机构合理发展医院信息系统	信息化
2015.03	《全国医疗卫生服务体系规划纲要（2015—2020 年）》	国务院办公厅	加强人口健康信息化建设，到 2020 年，实现全员人口信息、电子健康档案和电子病历三大数据库基本覆盖全国人口及信息动态更新。全面建成互联互通的国家、省、市、县四级人口健康信息平台	信息化

续表

发布日期	颁布政策	颁布机构	主要内容	智慧医院建设阶段
2015.09	《国务院办公厅关于推进分级诊疗制度建设的指导意见》	国务院办公厅	实现电子健康档案和电子病历的连续记录以及不同级别、不同类别医疗机构之间的信息共享；提升远程医疗服务能力	信息化/在线化
2017.04	《国务院办公厅关于推进医疗联合体建设和发展的指导意见》	国务院办公厅	到2020年，所有二级公立医院和政府办基层医疗卫生机构全部参与医联体	在线化
2018.04	《国务院办公厅关于促进"互联网＋医疗健康"发展的意见》	国务院办公厅	发展"互联网＋"医疗服务；完善"互联网＋医疗健康"支撑体系	信息化/在线化/智能化
2018.08	《关于进一步推进以电子病历为核心的医疗机构信息化建设工作的通知》	卫生部办公厅	到2020年，三级医院实现院内各诊疗环节信息互联互通，达到医院信息互联互通标准化成熟度测评4级水平；电子病历应用水平分级评价达到4级以上水平，即具备医疗决策支持功能	智能化
2019.03	《医院智慧服务分级评估标准体系（试行）》	卫健委	建立适合国情的医疗机构智慧服务分级评估体系	在线化/智能化

随着信息技术和人工智能的发展，智慧医院逐渐引起了越来越多的关注。自2017年国务院发布《新一代人工智能发展规划》以来，智慧医院的建设和发展被纳入国家战略规划，各地区在信息技术和医疗领域积极探索智慧医院的建设经验，并取得了一定的成效。

2018年，国务院办公厅发布《关于促进"互联网＋医疗健康"发展的意见》，要求加快电子病历建设，利用互联网和大数据技术实现电子病历共享。为了实施这一政策，国家卫生健康委医政医管局发布《关于进一步推进以电子病历为核心的医疗机构信息化建设工作的通知》，在提高电子病历建设意识、建立完善电子病历信息化建设工作机制、加强电子病历信息化建设、发挥电子病历信息化作用、加强电子病历信息化水平评价和确保电子病历信息化建设安全等方面持续推进以电子病历为核心的医疗机构信息化建设，为智慧医院实践奠定了稳固的核心数据基础。

2019年，国家卫生健康委办公厅发布《医院智慧医院分级评估标准体系（试行）》，表明主管部门正式明确智慧医院的具体内涵和要求，并开始规范医院的智慧服务。这为各地在推动智慧医院建设和改善医疗服务时提供了参考，并要求各地逐步建立适应本地条件的医疗机构智慧服务分级评估体系（表4-2）。

表 4-2　医院智慧服务分级内容

等级	内容
0 级	医院没有或极少应用信息化手段为患者提供服务
1 级	医院应用信息化手段为门急诊或住院患者提供部分服务
2 级	医院内部的智慧服务初步建立
3 级	联通医院内外的智慧服务初步建立
4 级	医院智慧服务基本建立
5 级	基于医院的智慧医疗健康服务基本建立

2.创新应用场景

新兴技术作为人类管理和操作能力的延伸,在智慧医院管理中发挥着核心作用。实现和发展智慧医院管理需要考虑以下 4 点:

(1)如何促进医院管理步入智能化阶段?

运用医院运营数据,将实体的或抽象的医院运营状态可视化展现。通过改进数据治理,优化数据获取、使用、存储和应用分析等环节,发挥数据的应用价值,为医院智能战略转型奠定基础。整理数据关系,创建运营数据中心,运用大数据技术,使医院管理从计划经济时代向资源配置时代转变。通过移动互联网平台实现财务共享、人员多点执业和服务共享,智能医疗设施的在线化和移动化将发挥巨大作用,简化管理流程,提高管理效率,帮助管理者专注于高质量的医院管理发展。

(2)如何将物联网技术应用于智能管理?

物联网和智能设备提升终端管理能力。采用现代传感器、身份识别 RFID 设备、移动平台技术、指纹识别、人脸识别、影像扫描识别等物联网设备,数字连接物品、人员、系统等管理对象,直接获取设备工作状态、实现原始信息采集、身份识别、权限控制等功能,提高数据采集的便利性、工作效率和准确度。引入智能药柜、智能耗材柜、运送机器人等设备,替代传统人工劳动,改善医院人员工作结构,发挥管理职能和价值。

(3)如何解决信息技术发展带来的数据"烟囱"问题?

制定统一的信息和数据标准,对财务科目、收入项目、DRG 分组、物资分类、资产分类、资产档案、人员分类、人员档案、核算期间、预算编码等内容进行统一管理和同步管理。统一管理数据单元,确保管理过程数据准确。建立智能医疗设施管理信息平台,一方面实现系统集成,促进各业务环节协同工作;另一方面保证系统可配置性,满足不同发展阶段不同层级的管理需求,支持医院管理逐步改善和调整,实现动态优化能力。

智慧医疗、智慧服务和智慧管理三位一体的发展，不仅提高了医疗服务质量和效率，而且实现了患者就医体验的全面优化。这一发展趋势将进一步推动医疗行业的现代化，为患者提供更加安全、高效、贴心的医疗服务，同时也为医疗机构提供更加智能化、高效化的管理体系（图4-6）。

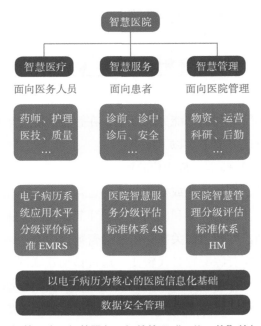

图 4-6　智慧医疗、智慧服务、智慧管理"三位一体"的智慧医院

（4）智慧医院体系建设现状

2021年，国家卫生健康委员会发布了一份关于医院信息化建设的调查报告（图4-7），该报告显示，各级别医院在运营管理方面的信息化建设情况存在较大差异，其中三级医院的开通率较高，而二级医院的开通率较低。统计数据还显示，管理方面系统建设相对滞后，特别是在预算、绩效等管理模块和业务联动方面。此外，从东部到西部地区范围，信息化建设呈现不平衡的现象。对于智慧医院的更深入应用层面，如智能决策、科研管理、教学管理等，尚未被纳入统计范畴。

根据我国医院运营管理信息化建设的3个阶段划分，大部分医院处于基础管理阶段和流程管理阶段，距离实现战略化管理的更高阶段还有一定的空间（图4-7）。同时，医院存在物资设备管理不科学、财务管理不规范、效率效益难以评估、人才绩效激励政策不科学、内控管理不到位等问题。在智慧医院管理的发展过程中，管理与临床脱节的问题亟待解决，而管理决策也缺乏全流程数据支撑。为了解决这些问题，应根据近年来出台的一系列现代医院管理制度和医院运营管理政策文件，推动医院加强运营管理建设，实现医院的精细化智慧医院管理。同时，需要注意各地各类医院发展速度的不均衡，注重基础设施建设，不要好高骛远。

医院管理系统开通率

医院运营管理信息化建设的 3 个阶段

《医院信息化调研报告》

1.0

基础管理阶段
精细化

医院信息系统由不同厂家建设，系统间主数据不一致，导致业务系统形成数据孤岛。所以打基础，确定基础数据、基础资料、基本业务流程，实现科室或部门级的精细化管控。

1 级　　2 级

2.0

流程管理阶段
一体化

以各系统的互联互通作为主要的考量指标，打通资源之城系统和部门，打通人财物管部门之间的业务流程链条，实现业务流程一体化，进一步实现临床与运营支撑部门的一体化。

3 级　　4 级

3.0

战略管理阶段
智能化

从流程驱动到数据照动，以全面预算管理与全面绩效管理为抓手，利用决策分析系统，采用人工智能、物联网、智能设备等技术为医院管理者提供更好的数据服务和智能决策。

5 级

《智慧医院管理等级评审》

图 4-7　医院信息化调研

3. 应用效果

上海交通大学医学院附属新华医院是一家综合性医院，为提高医院运营管理效率和专业效率，医院管理者选择并采用一体化集成的模式建立医院运营管理平台（图 4-8）。医院实施了深度的业财一体化、管理精细化、应用智能化、决策数字化，并将内控体系融入医院资源规划（hospital resource planning，HRP）系统建设，实现风险的事前、事中管控。医院采用了以全面预算为核心的精细化管理方法，实现了前后台业务的高度互联互通。医院的运营管理平台集成了前台诊疗系统、集成平台、后勤能耗管理、党务纪检、SPD 系统、阳光采购平台、护理医务等系统，形成了全面互联互通、高度智能化、全面移动化的特点。在本系统建设过程中，医院有以下特色：

跨部门协作。HRP 系统的建设涉及医院的各个部门，因此，实现有效的跨部门沟通与协作至关重要。新华医院通过定期召开协调会议、建立沟通渠道等方式，确保各部门在系统建设过程中能够密切合作。

数据安全与隐私保护。在 HRP 系统建设过程中，新华医院高度重视数据安全和患者隐私保护。医院采用了先进的加密技术、访问控制和审计追踪等措施，确保系统内的数据得到充分保护。

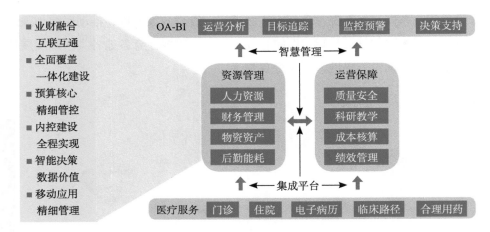

图 4-8　上海交通大学医学院附属新华医院一体化 HRP 系统示意图

持续投入与发展。为了维持 HRP 系统的长期运行和持续发展，新华医院对系统进行了定期的更新和升级。此外，医院还为系统的研发和维护提供了充足的投入，包括人力、物力和财力等方面的支持。

新华医院在 HRP 系统建设过程中，注重目标明确、团队建设、深入调研、定制化设计、逐步实施、培训与支持、持续优化，这些经验为新华医院成功引入 HRP 系统奠定了基础，并为其他医院在类似系统建设中提供了宝贵的借鉴。

（4.3.1 作者：胡丹　赵汗青　付海天）

4.3.2　智慧医院科研大数据平台建设

1. 领域发展背景

近年来，《有关鼓励和完善卫生医药大数据应用健康发展的引导若干意见》《新时代工智能发展规划》的出台，使得开放共享和深度应用的理念得到广泛的实施，从而促使中国的卫生医疗行业取得长足的蓬勃发展。其中，互联网的运用尤其重要，因为它可以帮助医疗机构更好地掌握病患的信息，从而更有效地提升核心竞争力。近年来，随着全面的医药卫生体制改革的持续实施，国家和地方政府都加大了对信息技术的支持，以更有效地实现医院的数字化和智能化，并取得了良好的社会影响。

通过深入开展大数据的运用，可以有效地推动医疗机构的技术创新，增强其内部的综合实力，并且有助于改善其科研与临床管理的效率。因此，必须积极推动大数据的运用，以满足临床科研的实际需求，并且结合当前的技术、经济、社会状况，制定出完善的综合性策略。

近年来，医疗、信息技术、生物技术发展迅速，医学领域数据呈指数级增长，积累了海量临床数据、医学影像数据、半结构化与非结构化临床文档、基因组测序数据等。伴随虚拟现实、信息化、物联网、移动网络、新型人工智能、5G通信、区块链等前沿IT的发展，这场全球性的科学变革开始影响我们的生活，使我们的生活变得更加便捷、高效，这些变革将有助于我们更好地实现健康医疗的可持续性，并且为我们的未来奠定坚实的技术基础。通过结合先进的医疗大数据技术，以及对临床业务的需要，充分利用医疗数据的优势，不仅可以帮助患者进行准确的诊断，还可以为科学家开辟新的探索空间，极大地提升了科学家的工作效率，从而更好地为临床实践和科学家们的工作做出贡献。

随着技术的不断发展，目前各医院的业务系统已经取得了长足的进步，覆盖了临床、管理、运营等多个领域，包括HIS、EMR、LIS、PACS、心电图、财务管理、移动医疗、分诊排队等多个系统，使得各大医院的临床业务能够顺利运行，并且能够与市医保系统和区内平台实现有效的业务协同。

但是，现代医院在数据使用方面往往不尽如人意。投入了大量的软硬件设施及运维人力成本，但是在数据查询分析时，还是只能使用最传统的方法，用最低效的人工来获取和分析数据，而且数据的质量和完整度也往往不能满足业务需要。导致出现这一现象的原因主要有：①各医院信息系统存在数据标准不统一的问题；②系统业务间数据共享问题；③由于数据的不可交换性，无法实现信息的共享，也无法对整个医院的状况进行有效把控；④很难保证信息的连贯性、关联性、完整性；⑤医院的临床和运营管理面临着数据挖掘的挑战；⑥信息技术的发展已经超越了仅仅为了满足基础的医疗和管理需求，而是为了更好地推动医院的精益经营、保障质量和促进科学研究；⑦采用先进的多系统查询统计技术，可以更加全面、灵活地实现对数据的监控和分析；⑧无法提供统一数据管理系统；⑨无法整合共享门诊、住院信息；⑩没有一个由来自不同学科和部门的信息组成的知识库；⑪不能形成完整的卫生档案，做到有病必查、有访必访、有病必查，不间断地对个人的健康状况进行记录；⑫无法高效支持科研发展；⑬无法发挥医院数据价值；⑭无法进行大数据检索和数据挖掘；⑮医院数据的处理不能结构化；⑯无法实现医院数据归一算法；⑰缺少大数据技术人才。

2. 创新应用领域

智慧医院科研大数据平台旨在提供全面的医学临床数据科研分析服务，它包括队列筛选、单队分析、多队列比较、运行统计、搜索引擎、样本预测、科研管理等功能，为医疗机构提供更加精准的数据支持，并且严格遵守以下设计原则：

（1）统一性、整体性原则

采用统一的设计准则，对系统结构进行综合规划，包括建立系统架构、构建数据模型、优化数据存储等，从宏观和长期的角度出发，实现系统的可持续发展。

从智慧医院科研大数据平台的现实整体需求出发，统一规划、统一设计。采用全面的设计思路，结合模块化的扩展功能，建立一个覆盖所有医院业务系统的完整数据接入平台，可以对历史数据进行精确的校验，并且可以存储、利用和开发相关的数据。实现对第三方应用系统数据利用按需扩展支持、覆盖所有系统的平台应用系统。

（2）先进性和实用性原则

现在计算机技术迭代很快，所以设计的方案和选择的方法、技术、工具、设备，无论是软件和硬件产品（如服务器、软件和流程处理），还是在方法层面，都要兼顾实用性和未来发展的目的。都要选择当今国际主流、成熟、技术领先、能够应对未来更高技术挑战的符合当前数据处理要求的产品和技术。

（3）安全性和可靠性原则

为了确保公众安全，必须完善并遵守有关法律法规，如个人隐私权、数据安全相关的法律法规。还需要在公众使用的健康医疗领域中实施安全措施，以确保安全性。还需要不断完善安全性，并确保安全管理的有效性。通过采取措施，能够大大提高个人隐私的安全度。

拥有全方位的安全设计，如权限分级管理、查询系统运行日志监控、留痕管理修改等，防止资料被非法访问、损毁、外泄等情况的发生。同时，要能提供资料保护，确保资料齐全、保密、不可抵赖、具有连贯性和可追溯性。为了确保平台的高效运行，必须制定严格、精确、完善的管理策略和服务，以便对医院的所有数据进行有效监控。

设计的整体方案可确保系统自身安全，通过构建多种安全技术防护手段，确保数据服务不被中断。该系统采用完全脱敏的方式存储数据，不涉及患者的个人信息。通过进一步的封装，可以更好地展示系统的处理结果。此外，为了保证安全性，该系统还采用了加密技术来部署和集成。为了确保系统数据的准确性，必须严格遵守安全措施，防止患者的隐私信息和临床试验数据被非法篡改或伪造，并且在突发事件发生时，要及时采取措施避免数据丢失或损坏。

为了提高系统的稳定性，必须对其进行严格的安全配置，以防止未经授权的用户进行攻击、损坏或更新信息，并防止他们擅自访问或更新信息。这样才能够有效地防止恶意代码的泄露，并为网络的正常运行提供有力的支持。在数据存储安全方面，在数据中心门禁设计方面，建议考虑采用 WS-Security 安全标准和 SSL 协议，以保证数据交换、查询等工作必须通过中心统一的权限认证 Server 认证方可开展。

凡是制度上的重要运作，无不留下痕迹，以规范管理。为了确保程序的正常运转，操作系统经理按照各个用户的特定功能，将所有人的使用功能均区分为可见的、可控的、可执行的等级，以及各种特定的任务，以确保程序的正常运转。此外，为了确保程序的安全，应对程序的集成使用高级的加密技术，以确保程序的稳定运行。

在系统设计中，必须特别注重可靠性，并通过压力检验来确保重点任务的持久有效执行，同时也需要定期准备重要的信息，以便在出现异常状态的时候能够迅速采取有效的措施。此外，为了确保系统的稳健运行，必须实施 7×24 小时的持久维护，以及每年的定期维护。

应用在系统设计和软件编程中的容错技术适配了复杂的现状，在医院中使用不同的管理权限和参差不齐的操作水平。数据库按类别、管理层级进行复制并实时分发热备份，保证突发事件发生时系统运行的连续性、数据的准确性和完整性。

（4）公开、连贯和规范的原则

平台建设基于医疗行业标准，并支持面向 SOA 服务架构建设。采用的医疗行业标准具有国际领先水平，并结合医院的实际数据情况，建立医院归一化的数据管理规范，为实现归一化管理服务（如数据归一化、术语服务等功能）提供相应的归一化组件功能，这将节约不断提升的成本，简化不断提升的复杂程度。使复杂的医疗资料管理与整合费用得以降低，使资料的整体使用效果得以提高。

使用全球性的技术，能够实施各种不同的协议和接口，以便实时地连接当前的系统，并且能够满足未来的需求，从而构建出满足各种需求的标准，例如《计算机医学病历基础资料集》《健康信息数据元值域编码》《计算机医学病历共享文档标准》。

（5）准确性与实时性原则

经过精心的研究与分析，能够更好地了解医院的业务需求；此外，还采取了规范的项目管理方式，并对系统的运行情况进行了精细检查，以确保闭环响应的精度。为了更好地完善应用系统，还采取了多种检查、审计措施，以建立起有效的反馈机制，以更好地保障系统的可靠运行。通过使用一致的数据模型，能够确保数据完全相同和统一。

分析过程中产生的各种状态，对于状态之间的切换要做到可以实时查看和更新。分析结果产生的过程比较缓慢，在等待过程中可以切换研究做到不陷入等待响应，最后结果的产生在界面上做到实时响应，可以直接查看。

（6）经济性与可持续性原则

在构建大数据平台时，将采取最佳措施，确保所使用的技术和产品符合全球最高水平的规范，同时确保所有系统模块的兼容性，使它们在更新、更换、更换时都能够保持高效的运作。从长远来看，成本更低、人员投入更少，也便于医院保持系统运转，为医院提供高效的医疗信息化服务。

通过利用现有的数据库，可以充分发挥系统的功能，实现数据的集成，从而提升业务的价值。这样不仅可以保留业务系统的历史数据，还可以满足对现有和未来数据的快速访问和管理。

（7）易操作和易管理性原则

确保在最短的时间内处理和解决问题，设计方案支持系统管理和应急处理方案的全面、完善、便捷和统一。并且，这套系统的使用者拥有良好的操作界面，为方便科研人员的使用，系统在界面设计上可采取拖拽式分格，将切实所需的条件拖拽到条件框中，将不需要的条件删除，在用户体验方面简化科研人员的操作，实现一键式分析，具有较大的升级空间，并有一定程度的超前性。

该系统人性化、直观性、明确性、统一性，在简化操作、增强软性可用性的同时，还能保证队列筛选的一致性，尽可能避免手工录入环节的烦琐，提供筛选条件工具供用户选择的功能。

（8）灵活性与可扩展性原则

平台的搭建需要满足医院业务在近期、中期乃至远期以及未来业务高速增长的数据需求。通过采取平台架构，既满足了对于快捷部署、模块化设计的要求，又尽可能地减少了对系统运行的干扰，从而使系统具有更大的潜力，既可以满足新的功能、新的业务，又有更多的余地来拓宽其容量与处理能力，从而更好地满足多种应用的需求，并且更加灵活、迅捷地进行调整。

如何打造符合智慧医院建设原则的科研大数据平台？

智慧医院科研大数据平台从医院大数据科研应用的实际需求出发，统一规划、统一设计。智慧医院科研大数据平台架构采用整体化的设计理念，将医院的业务系统数据完整接入，并进行逐一数据清洗校验、标准化，以及对历史数据的关联性存储，开发应用。

利用大数据分析技术、本体技术、自然语言处理，结合信息安全和生物信息学技术，整合医院患者临床数据到规范化的 CDM 通用数据模型中，构建医学大数据智能整合平台，在规范化的数据治理之上，建立全院医学大数据科研分析平台、做可视化描述性分析、队列分析、队列比较等统计分析，并展示可视化的分析结果，展示患者全诊疗数据视图，根据需求定制专科专病数据库及科研服务、智能科研随访平台、科研项目管理系统等。

（1）建设医学大数据智能整合平台，以完成收集材料、清理材料、梳理材料、规范工作。从 HIS、EMR、LIS、PACS 等医院信息系统中提取患者相关信息（或临床数据中心、数据集成平台），通过交叉验证等方法，对重复、错误的信息进行清洗、整理、剔除，然后对相关信息进行规范。疾病诊断（使用 SNOMED-CT/ICD10）、检查（使用 LONIC）、手术（使用 ICD9）等，在清洁过程中使用自然语言处理（NLP）技术对非结构化文本信息进行结构化处理。

数据清洗整理好后，存入医学大数据中心，这里应用的是国际标准的通用数据模型（OHDSI OMOP CDM），从各个相关数据表的定义到表结构字段的规范都是以国际标准为前提。从而实现将临床医学资料转化为可有效提升后续资料分析和使用的研究用资料模型。

（2）为全院医生建立供全院使用的医疗大数据科研分析平台。在规范化的数据治理基础上，做科研探索发现、智能专病搜索、患者全景视图和诊疗时间轴、可视化描述性分析、队列分析、队列比较等统计分析、临床研究管理等。

（3）建设医学大数据应用体系。根据需求建设专科专病数据库；建设智能科研随访系统，科研项目管理系统。后期根据拓展需要，支持建设精准医学研究平台、智能影像分析平台等拓展应用体系。

智慧医院科研大数据平台亟待构建医疗大数据信息安全体系和医疗大数据标准规范体系两大类保障体系之下的智慧医院科研大数据平台（图 4-9）。

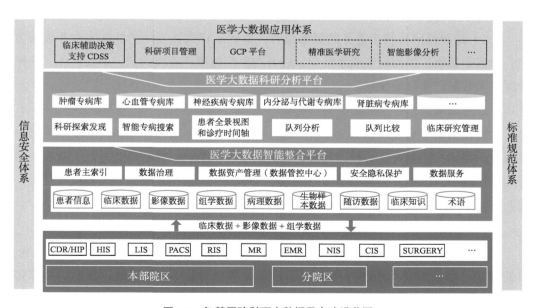

图 4-9　智慧医院科研大数据平台建设蓝图

（1）医学大数据信息安全体系

为了确保数据中心和应用系统的安全性，必须建立一个符合国家信息系统标准的安全体系，包括物理、操作、网络、传输、数据库、应用以及管理等方面的安全措施，以确保数据的安全性和可靠性。

为保证大数据的隐私保护要求，针对数据资源进行隐私保护体系建设，确保临床大数据资源在共享交换与开发利用过程中，患者的隐私不被侵害。

（2）医学大数据标准规范体系

建设标准规范体系，对医院所有卫生信息化建设进行业务、技术、管理等方面的统一和规范化。

通过完善医疗大数据管理体系，可以更有效地收集、处理、传输、分析、使用大量数据，从而极大地改善管理效率，并且可以更加有效地实现数据的有效管理，从而更加有效地推动医疗大数据的可持续发展。

智慧医院科研大数据平台建设的重要意义：

（1）积累临床数据及院外数据，建立更完整的患者数据闭环，汇集更多诊疗真实世界数据，进行基于人群队列的研究，解决科研项目数据需求，通过在线科研一体化应用及科研服务，实现科研项目立项、数据采集、数据统计分析、文章撰写、审核、发表等一系列科研需求，显著提高科研效率。

（2）形成医联体、专科联盟，实现优质资源纵向流动，区域医疗技术和服务能力显著提升，医疗资源合理布局进一步完善，发挥其医疗服务辐射力和影响力，为医院打造高水平的医疗大数据平台，医院临床诊疗能力得到提升。

（3）强调科研与临床业务的紧密结合，紧跟医疗大数据相关的健康产业发展方向，为数据赋能，进行研究成果转化，展开与医疗健康产业链内的上下游合作，并推动医疗大数据产业经济发展。

3. 应用效果

大数据科研平台基于多模态 AI 技术。某医院作为一家拥有多元化功能的三级甲等医院，将医疗、教育、科技以及预防保健康复有机结合，并将最先进的大数据技术应用到实践中，以提升公共卫生服务的水平，实现"大数据＋科技、大数据＋医疗、大数据＋管理"的协同发展，最终形成了完善的多模态大数据平台（图 4-10）。

（1）实现标准数据治理体系，统一管理和利用多源异构信息

完成全部临床表型、影像、基因、放疗、病理等多模态数据治理，将临床表型组学、影像组学、基因组学等多源异构数据进行有机整合（图 4-11）。通过标准的数据接口定义和可配置的数据清洗和质控规则，能灵活应对不同的业务诉求和系统变更，具

有较强的通用性和可移植性。

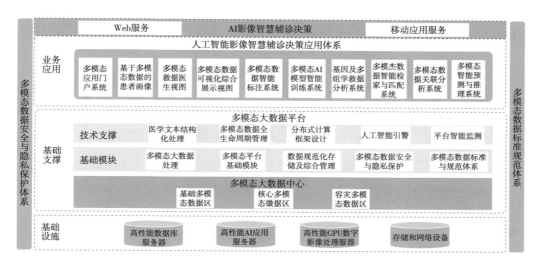

图 4-10　某医院多模态大数据平台框架

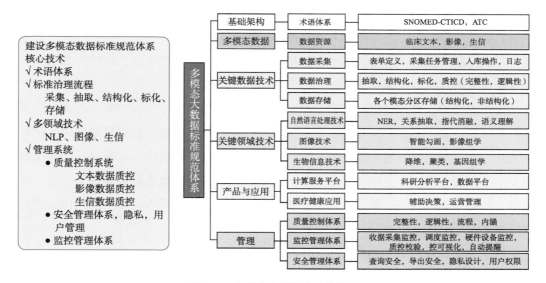

图 4-11　多模态数据标准规范体系

（2）通过建立一个多中心的数据共享和隐私安全保护机制，可以实现一种安全的、可持续的临床科研数据共享模式

建设完善的隐私保护体系，提供差分隐私、同态加密、密钥协商等密码算法的多策略组合数据隐私保护方法，将不同的计算加密算法模块化，形成多策略组合可计算的加密技术（图 4-12）。将联邦学习和分布式存储技术相结合，采用群体学习的模式，提高大数据平台的可扩展性和效率，并进一步提升系统的容错能力以及数据隔离环境

下分布式学习的安全性。建立数据分类分级标准，制定不同的脱敏策略和保护体系，在保证业务连续性的前提下，对数据使用者使用调用各类数据、有效保护数据的安全性和可靠性的过程进行追溯。

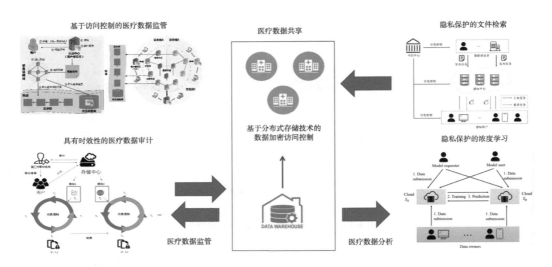

图 4-12　医疗数据安全合规解决方案

（3）基于 OMOP 通用科研模型的科研数据库和科研分析平台，利用大数据和人工智能技术进行创新探索

集智能搜索、样本分析、患者全息视图、医生视图、统计分析工具、可视化结果分析于一体，满足科研项目管理、数据采集、数据统计分析等一系列科研需求，同时在数据不出院的情况下与其他医院一起开展多中心研究，使多中心、跨区域、跨国家的多中心科研变得更方便快捷，显著提升科研易用性、科研效率和科研成果。对有专病需求的科室建设专病库系统，从整个流程重新梳理数据的录入、获取和使用，提升专科水平。

自平台上线以来，该医院已完成从 1999 年至今的临床诊疗、基因组学、影像、数字病理、生物样本、放疗等多模态数据采集，覆盖全院 960 万患者，医疗记录 3400 余万份，平台数据治理后的医疗记录有效率达到 93%，较治理前提高 23%。单项数据重识别率小于 0.5‰；病案分析，以自然语言处理技术为依托，提炼病种关键词，建立病种专病库 8 个；数据治理过程中运用规则 44 类，映射术语 1200 多万条，特征提取召回率 94.5%，准确率 93%；该平台以人工智能技术为基础开展多组学研究，累计获取各类模态数据 3000 余例，开展跨模态研究 20 余次，开发跨模态算法模型 30 余个，有效缩短科研项目 63% 的成果产出时间，成效显著。

　　　该医院基于多模态 AI 技术的疑难病症大数据科研平台是结合国家政策、行业要求、医院发展的需要来进行设计和建设的，有一定前瞻性，其中数据治理的标准体系、数据共享机制、多模态的 AI 处理技术、专病库标准数据集、数据隐私保护体系可复制性强，有较强的推广价值。

（4.3.2 节作者：弓孟春）

4.4　三医融合创新应用

4.4.1　医疗、医保与医药创新应用

1. 领域发展背景

从全球范围的发展现状来看，医疗领域正在经历着剧烈的转变。一方面，政府（包括国家医保、卫健、疾控等各个领域）需要应对日益严重的人口老龄化问题；另一方面，创新技术赋能医疗领域，医疗的模式正在深刻变革，转向数据驱动、价值驱动、医学驱动，从而帮助我们更好地去应对这些挑战。

在新一代信息技术广泛应用的背景下，大数据赋能的医疗保健将会彻底改变医护人员的诊疗方式以及患者与医护人员的互动方式。远程医疗、人工智能设备、数字疗法、区块链电子健康记录等在医疗、医保与医药领域的创新应用将大幅简化医生的工作、优化医疗系统效率、提升医疗产出、增加医疗服务的可及性、减少人为错误，并显著降低医疗成本。药物、医疗设备、医疗服务和商业模式的数字化也将帮助医疗保健系统不断完善。大数据和数字化转型已经成为所有医疗保健行业参与者的核心战略重点，服务于全面提升中华民族健康素质、实现人民健康与经济社会协调发展的国家战略。

2. 创新应用场景

当数据得到整合、自动化和标准化，并得到综合治理框架的支持时，就有机会利用实时洞察力更好地为决策提供信息——无论是操作性的、战略性的还是基于护理的。医疗保健系统在日常诊疗过程中生成的大量数据，通过机器人流程自动化和智能自动化进行数据采集、整合和治理，并加以应用。自动化工具也可以用来辅助医护人员生成更丰富、准确的医疗大数据记录，例如对病例进行自动对诊断和手术编码，通

过语音识别技术减轻手术记录录入或病例录入的工作量等。

大数据在医疗中有着广阔的应用，应用场景主要有以下几个方面：

（1）跟踪重要信息。例如，过敏、药物、免疫接种、实验室结果和放射影像。医疗大数据可以改善医疗保健提供者、患者、保险之间，以及不同的医疗保健提供者之间的沟通。

（2）降低用药错误。通过患者记录分析，软件可以标记患者健康状况与药物处方之间的任何不一致之处，当存在潜在用药错误风险时提醒卫生专业人员和患者。

（3）促进预防性护理。进入急诊室的人大多是复发患者，甚至达到急诊量的1/3。大数据分析可以识别这些人并制订预防计划以防止他们返回。

（4）更准确的人员配备。大数据的预测分析可以帮助医院估计未来的入院率和疾病谱，有助于分配适当的资源（包括医生、医技人员、护士、大型检查设备、药品，甚至床位等），让有限的资源最大化发挥其价值。

（5）医疗产品全生命周期价值倡导。将产品和相似治疗目的的其他产品比较，从安全性、有效性、经济性、创新性、适宜性、可及性等各个维度评估临床效果、安全性、费用。

（6）使精准医学成为可能。恶性肿瘤患者过去常常接受千篇一律的治疗，未能充分考虑到每个患者的个体化特征，包括不同的基因型、疾病表型、既往病史等。通过对海量的恶性肿瘤患者诊疗数据和治疗结局的收集，辅以人工智能复杂模式识别，患者可以获得高度准确的诊断，并获得更有针对性、疗效最佳的个性化治疗方案。

（7）改进电子处方过程。通过分析真实世界中各类疾病的诊疗过程，可以帮助识别药品在临床试验过程中未能暴露出来的不良反应或者长期的不良反应。同时，参考历史的诊疗方案，并辅助医生发现处方中的错误，推荐替代药物，同时提醒提供者注意药物与药物之间的不良相互作用。

医疗大数据面临哪些挑战？

最大的挑战主要是不同医疗保健系统之间缺乏互操作性，以及可能产生的隐私泄露和安全问题。这意味着医疗保健提供者并不能随时获得患者的医疗信息，这可能会使他们难以做出正确的诊疗。此外，对于可能不习惯使用数字技术的患者来说，电子病历或电子处方也具有挑战性。医生需要能够就如何使用电子处方系统提供清晰简洁的说明，以便患者能够获得更好的体验。

3. 应用效果

（1）万物互联

智慧医疗的真正实现要建立在万物互联的前提下。在过去的 10 年里，全世界变得更加"移动"。截至 2020 年，全球手机用户数量突破了 50 亿，接近 60% 的网络浏览发生在移动设备上。医疗行业在数字创新时代与移动互联网结合产生了按需医疗的应用，让患者可以在自己方便的时间和方便的地点获取医疗服务。按需医疗使用易于消化的内容（如视频和简短的聊天）为患者提供与其治疗和康复相关的信息和建议。同时，医生可以更深入地了解患者的症状，从而提供更好、更个性化的护理。

基于 5G 的远程医疗使用数字技术为无法获得优质医疗服务的偏远和农村地区的患者远程提供诊疗服务。远程医疗可用于多种目的，包括会诊、诊断和治疗、患者教育和监测。这可以通过视频会议、电话甚至短信来完成。与传统的面对面医疗保健相比，远程医疗具有以下几方面优势：①对患者和医生来说都更方便。患者可以在自己的家中接受护理，医生一天可以看更多的患者。②远程医疗比传统医疗更具成本效益，尤其是对于医疗保健提供者来说，它可以帮助降低成本并提高效率。③远程医疗可以利用人工智能和机器学习来提供更好的护理。例如，远程医疗可用于监测生命体征并提醒医生注意患者的病情变化。

5G 网络允许即时流式传输、下载和上传，而不必"缓冲"。一旦卫生设施切换到 5G 网络，原来需要数小时才能传输的大型影像文件只需数分钟即可传输完毕，这样就可以支持远程阅片、远程问诊，甚至是远程操控机器人进行检查或手术操作。虚拟现实眼镜将允许急救人员与遥远的专家联系，并准确地"展示"他们所看到的内容，以便获得更好的指导。5G 还可以支持医疗培训，使学生能够使用虚拟现实耳机按照自己的节奏练习复杂手术的步骤。5G 和可穿戴设备结合还可以让临床医生能够即时收集来自不同来源和大量患者的生命体征或身体活动水平等医疗数据，并做出快速、可靠的诊断。

基于 5G 的远程医疗在大城市也有广泛的应用场景。2019 年武汉新冠病毒感染疫情暴发时，武汉中南大学、浙江省人民医院、生命奇点公司共同研发的技术，允许超声科医生远程操作部署在另一个城市的机器人对患者进行心肺超声检查。这意味着无论身在何处，患者都将体验到更好的远程诊疗的质量。更重要的是，医生将能够获得器官、软组织和骨骼的准确、实时成像，从而显著降低误诊风险。

远程医疗还在心理健康领域有良好的落地应用。利用数字技术提供心理保健服务，可用于解决各种心理健康问题，包括焦虑、抑郁和药物滥用等。与传统的面对面治疗相比，远程心理健康具有许多优势，包括增加可访问性和便利性。远程心理健康也比传统疗法更实惠，因为它消除了旅行和其他相关费用的需要。此外，远程心理健康提供了一定程度的匿名性和隐私性，这可能对某些人有吸引力。远程心理健康可以通过文本、电子邮件、视频会议甚至移动应用程序传递。远程心理健康的主要优势之一是它提供了更多的护理机会。例如，生活在农村地区的人们可能很难找到精神保健提供者。远程心理健康可以通过在任何地点提供高质量的护理来帮助弥合这一差距。此外，远程心理健康通常比面对面的心理健康更实惠。人工智能也在远程心理健康中发挥着越来越重要的作用，其应用范围从诊断到治疗计划。在诊断领域，机器学习可用于开发临床决策支持工具，帮助临床医生更准确地诊断心理健康状况。在治疗计划领域，机器学习可用于根据患者的个人需求制订个性化治疗计划。

医疗物联网（IoMT）在硬件上为万物互联的医疗、医保与医药创新应用提供更多的可能性。IoMT 非常适合满足当今不断变化的医疗保健行业的需求。临床医生开始使用智能数字化临床设备，如数字听诊器。医院正在使用 RFID、信标或室内 GPS 技术在其场所和智能病房内进行寻路等。

可穿戴设备是医疗物联网的另一个应用。在追踪健康状况的消费级可穿戴设备浪潮之后，医疗级可穿戴设备和可以传达参数并供患者使用的"智能"植入物现在正在进入市场。甚至消费级可穿戴设备的制造商也在为其产品开发医疗级功能。最近的例子是获得美国食品和药物管理局批准的用于心电图监测的 Apple Watch Series 4。通过可穿戴技术，如心率传感器、运动追踪器、汗水仪用于糖尿病患者监测血糖水平，血氧计监测患有慢性阻塞性肺病或哮喘等呼吸系统疾病的患者血液中携带的氧气量，患者可以更高频率地监测并掌握自己的各项健康指标，尽早预测重大临床事件发生的可能性，以便更及时地获取专业医疗人员的帮助。

与可穿戴设备类似，支持远程医疗服务的医疗物联网智能设备也可供患者在家中使用，例如用于耳朵、喉咙、心脏、肺、腹部、皮肤、心率和体温。使用智能手机应用程序提供家庭尿液检测，可以用于比色分析、肾脏、一般健康监测以及尿路感染检查。所有这些设备和传感器与智能家居系统相结合，还可以为居民，特别是就地养老社区提供更好的监控和照顾。

万物互联是医疗数字化创新的基础吗？

由于国内公共医疗管理系统的不完善，医疗成本高、渠道少、覆盖面低等问题困扰着大众民生。尤其以"效率较低的医疗体系、质量欠佳的医疗服务、看病难且贵的就医现状"为代表的医疗问题为社会关注的主要焦点。大医院人满为患，社区医院无人问津，患者就诊手续烦琐等问题都是由于医疗信息不畅，医疗资源两极化，医疗监督机制不健全等原因导致，这些问题已经成为影响社会和谐发展的重要因素。所以需要建立一套智慧的医疗信息网络平台体系，让患者用较短的等疗时间、支付基本的医疗费用就可以享受安全、便利、优质的诊疗服务。

（2）区块链

随着区块链技术的不断发展，其已不再仅仅是一种分布式的数字账本，更成为一种开放的、分布式协作的计算平台。通过计算机网络共享，它允许多方用户安全地互相交换信息，并根据这些信息进行进一步的复杂应用，而无须政府或其他第三方机构。

在医疗保健领域，区块链被证明是防止数据泄露、提高医疗数据记录准确性和削减成本的有效工具。随着医疗保健行业在数字化的风险和回报之间寻找平衡点，区块链技术的潜在应用提供了一个及时的解决方案来缓解其一些紧迫的需求。

医疗数据不仅包括从患者的病史和诊断到治疗计划、免疫接种日期和测试结果的所有内容，还包含家庭住址、工作单位以及财务信息。医疗数据目前以非结构化格式记录，并跨越多个信息系统，对信息整合造成较大的障碍。同时医生和护士在诊疗工作量较大时，通常会牺牲病例记录的准确性，例如重复病历、误诊、延误治疗等。

区块链技术的独特属性提供了一个不可变且受信任的工作流程，具有"单一事实来源"，以保证健康数据交换的完整性，最大限度地减少网络安全威胁，并增强健康数据治理应用程序。利用区块链技术管理患者、医院、药店、医保和商业保险公司之间的医疗记录和交易，可以自动检测到冲突信息，记录不仅 100% 准确，而且更难破解。患者将通过应用程序控制医疗记录，当医生、药剂师或健康保险公司提出访问患者的数据的申请，所有交易都将被记录在分布式分类账。数据提供方在获得患者个人授权后，将数据共享给第三方机构。按照"知所必须、最小授权"的原则，控制包含个人身份信息的数据共享，不共享法律规定需保密或可能导致社会性歧视的个人健康信息。

什么是医疗、医保与医药创新最大的发展阻碍因素？

医疗、医保与医药创新主要解决的问题依旧是提高效率并降低成本，但什么样的创新才能在医疗行业获得发展的同时还有自身的特点呢？那些能满足支付方控费需求并能在短期内体现出控费效果的，都充分考虑到地域性和人性所带来的严重制约的服务和产品。技术不是创新的决定性因素，而是支付方。过去的数十年，医疗领域，尤其是药品领域，技术进步推动了产业的巨大发展。但一项技术最终能否获得发展，核心在于能否获得支付方的认同。支付方代表患者的利益与医疗机构谈判，以获得有利于患者和支付方的价格，从而在整体上对医疗机构和医生形成了较大的制约。当然，即使这样，作为供方的医疗机构仍然保持了强势的地位，但支付方的规则制定对整个医疗市场具有重塑市场的功能。如果从这个角度来看，分散的患者需求必须通过支付方才能向供方去反馈，从而推动供方的改变。因此，除了面向无保险用户和无须保险支付的服务和产品之外，医疗行业的创新很难直接诉诸个人用户，而必须首先获得支付方的支持。从医疗行业来说，创新背后的动力并不是仅仅直接来自用户的需求和技术的革新，而更多的是来自支付方和政策的改变，这是医疗创新的核心动力。价值医疗所引导的医疗变革是美国医疗市场的核心变革，正是远程医疗适应了支付方控费的需求，才能获得更快的发展，而慢病管理因为效果不明确，发展相对缓慢，难以获得快速增长。尽管医疗行业的变革不是破坏式的，不像 Uber 那么具有颠覆性，但却真正改变了市场竞争的结构。只有理解了这一点才能明白医疗创新所引发的变革并不是技术推动的，而是支付方在改变支付规则后所产生的后果。技术只是医疗服务方为了满足控费需求所借助的手段。医疗健康产业中的创新应用最大的驱动，或者说阻碍因素，必然是核心游戏规则的改变，即：支付方能够准确评估创新应用的临床价值、经济价值、患者价值，并且愿意为这些价值付费，才能够鼓励卫生技术厂商去针对真正的健康需求，尤其是现有治疗不能满足的需求，不断创新。如此才能彰显医疗创新的真正意义。

（4.4.1 节作者：胡丹　佟崴嵬）

4.4.2　数字化商业健康保险创新

1. 领域发展背景

商业健康保险，是指由保险公司对被保险人因健康原因或者医疗行为的发生给付保险金的保险。按照风险保障内容不同，商业健康保险分为医疗保险、疾病保险、失能收入损失保险、护理保险以及医疗意外保险等。此外，保险公司可以将健康保险产品和健康管理服务相结合，提供健康风险评估和干预、疾病预防、健康体检、健康咨询、健康维护、慢性病管理、养生保健等健康管理服务。

根据中国银行保险监督管理委员会公布的数据，商业健康保险原保险保费收入逐年上升，商业健康保险已然成为我国多层次社会医疗保障体系的重要组成部分，在很大程度上弥补了基本医疗保险的不足，更好地满足了人民群众多层次、多样化的健康保障需求。2011—2020 年，商业健康保险原保险保费收入从 692 亿元快速增长到 8173 亿元，近 10 年间年均增长率达到 31.2%，商业健康保险已经成为保险领域增长速度最快的险种。不过，商业健康保险市场总量偏小，对比 2020 年保险行业约 4.5 万亿元的总保费收入，其原保险保费收入占比较低，未来还有很大发展空间。随着居民收入增加、健康意识提升，人们越发认识到商业健康保险的重要性，同时随着中国人口老龄化加深、慢性病患病率逐渐上升，会进一步助推商业健康保险快速发展。

为提供更好的保险产品和服务，保险公司积极挖掘健康医疗数据，加大力度探索大数据创新应用，然而数据源单一问题长期存在于商业健康保险行业，此类"数据孤岛"现象出现在公司内部、行业内部和行业之间，导致数据流通性差、价值单一，很大程度上限制了健康医疗大数据应用的创新与发展。随着党的十八届五中全会明确提出医疗、医保、医药改革联动，即"三医联动"，保险公司得以进一步打通数据壁垒，收集健康医疗数据，探索"互联网＋商业健康保险"模式，进一步开展多维度大数据创新应用，为商业健康保险行业创新和发展提供有力支撑，为人民群众提供更多优质产品及服务。

为什么商业健康保险产品需要更新迭代？

据统计，目前市场上主要保险产品集中在医疗保险、疾病保险、护理保险等险种。针对投保人群，大多数商业健康保险对投保年龄限制及身体条件限制较高。目前商业健康保险产品保障范围及责任相对固定，缺乏针对客户个性化需求的多样化、定制化产品，并且此类产品的定价模式普遍基于大众人群，缺乏针对客户特定需求的差异化定价。

2. 创新应用场景

（1）商业健康保险产品研发及定价

在产品研发方面，保险公司加大与药企、体检中心、医疗机构等大健康领域的合作力度，用行业健康医疗数据进行分析，探索现有商业健康保险无法保障的疾病的影响因素、潜在的并发症及未来可能演变成为的疾病，建立疾病预测模型和疾病演变模型，同时勾勒此类客户群体的用户画像特征，根据潜在客户的需求研发面向患病人群的特定保险，一方面拓宽商业健康保险市场，为更广大人群提供健康保障；另一方面使保险公司形成差异化优势，增强行业竞争力。目前，保险公司推出了针对某些靶向药的特药险；针对糖尿病、乳腺癌等病种的单病种保险；地域性的重疾险和医疗保险等差异化商业健康保险。

在产品定价方面，保险公司依托大数据支撑，能准确定位数据分布、特征、规模，进行个人健康数据和疾病信息分析、归类，形成细分人群产品定价和特定疾病产品定价等。保险公司在取得授权后，根据客户健康告知明细、客户属性、疾病诊疗信息、结算费用等相关数据，对不满足核保规则的人群进行细分，依据风险情况和疾病史提供差异性产品和精细化定价，以填补特定人群产品空缺，扩大业务规模和人群覆盖。另外，保险公司根据产品既往赔付经验、客户理赔记录明细、特定疾病医疗费用等相关数据，在现有医疗险等普适性产品的基础上，针对特定客户需求痛点进行二次开发产品，补充可选的特定疾病保障方案及对应定价，实现个性化、多样化产品定价。

为什么商业健康保险需要开拓数字化展业营销？

当下大部分商业健康保险销售渠道是与传统财产保险、人寿保险一致的线下渠道，如代理人或者经纪人等。由于商业健康保险的特殊性，多数代理人会存在医疗领域知识盲区，难以根据客户个性化需求进行产品推销，并且这些渠道的开拓及使用成本较高，渠道管理效率较低，也难以实现精准触达客户，拓展有效资源。因为缺少场景化、个性化产品设计，各公司难以发挥优势，用户的忠诚度较低。

（2）商业健康保险展业营销

基于大数据技术进行互联网线上精准营销已经逐渐成为保险公司展业的重要渠道。针对未购买商业健康保险的人群，通过人群的行为特征、消费习惯及偏好和生活方式等数据进行分析，大数据技术可以筛选出对商业健康保险有一定需求的潜在客户，并根据潜在客户的个人健康状况构建用户画像，通过社交软件等线上方式或者代理人等线下渠道推送产品及服务，在降低营销成本的同时提高客户留存率，实现精准有效宣传。针对商业健康保险产品有较大需求、较多消费偏向的且已经购置过少量产品的客户，保险公司可以进行同质产品推荐和二次营销。根据客户自然属性和社会属性等人口轮廓信息标签以及产品种类标签等数据，利用关联分析算法，大数据可实现快速挖掘已购买某类产品的特定客群潜在产品兴趣，针对特定客群进行同质产品推荐，进一步开展营销活动。利用客户的自然属性、购买行为、产品类型、就诊记录、费用支出等数据，运用神经网络等机器学习技术，构建客户二次营销模型，向有兴趣但目前仅持有少量商业健康保险产品的客户定向推荐产品，提高客户有效触达和转化，完成对潜在客户的二次营销。

（3）商业健康保险核保风控

商业健康保险核保是保险公司在承保之前对被保险人风险情况进行评估审核，做出承保决定的过程，是保险公司风险控制的重要环节。

在大数据时代，数据的广度和深度显著增加，保险公司可以通过综合客户信息、医疗记录、投保记录等数据，利用大数据技术和人工智能技术实现智能核保和分类核保。目前商业健康保险核保主要有传统人工核保（通过客户上传体检资料以及健康告知问卷等）和线上核保（通过客户主动健康告知）两种方式。针对传统人工核保工作量大、核保周期长的问题，通过打通客户的医疗数据、既往投保记录等数据，结合保险产品的健康告知要求，帮助保险公司实现辅助核保（为核保人员提供核保提示）及实时核保，减少核保人员工作量，尤其是重复核保工作量，提高核保效率；针对线上核保存在的客户不实告知等情况，保险公司在获得客户授权的前提下，结合客户数据和产品健康告知，开发线上智能核保功能，降低逆选择投保概率，降低承保风险。在分类核保方面，保险公司可以针对不同的产品和险种，根据差异化的健康告知、投保规则、产品要求等条件，构建分类核保功能，实现精细化智能核保。

（4）商业健康保险理赔风控

近年来商业健康保险发展迅速，然而理赔效率低、赔付费用管控不足成为商业健康保险行业理赔方面的突出问题，严重制约了保险公司的发展。随着保险业数字化程度不断加深，保险公司可以利用大数据、人工智能等技术开发创新应用解决以上问题。

在提高理赔效率方面，保险公司可以利用大数据、机器学习等前沿科技，开发快赔直赔功能。快赔功能是在理赔流程中引入结构化医疗数据，实现理赔自动审核、自动理算，缩短传统人工审核的时间，加快客户理赔速度；直赔功能是通过与医院打通合作，实现数据共享，客户在医院端结算时可直接理赔，免去客户报案、上传材料，公司受理、审核等过程，有效提高客户满意度和客户黏性。

在赔付费用管控方面，保险公司主要从两个方向开展：一是反欺诈，利用疾病种类、就诊医院、投保时间和出险时间等历史数据分析可能存在的保险欺诈行为模式，结合被保险人个人信息、投保理赔记录、社保数据以及征信情况等，通过大数据技术进行关联筛查，提示保险欺诈风险情况；二是加强医疗费用管控，基于药品目录、诊疗信息等专业的医疗信息数据以及国家、省、市医药卫生相关政策文件等建立疾病用药知识图谱，制定审核规则，对违规医疗、不合理医疗等情况进行预警，变被动赔付为主动医疗费用管控，控制赔付支出。

保险欺诈

　　根据原保险监督管理委员会印发的《反保险欺诈指引》，保险欺诈是指假借保险名义或利用保险合同谋取非法利益的行为，主要包括保险金诈骗类欺诈行为、非法经营保险业务类欺诈行为和保险合同诈骗类欺诈行为等。对于保险公司而言，主要是保险金诈骗类欺诈行为，包括故意虚构保险标的，骗取保险金；编造未曾发生的保险事故、编造虚假的事故原因或者夸大损失程度，骗取保险金；故意造成保险事故，骗取保险金等行为。

　　（5）商业健康保险健康管理

　　随着商业健康保险和"医、养、药、护"等产业的融合发展，利用大数据、深度学习等技术，针对不同年龄、性别、职业等人群提供健康干预、健康体检、健康咨询、就医陪同、慢病管理等多种类、个性化健康管理服务方案已经成为保险公司的重要发展方向。

　　在健康干预方面，保险公司可以将健康干预服务融入健康保险产品中，如在保险产品条款中加入健康干预服务。通过为客户建立健康档案，协助客户更好地了解自身健康状况，改善不良生活习惯等健康危险因素。

　　在慢病管理方面，当前我国老龄化程度不断加深，糖尿病、高血压、冠心病、慢性气管炎等慢性病患病人群数目庞大且逐年增长，针对该类人群的慢病管理服务愈加得到保险公司的重视。利用大数据技术，基于客户自然属性，综合医疗服务数据、健康服务数据和疾病用药知识图谱等，保险公司可以为慢病患者提供个性化用药、运动、饮食、作息、定期检测等多维度、综合性慢病管理方案。

　　（6）商业健康保险客户服务

　　随着商业健康保险的快速发展，人们对商业健康保险客服的要求越来越高，仅仅依赖客服专席本身已无法快速有效解决客户需求，大数据、语音识别等技术的发展为这一困境提供了转机。

　　在提高客服服务质量和效率方面，利用大数据建模技术，应用知识图谱、自然语言处理等技术，保险公司可以根据客服中心话务录音、工单记录等数据，开发客服座席辅助助手，实时转译客户及座席对话，精准识别客户意图后推荐业务话术及标准处理流程，减少座席查询操作及客户等待时间，帮助坐席快速、准确、高质量地提供统一规范的客户服务，提升客户满意度。

　　在监管客服坐席服务方面，保险公司可以利用语音转写、关键词建模、话者分离等技术开发客服智能质检应用，将客户与坐席录音转成文字，进行质检模型匹配、质检分析，实现对座席服务质量的分析及监测，进一步提升质检覆盖率和客户服务水平。

3. 应用效果

（1）肺结节人群专属商业健康保险产品

根据 2022 年 2 月国家癌症中心发布的全国癌症统计数据，肺癌发病率和死亡率均居首位，肺结节为癌前疾病状态，我国有超过 1 亿人罹患肺结节，并且由于缺乏相应的医学知识等原因，多数患者未持续随访从而错过了早期肺结节转化为肺癌的黄金治疗时期，超过半数肺癌患者的首次诊断为晚期肺癌。

为了积极响应"健康中国 2030"规划，为广大人民群众提供更全面的健康保障，中国人民健康保险股份有限公司（以下简称中国人保健康）联合北京协和医院共同开展《基于商保的肺结节人群健康管理研究》课题，通过多维度健康医疗大数据分析建模，为肺结节人群推出了欣 e 保医疗保险（肺结节版）———一款针对肺结节疾病实现"病程管理 + 保险保障"的定向产品。

目前市场上大多数商业健康保险的服务人群为健康人群，对患有肺结节等疾病的带病人群投保限制较多，易产生除外承保甚至拒绝承保，医疗险方面也鲜有产品可供选择，所以已罹患肺结节的患者缺乏相应的健康保障。

欣 e 保医疗保险（肺结节版）完善了市面上针对肺结节群体的保障及填补了病程管理的缺失，此款健康险产品面向 20 ~ 50 周岁的肺结节患者，不限意外或疾病，规定肺结节直径小于 6 mm 且数目小于 3 个，不需要进行全面体检，只需线上提供肺部结节 CT 报告，通过核保后可投保，且既往症将不再涵盖已有的肺结节。中国人保健康在产品研发中深度融合病程管理和健康保障，在提供优质保险服务的同时为肺结节群体建立专属病程管理体系，提供配套的医学顾问、心理咨询师、营养师和健康管理师，同时定期收集和分析患者随访数据和健康医疗数据，提供定制化肺健康管理（图 4-13）。

（2）互联网医疗保险理赔流程中的大数据应用

中国人保健康与蚂蚁金服保险于 2018 年 5 月推出"好医保·长期医疗"保险产品，已累计为全国超过 5000 万客户提供了保险保障。随着保障人数和理赔数量的增多，以往理赔方式自动化程度低、赔付周期长严重影响了客户的满意度，同时居高不下的赔付率严重压缩了公司的利润，针对以上问题，中国人保健康在受理、录入、审核、理算、结案等理赔流程中引入大数据技术和深度学习等人工智能技术开发出创新应用（图 4-14），提高理赔效率，加强公司赔付费用管控。

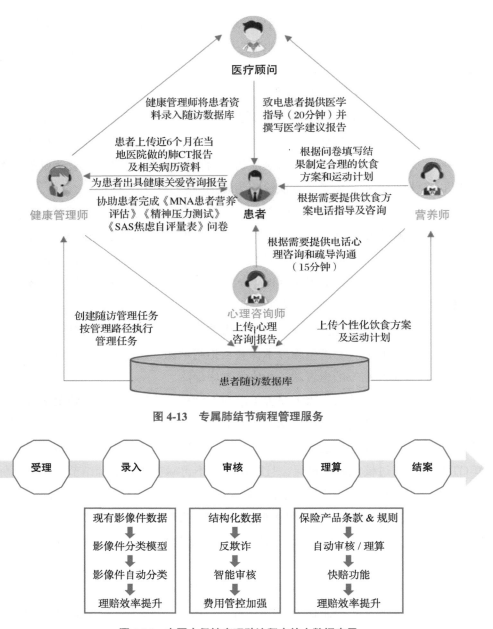

图 4-13　专属肺结节病程管理服务

图 4-14　中国人保健康理赔流程中的大数据应用

　　提升理赔效率方面，在录入环节，中国人保健康利用大数据和深度学习技术，基于公司互联网理赔系统现有影像件数据进行训练优化，构建影像件分类模型，将用户上传的混合、杂乱证件进行自动分类，如银行卡、身份证、医疗票据等，有效减少理赔作业人员业务工作量，帮助业务人员快速核对证件种类以及数量，加速理赔进程，进一步优化作业时效；在审核和理算环节开发快赔功能，在理赔系统中引入结构化数

106

据，结合保险产品条款和规则，实现自动审核、自动理算，缩短审核和理算时间，提高理赔效率，实现一站式理赔。

在加强赔付费用管控方面，相关创新应用主要集中在审核环节，基于医疗数据，结合被保险人个人信息、以往保险记录等数据，利用深度学习技术、开发票据验真等智能审核功能，减轻保险欺诈风险，加强公司赔付费用管控。

（3）非精确深度学习健康管理应用

《深度学习处理器体系结构（F0203）》是2017年度国家自然科学基金委重点项目，该项目以北京航空航天大学为依托单位、中国科学院计算技术研究所和中国人保健康为合作研究单位。项目以非精确深度学习指令集为核心，旨在利用深度学习对于计算过程中非精确性的容忍度，在满足深度学习最终识别准确度的应用需求前提下，实现深度学习处理器高性能、低功耗、低延迟的性能，同时面向商业健康保险中的健康管理应用，完整示范基于非精确深度学习处理器在物端、网端及云端的整体系统解决方案的作用，构建一套以居民健康管理为驱动的非精确深度学习应用平台（图4-15）。

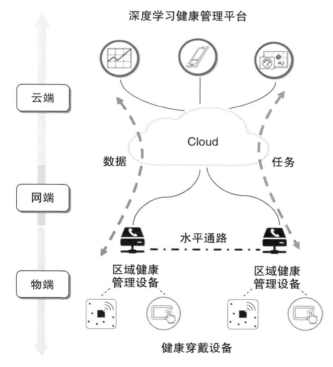

图 4-15　非精确深度学习示范应用架构

项目针对慢病监护、辅助急救、健康医疗大数据分析等健康管理具体应用场景构建模型，利用非精确深度学习处理器，根据算法复杂度、计算精度和响应延迟上界等不同粒度的性能指标及其组合实现运行时计算资源调度管理。

在慢病监护应用方面，项目通过非精确深度学习处理器架构研制健康穿戴设备，利用非精确深度学习算法，在很大程度上缩短神经网络等智能算法的执行时间，在不降低可穿戴设备电池寿命的前提下，实现对人体心率、血压、体温等健康指标参数的精细感知，帮助保险公司实时跟踪、监测慢病患者指标变化情况，及时调整优化服务方案。

在辅助急救应用方面，项目采用一种基于非精确深度学习的计算任务分发系统，在物端和云端分别构建算法承载设备，通过物端和云端协同计算，构建严格时延标准下的深度学习算法执行模型和资源调度算法，缓解以往急救过程中可能存在的延时问题，保障关键任务及时有效执行，提高患者生存概率。

在高性能健康大数据分析应用方面，项目利用研发的非精确深度学习处理器的计算架构，根据商业健康保险和健康管理的实际应用场景，优化深度学习算法，建立深度学习模型，在云端构建深度学习健康管理平台，通过对物端可穿戴设备收集的实时数据以及海量医疗数据进行快速处理和准确分析，实现对居民疾病预防、疾病干预、治疗和经验分享等健康管理服务。

（4.4.2 节作者：林涵　杜文振）

4.5　本章小结

1. 整合式医疗从维护健康出发，以患者为中心，涉及医疗理念、医学教育、临床管理、医疗机构组织、医护资源配置、评估与绩效考核、预算与医保支付多方面变革与协同发展，实现医护服务供给模式和患者就医模式从碎片状态进入整合状态，即系统发展，也称管理式医疗。

2. 为在有效保护患者体验大数据安全与患者隐私前提下更好地提取数据价值，必须在数据应用前开展数据治理工作。患者体验大数据治理是一项系统性工程，必须从组织架构、治理策略、治理流程等多方面加以规范和保障。

3. 大数据与互联网、人工智能、区块链等新技术相结合，为医疗、医保与医药创新应用提供了无限可能。在提高医疗质量、提高医疗效率的同时，也提升了医疗服务的可及性，提高了患者体验。建立对创新应用的临床价值、经济价值、患者价值的评估体系和支付体系，是医疗创新的重要保障。

思考题

1. 医护服务可及性、安全性、可支付性的内涵与外延是什么，如何实现?

2. 还可以从哪些方面丰富患者体验大数据的来源和维度，新采集的数据具有什么样的特征，应该采用哪些数据治理的方法和手段?

3. 还有哪些健康医疗数据可以对智慧医院的科研工作产生推动价值? 如何采集和加以利用?

参考文献

［1］中国银行保险监督管理委员 . 健康保险管理办法 [Z]. 2019-11-20.

［2］中国银行保险监督管理委员会, 统计数据 http://www.cbirc.gov.cn/cn/view/pages/tongjishuju/tongjishuju.html.

［3］2022—2027 年中国健康保险行业市场前瞻与投资战略规划分析报告 [R]. 北京 : 前瞻产业研究院 , 2022.

［4］从百亿走向万亿, 健康险市场新十年"向善而行"——2021 年健康险市场洞察报告 [R]. 第一财经 & 平安健康险 , 2021.

［5］关于我国商业健康保险发展问题和建议的报告 [R]. 中国银行保险监督管理委员会 , 2022.

［6］互联网 + 商业健康险白皮书 [R]. 北京 : 清华大学互联网产业研究院 , 2019.

［7］中国商业健康险白皮书 [R]. 太保安联健康保险股份有限公司 , 安永 (中国) 企业咨询有限公司 , 2018.

［8］原保险监督管理委员会 . 反保险欺诈指引 [Z]. 2018-2-11. http://www.gov.cn/gongbao/content/2018/content_5303471.htm.

［9］ZHENG R, ZHANG S, ZENG H, et al. (2022). Cancer incidence and mortality in China, 2016[J]. *Journal of the National Cancer Center*, 2022, 2(1): 1-9.

第 5 章

健康医疗临床大数据应用

5.1　引言

在大数据背景下，云计算、分布式存储、自然语言处理等大数据应用技术日趋成熟。以电子病历数据为主的医疗大数据规范应用，结合数据挖掘、智能化分析方法，为临床科研有效建立了基于真实世界数据和数据挖掘技术的科研思路和科研方法；以数据为重点赋能临床和管理决策，医疗大数据在临床中的应用场景不断丰富。

5.2　大数据在临床中的创新示范应用

5.2.1　神经系统疾病辅助决策系统

1. 领域发展背景

神经系统疾病包括遗传性疾病、肿瘤、脑血管疾病（如卒中）、退行性疾病（如多发性硬化症、阿尔茨海默病、帕金森病和肌萎缩性脊髓侧索硬化症）等，目前医学上定义的有 600 多种。本节将重点介绍脑血管病和颅内肿瘤的相关内容，这两类疾病患病人数多，治疗难度大，急需构建高效精准的临床辅助决策系统。

（1）脑血管病

脑血管疾病是一系列常见的致残性疾病，包括缺血性卒中、出血性卒中、颅内动脉瘤和动静脉畸形等脑血管异常。脑卒中又称为脑血管病事件，是由于脑血管的原因导致的突发性的神经功能缺损，可分为出血性脑卒中和缺血性脑卒中两大类。脑卒中是全球最主要的致死性疾病之一，属于世界性的公共卫生问题，而在我国随着食物摄入结构的改变以及人均期望寿命的提高，脑卒中的发病率呈攀升态势，脑卒中是导致我国居民死亡和残疾的首位病因。

尽管我国近年来对高危脑卒中人群进行筛查和干预取得了显著成绩，但是全球疾病负担研究（GBD）表明，我国脑卒中患病率仍然呈上升趋势。根据《中国脑卒中防治报告 2020》数据显示，我国年龄 ≥ 40 岁居民卒中现患和曾患人数约为 1704 万，每年约 190 万人因卒中死亡。根据《2019 中国卫生健康统计年鉴》数据显示，脑卒中患者的人均住院诊疗费用分别为 19 149.2 元和 9409.7 元。据此推算，每年脑卒中相关的诊疗花费达到数百亿。提升医疗资源的使用效率、提高救治水平已成为当前医疗产业发展势不可挡的趋势。脑卒中发病急并且具有高发病率、高致死率和高致残率的特点，其中脑出血这一亚型最为凶险，短期致死率达到 20% 以上。急诊 CT 检查对时效性要求高，以缺血性脑卒中为例，占据我国脑卒中的 69.6% ~ 70.8%，且 1 年病死率为 14.4% ~ 15.4%，致死、致残率为 33.4% ~ 33.8%，医疗诊治过程中，脑梗死的有无缺血性半暗带区域判定与治疗方案选择及溶栓治疗时间窗对患者预后效果以及患者功能恢复预判均有极为重要的作用。研究表明，对小于 6 小时的急性早期脑梗死，CT平扫检查方式因为病灶区域水肿轻，密度差异及占位效应不明显，人工诊断敏感度为69.23%；另外，研究表明急性早期梗死患者 3 小时内溶栓治疗 90 天后效果评价明显优于 4.5 ~ 6 小时的治疗效果；还有研究表明 t-PA（重组组织型纤溶原激活酶）静脉溶栓治疗超过卒中发病时间 4.5 ~ 6 小时后无明显疗效，并且会增加脑出血风险。

中国脑卒中医疗质量现状不容乐观，主要存在以下 3 个问题：①优质医疗资源不足，以及脑血管病地区医疗资源分布不均衡，各级医疗水平相差较大；②脑血管病专科医生供不应求，且医生水平参差不齐，基层医院尤其突出，中国神经科医生数量从2006 年的 5 万人增长到 2015 年的 10 万人，相比于日益增长的卒中负担（住院人数增加 6 倍）仍显不足；③医生工作负荷重，调查显示中国 53.2% 的神经科医生感到工作负荷重。因此，推动着传统医疗行业走向智能化、智慧化，助力提升基层医疗水平和分级诊疗体系推进成为当前迫切需求。

另外，影像学检查是脑卒中诊断的重要手段，主要有磁共振成像（MRI）和计算机断层扫描（CT）两种方式，其中 CT 检查由于其速度快和对出血病灶及梗死病灶能够实现较好成像，在临床对卒中患者的诊断上最为常用。脑卒中的发病特点对脑卒中影像诊断的精度和速度提出了极高的要求，对脑卒中的快速评估和诊断至关重要。目前脑卒中的影像学检查主要依赖人工操作，由放射科医生对患者的每帧影像进行检查，确定脑卒中的类型以及所属解剖位置，对于脑出血患者，还需要对出血体积进行估算。整个流程耗时较长，以 CT 影像为例，从进行 CT 到出具报告的时间长达半小时以上，MRI 影像的时间将更长，这种时间消耗对脑卒中的治疗产生不利影响。在

2018 年版《急性缺血性脑卒中早期管理指南》中提到 DNT（进院到静脉溶栓时间）第一目标时间为 60 分钟，附加目标是 45 分钟内，目前多数三级医院急诊流程中，影像医生配备一人，在对急诊报告处理过程中一方面需要手动录入内容，另一方面需要对原始图像进行三维重建并手动测量病变三维径线，三级甲等医院评审中要求 30 分钟内完成报告内容，而实际工作中往往不能完成。另外，当多名急诊患者需要处理时，报告处理时间会顺时延长。而对于 CT 灌注图像半暗带的判定会有更多的后处理流程，时间会进一步延长。近年来，得益于血管内治疗的快速发展，以及"组织窗"概念将影像学技术纳入其中，血管再通治疗狭窄的时间窗获得进一步扩大。两个大型国际临床试验 DAWN 和 DEFUSE 3 研究结果证明了经过影像选择，超时间窗患者仍能获得与 6 小时以内患者相似的疗效。基于这两项临床试验，美国心脏协会、美国卒中协会（AHA、ASA）在 2019 年更新了早期管理指南，将取栓治疗时间窗从 6 小时扩展到 24 小时；对于超时间窗患者推荐行多模式影像，以作为进行血管内治疗的重要指征；超时间窗影像学评估为大动脉闭塞，出现临床—影像或灌注—梗死不匹配（即符合 DAWN 和 DEFUSE 3 标准），则给予了血管内治疗的最高级别证据推荐。因此，建立急性缺血性卒中多模式影像评估体系并予以快速准确判读，尤其在超时间窗情况下，对于筛选血管内治疗适应证及辅助治疗决策具有重要意义。

（2）颅内肿瘤

颅内肿瘤分为原发性肿瘤和转移性肿瘤两类，在美国每年大约有 52 000 人被诊断为原发性肿瘤，其中至少 50% 为恶性肿瘤且死亡率很高。原发性肿瘤中，神经胶质瘤是最普遍的原发性肿瘤，占 60% 且其中 80% 为恶性肿瘤，有 3% ~ 5% 的全身性癌症患者出现肿瘤转移到颅内的情况。

颅内肿瘤是中枢神经系统的常见疾病之一，中国颅内肿瘤的患病率和发病率在全球排名均位于首位。临床诊疗流程通常由神经外科医生进行问诊和体格检查，再结合头颅 CT 平扫和头颅 MRI 扫描确定治疗方案。治疗方案主要包括手术治疗、放射治疗和化学治疗。①手术治疗是肿瘤切除的基本方法，对于符合手术条件的患者，应优先考虑手术治疗。②放射治疗对多种脑瘤有一定疗效，尤其是在肿瘤恶性程度高、手术效果差或不适合手术的情况下，放射治疗是较好的选择。③化学治疗也被认为是治疗颅内恶性肿瘤的有价值方法之一，其通过选择药物是否穿过血脑屏障来进行治疗，以避免对正常脑组织产生损伤。在治疗过程中应密切注意其毒性，并在治疗后进行随访和评估效果以调整治疗方案。

神经外科诊疗的临床痛点在于医生难以通过常规影像学检查鉴别相似度较高的不同类别脑肿瘤、对脑肿瘤边界进行精确定位、对肿瘤内部不同信号的精细分割以及对脑肿瘤的药物反应、肿瘤是否进展和治疗预后的预测，其中对于可手术的患者术中病理的快速准确判读对于神经外科医生更显重要。已有的术中组织学检查方法费时费力，而且往往会引入人工因素而制约病理分析。因此，迫切需要新的技术来协助专业医生提高临床决策能力。

2.创新应用场景

（1）脑血管病临床诊疗辅助决策系统

基于目前背景，首都医科大学附属北京天坛医院、国家神经系统疾病临床医学研究中心、中国卒中学会、神经疾病人工智能研究中心联合研发了脑血管病临床诊疗辅助决策系统（CDSS）。该项目是国际上首个利用人工智能技术自动对缺血性脑卒中进行中国缺血性卒中亚型（CISS）分型并提供临床诊疗决策的CDSS工具，项目所涉及的CISS分型是国际上首个基于基本信息特征的全自动化卒中病因分型系统，具有重要临床意义和价值。该脑血管CDSS通过人工智能技术自动判读颅脑影像学图像，通过自动分割病灶、重塑三维血管等技术，获取梗死信息及责任血管；以决策树为推理模型，结合影像学分析结果及患者临床数据判断CISS分型；从以临床指南及相关文献为基础构建的知识库中匹配相关数据，为临床医师提供基于指南推荐的治疗方案。而由天坛医院国家神经系统疾病研究中心王拥军教授主导、Biomind共同协作执行开发的基于CTA/CTP/DWI/MRP的辅助诊断系统，提高了临床诊断准确度和灵敏度，为发现合适患者血管内治疗时间窗提供了辅助，形成了在卒中诊疗中血管影像评估的自主科技实力。

脑卒中诊断系统的意义

脑卒中诊断系统旨在减少基层医疗的误诊、漏诊，因此对系统的实时性和准确性要求高，通过大样本量学习，使系统对早期和微小病灶具有较高检出率，对临床使用具有重要意义。

（2）颅内肿瘤磁共振影像辅助诊断系统

人工智能可以快速提升颅内肿瘤诊断效率

人工智能（AI）广泛应用于脑肿瘤领域，主要是基于影像学的。通过诊断脑肿瘤，预测基因表型，辅助临床治疗，进行疗效评估、预测预后等，从而更好地了解脑肿瘤异质性。以MRI诊断为例，目前人工诊断未能达到精确分级诊断的要求。而AI通过使用多参数MRI图像开发出预测模型，可通过无创的方式明确脑肿瘤不同类型的诊断，多项研究应用 AI 对脑胶质瘤进行分级，分级准确率达到 90% 以上。

受激拉曼组织学（SRH）是基于受激拉曼散射显微镜发展的技术，该显微镜在 2008 年研发成功，能够快速准确地检测出脑肿瘤组织，进而协助外科医生更安全高效地进行切除手术。SRH 是一种光学成像技术，它通过受激拉曼散射显微镜，收集散乱的激光，使未经处理的生物组织快速产生亚微米级像素、高度仿真常规染色病理切片的新影像，并利用脂质、蛋白质及核酸内在的振动特性生成图像对比度，可以找出传统的苏木精和伊红染色图像不易辨别的微观特征和组织学特点。

美国纽约大学朗格尼医学中心神经外科的 Todd C. Hollon 等采用 SRH 技术联合无标签光学成像和机器学习进行术中接近于实时的脑肿瘤诊断。该研究中使用的成像系统是来自 Invenio Imaging 公司的 NIO 成像系统，该系统能够在 3 分钟内获取患者肿瘤的图像信息，可进行超参数调整和基于 patch 级分类精度的模型选择，实现临床快速检测。基于 AI 的工作流程在手术过程中结合床边的显微组织诊断有助于检测残余肿瘤并可以防止切除周边正常组织的风险。

3. 应用效果

1）脑血管病 CDSS

脑血管病 CDSS 预期用于缺血性脑卒中患者，采用深度学习技术与临床知识相结合的方法，辅助医生进行脑梗死及颅内血管影像分析、缺血性卒中病因及发病机制辅助分析，提供基于指南推荐的缺血性卒中急性期管理及二级预防辅助决策。临床医生还应结合患者的病史、症状以及相关诊断结果进行综合诊断。脑血管病 CDSS 贯穿于脑血管疾病诊断和治疗全过程，建立高效准确的单病种自动病因分型系统并推荐治疗方案，成为国际上首个利用人工智能技术自动对缺血性脑卒中进行中国缺血性卒中亚型（CISS）分型并提供临床诊疗决策的 CDSS 工具。

脑血管病临床诊疗辅助决策系统具有较为扎实的研究基础：①脑血管病 CDSS 具有基于深度学习技术的磁共振影像学分析功能，模型训练数据来源为中国国家卒中登记Ⅲ（CNSRⅢ）数据库，数据来源权威，金标准可靠，质量控制流程完备，为模型开发提供了优质的数据基础；②脑血管病 CDSS 采用中国缺血性卒中亚型（CISS）分型系统，分型决策树由 CISS 分型提出者北京天坛医院王拥军教授指导，多名权威神经病学家参与制定；③脑血管病 CDSS 以中国卒中学会 2019 年版《脑血管病临床管理指南》为基础，结合中、美、加等国内外重要指南及循证证据，制定缺血性卒中知识库及诊疗决策树，所有诊疗决策树均有循证医学证据支持，并经过权威医学专家论证。

　　该研究在全国纳入 80 家分中心，预计共入组 21 689 例受试者（目前已入组 14 508 例），旨在通过整群随机对照研究评价基于人工智能的脑血管病临床诊疗辅助决策系统对急性缺血性卒中患者预后的影响及对医疗质量改进的作用，是全球首个人工智能医疗质量改进整群随机对照研究，有望制定 AI 干预性临床试验行业标准。在大数据推进作用下，脑卒中临床诊疗辅助决策系统在推进缺血性卒中临床诊疗的一致性和规范性方面具有显著的临床价值，具体表现在以下几个方面：

　　（1）提高缺血性脑卒中诊断的效率和准确度，提升基层医生诊疗水平

　　脑血管病 CDSS 是适应于国人特点的缺血性卒中病因及发病机制自动分型系统，能提高病因及发病机制判断的效率和准确性，减轻高年资医生的工作负担，提升基层医生和低年资医生的诊疗水平，减少基层医疗的误诊、漏诊以及医患纠纷等问题。

　　（2）控制医院成本，提升医院评级，加快医院信息化建设

　　脑血管病 CDSS 提供诊疗辅助决策、检查项目提示及结果报告警示、卒中复发风险预测、文献知识库，脑梗死急性期指标和出院指标等多方面质控以及多系统对接服务（如 HIS、LIS、PACS 以及 EMR 等），满足医院高级别评级要求，能助力医院通过电子病历应用水平评级、互联互通评测，加快医院信息化建设。同时，该产品可通过医疗质控数据统计与反馈帮助医生管理和优化每一个患者的诊疗过程，在提升医疗服务质量的同时降低经济费用和时间花费，控制医院成本，达到整体效益的最大化，为减少医疗费用支出、降低国家医保负担也将做出相应贡献。

　　（3）规范脑血管病诊治，降低我国脑血管病的发病率与复发率

　　脑血管病 CDSS 以决策树为推理模型，结合 AI 影像学分析结果及患者临床数据判断 CISS 分型，并从以临床指南及相关文献为基础构建的知识库中匹配相关数据，为临床医生提供基于指南推荐的治疗方案，从而使专家经验、指南共识等形成标准化模块并输出到基层医院，致力于将优质脑血管病医疗资源下沉到基层，提高基层医院临床水平，进一步规范脑血管病诊治，促进不同层级医院脑卒中诊疗水平同质化、标准化，助力脑卒中分级诊疗制度推进，确保脑血管病患者能够接受及时有效的治疗，最大程度上降低我国脑血管病的发病率与复发率。

　　脑卒中智能诊断临床价值：①快速。对接急诊检查设备，第一时间自动分析影像检查，第一时间推送分析结果给医疗决策人员。能够诊断鉴别出血患者，预测血肿扩大风险，能够快速精准分析患者是否符合取栓指征。②规范。创新分析方法，并经严格验证，为医生提供规范准确的病情评估和证据支持，有助医疗质量的同质化管理。③抓手。"急性脑梗死再灌注治疗质量改进国家行动"的实操工具和技术推动力。从卒中中心患者整体救治流程的角度出发，针对卒中患者，系统不但能够帮助临床医生

快速做出治疗决策，而且能够在整体救治流程上提升效率，精准分诊。

2）人工智能拉曼技术实现术中实时脑肿瘤的诊断

美国纽约大学朗格尼医学中心神经外科的 Todd C. Hollon 等采用 SRH 技术联合无标签光学成像和深度卷积神经网络（deep convolutional neural networks，CNNs）进行术中接近于实时的脑肿瘤诊断。

NIO 成像系统将 415 例患者的 250 万 SRH 图像进行 CNNs 训练，并将脑肿瘤病理组织分成 13 种常见类型，包括胶质瘤、淋巴瘤、转移瘤和脑膜瘤等，然后创建相关推理算法。基于拉曼技术的术中实时诊断主要包括 3 个步骤：图像采集、图像处理以及术中诊断预测。为了对深度学习算法进行验证，研究者开展了多中心、前瞻性、平行对照、非劣效性临床试验。最终结果显示，对照组总体诊断准确率为 93.9%（261/278），而实验组总体诊断准确率为 94.6%，超过了预先设定的非劣效主要终点界值（> 91%）。

SRH 作为神经外科成像技术套件的前沿技术，可协同术中 MRI 和荧光引导手术工作，为全球神经外科医生提供高分辨率、准确的术中指导，提高肿瘤切除率和手术安全性。SRH+CNNs 不仅可以在术中实现快速诊断脑肿瘤，同时在其他多个领域发挥巨大作用，通过在临床多个科室的深入学习，使图像分类任务与临床专家相结合将疾病诊断准确率达到了相当高的水平。

3）拉曼技术术中实时诊断脑肿瘤的应用优势

（1）近乎实时的神经病理学诊断

NIO 激光成像系统旨在简化术中组织学，减少手术室停机时间，术中使用 NIO 成像系统，该系统利用术中获得的患者新鲜肿瘤组织样本，能够在 3 分钟内获取到患者肿瘤的图像信息，实现临床快速检测。该系统判断术中脑肿瘤的病理类型速度为 150 秒，快于传统病理诊断技术的 20 ~ 30 分钟。结合 SRH+CNNs 的快速而精准的组织病理学诊断技术，为外科医生术中实时、精确地提供组织神经病理学诊断，有助于发现残留肿瘤，并减少病变组织周围正常组织损伤的机会，使区域组织学和分子异质性的研究成为可能，并最大限度地减少因采样错误而导致的误诊概率，提高脑肿瘤切除率，保障安全性，与传统病理学诊断的优势互补。

（2）与病理学家优势互补，提高诊断准确性

利用可训练的特征提取器，深度神经网络将图像特征逐层转化为可学习和可优化的形式，从而实现更加精细的分类任务。在眼科、放射科、皮肤科和病理学等领域，通过深度学习，图像分类准确度已经达到了与人类医生相近的水平。验证性研究结果显示，在被病理医生错误诊断仅有的 17 例病例在 CNN 分类中全部被正确诊断；而

CNN/SRH 组则成功地对全部 14 例误诊病例进行了准确的诊断。这充分表明，基于深度神经网络的 SRH 图像分类方法将显著提高病理学家对复杂、具有挑战性的标本进行分类的效率。

术中病理"实时"诊断：通过现代化的影像学技术和人工智能学习相结合，将传统病理需要 20 ~ 30 分钟完成的肿瘤诊断提速，最快 3 分钟内即可完成肿瘤的病理诊断，为外科医生提供精确的术中指导，降低病变组织附近正常组织被切除的风险，提高肿瘤切除完整性和安全性。

（3）NIO Glioma Reveal 图像分析模块识别癌症浸润区域

2022 年 5 月，Invenio Imaging 宣布 NIO Glioma Reveal 图像分析模块获得 CE 标志。NIO Glioma Reveal 基于深度学习，允许神经外科医生识别接受弥漫性胶质瘤初级治疗的患者的癌症浸润区域。有了 CE 标志，欧盟的神经外科医生可以使用 NIO Glioma Reveal 为术中决策提供信息。

NIO Glioma Reveal 通过简化术中组织成像，允许从切除腔对多个样本进行成像，并且在图像分析模块增加了"即时决策支持"的功能，能够显著改善脑肿瘤手术。

（5.2.1 节作者：李子孝　肖立　刘华维）

5.2.2　基于大数据的肺癌全流程健康管理

1. 领域发展背景

我国作为全球肿瘤发病率最高的国家之一，中国每年新增 429 万肿瘤患者。其中，肺癌是我国恶性肿瘤中发病和死亡都排名第一位的恶性肿瘤（男性 24.63%、女性 15.43%），严重威胁国人健康。近年来，随着 CT 筛查的深入，27% 的人群检出肺部小结节，同时中晚期肺癌也是临床常见疾病。如何提高早期肺癌的早诊早治能力，改进中晚期的综合治疗效果，是目前肺癌治疗面临的共性问题。由于诊疗能力和资源差异，基层医疗机构对肺癌治疗能力相对薄弱，缺乏富有经验的肺癌诊疗医生团队，导致肺癌等疑难肿瘤患者多集中在一线城市的三甲医院就诊，造成高等级医疗中心的治疗压力巨大，工作量骤增，医疗资源紧张。而基层医疗机构在体检和首诊疑似肺癌以后，无法在本地继续给予高质量的医疗服务，导致诊疗能力进一步恶化。因此，如何充分利用现代网络技术，连通高等级肿瘤专科治疗医院和基层医疗中心，充分利用好基层的医疗资源和设施，利用大数据、人工智能等新技术打造新型的治疗模式，减少患者奔波就诊，节约大城市的医疗资源，提升肿瘤患者对健康需求的获得感，具有重要的社会经济价值。

在此背景下，基于大数据的肺癌全流程健康管理项目孕育而生。本项目在 2021 年入选工业和信息化部与国家卫生健康委联合发布的"5G＋医疗健康应用试点项目"名单。为推广可复制的医疗大数据新产品、新业态和新模式，北京肿瘤医院作为试点单位在"5G+医疗健康应用试点项目"中发挥着重要作用。

（1）推动大数据在医疗领域的应用发展，全面提升社会诊疗效率

肺癌全流程健康管理应用整合海量肺癌临床诊疗信息，利用大数据技术，训练人工智能模型，建设高效、精准的智能化诊断应用系统，辅助医生在肺癌筛查、肺癌诊断领域提高效率，减少医疗差错，提升医院的筛查效率与肺癌诊疗水平，同时能够有效地解决医疗水平差异化瓶颈，克服医疗资源不平衡情况，推动社会肺癌诊疗效率的提升。

（2）建立高质量、标准化诊疗路径，减少肺癌诊疗的社会经济负担

肺癌全流程健康管理应用基于各类医学指南、文献、专家经验及典型病例信息，构建标准化肺癌全流程诊疗服务体系，实现在最优时机给予患者最优的治疗策略的精准医疗服务。由此减少因肺癌晚期诊疗延误导致患者治疗费用增加和医疗决策不合理带来的额外开支，改善肺癌患者的生活品质，进而减少社会产值的损失。

（3）推进国家大健康战略的落地，加快分级诊疗制度的发展

以医疗信息化为手段将集中在顶级医疗机构的优质医疗资源下沉至基层医疗机构，使更多的医院能通过医疗大数据信息技术，构建顶级医疗机构与基层医疗机构之间上下联动的一体化新型诊疗服务模式。减少顶级医疗机构医疗资源过度紧缺，而基层医疗机构门可罗雀的窘境，实现患者不出区域就可以享受到高等级医疗服务，专家也不用奔波往复于各地会诊，在节约资源的情况下，最大限度提升基层医疗机构肿瘤患者的获益程度。

为什么要全流程健康管理？

健康管理是指对个人或人群的健康危险因素进行全面检测、分析、评估以及预测和预防的全过程。肺癌全流程健康管理是通过肺癌信息采集、肺癌筛查、肺癌评估、个性化诊疗方案、康复干预等手段持续加以改善的过程和方法。相较传统"发病－确诊－治疗"的肺癌诊疗模式，全流程健康管理构建早筛、诊断、治疗、监护、随访、科研等方面诊疗服务体系，基于全面的健康数据采集与分析，提供科学的肺癌诊疗指导，有效地利用有限的医疗资源来达到最大的肺癌患者健康改善效果，提高肺癌患者生命质量、降低医疗费用。

2. 创新应用场景

1）全流程数据应用赋能健康管理，是建设的关键要素

肺癌全流程健康管理具有众多医疗机构业务协同和众多健康服务系统数据互通共享的特性，因此在设计之初必定要考虑全流程健康管理系统的数据与服务协同能力与可推广性。全流程健康管理系统采用一体化的服务架构设计，从患者数据的采集、解析、数据处理、标准数据集建立和推理算法服务模型均由标准组件完成，在此服务架构上研发的数据健康应用系统可根据项目的应用模式进行灵活配置，保证管理应用的可推广性（图 5-1）。

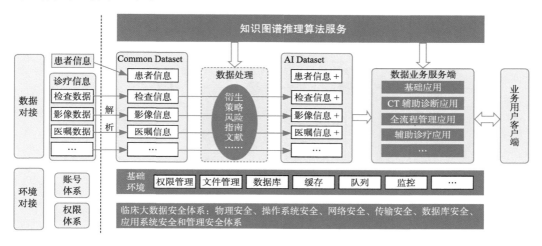

图 5-1　全流程健康管理系统一体化服务框架

2）诊疗数据结构化解析，是全流程健康应用的支撑能力

诊疗数据结构化解析是将患者分布在不同业务系统中的数据进行汇聚并进行处理的过程，业务系统包括 HIS、LIS、EMR 等，其数据内容多种多样，包括病案首页、检查记录、检验记录、病理结果、基因报告等。将这些不同的数据汇聚处理后，按照患者的诊疗时间线进行关联和整合，可用于分析肺癌患者从早筛、诊断、治疗、预后整个路径上的临床状况。

临床诊疗数据结构化解析的难点体现在 3 个方面：①数据源多，难以对接。院内的业务系统众多，并且由于业务系统的升级迭代，同一个业务系统还有多个版本。要获取完整的患者数据，需要与每一个系统做好系统层面的对接。②数据格式多，难以处理。不同业务系统的数据格式也不一样，有结构化程度高的二维表，也有半结构化的文本描述，还有图片、视频、DICOM 等文件。③逻辑关系冲突。在处理历史数据时，由于早期信息系统不够完善，导致患者在不同业务系统中的数据出现了互斥的情况。为了对诊疗数据进行高质量的结构化解析，平台利用多种技术，包括基于临床规则的

文本提取技术、基于人工智能的数据核查技术、基于人工智能的影像组学提取技术等。

诊疗数据结构化解析过程如下：

（1）基于《胸外科疾病标准化诊疗术语标准》，结合临床上肺癌诊疗和管理的需求，构建肺癌标准化诊疗术语库供调用。

（2）通过系统对接的方式采集患者诊疗数据。当患者完成诊疗过程时，全流程健康管理系统会与院内相关的业务系统进行对接，对接方式包括数据库对接、集成平台对接、Web Service 推送等方式。

（3）基于患者主索引对患者全流程数据进行关联。通过患者主索引将患者的历次病历进行关联，在每次病历中又按临床模块进行关联，包括病案首页、入院记录、出院记录、检查记录等，如图 5-2 所示。

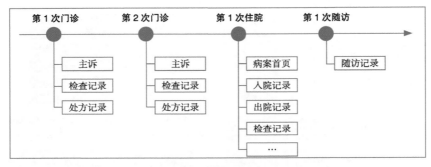

图 5-2　患者全流程病历记录

（4）基于临床规则对病历数据进行结构化。即对原始的病历文本数据进行解析和知识抽取，并填入预先设计好的 eCRF 报告中，如图 5-3 所示。

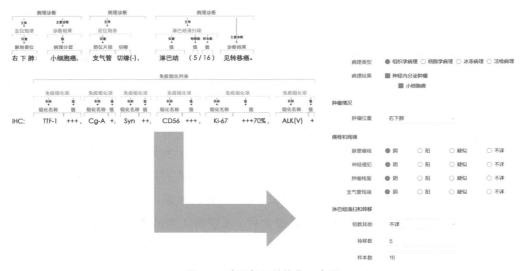

图 5-3　病历数据结构化示意图

诊疗数据结构化解析所产生的肺癌患者大数据队列，是肺癌全流程健康管理应用研发的基础，肺癌患者大数据队列的数据质量决定了相关健康应用的业务能力，故诊疗数据结构化解析是整个项目的关键能力。

为什么选择知识图谱进行逻辑推导？

知识图谱是一种非常强大的工具，可以帮助机器更好地理解世界，并将不同领域的知识关联性构建起来，从而实现更加智能化的应用。在肺癌诊疗场景中，知识图谱可以帮助整合分散在各个系统的数据，并将这些数据以结构化、可解释的方式呈现给医生，从而更好地辅助医生进行诊断和治疗决策。相较于深度学习模型，知识图谱具有可解释性和关联性的优势，可以更好地满足医疗这种需要对患者有解释性行业的需要。这是因为知识图谱可以通过可视化的方式呈现知识间的关联性，从而让医生更加容易理解系统给出的决策依据，从而更加信任系统并提高用户满意度。

3）知识图谱推理算法，是全流程健康服务的核心驱动力

采用知识图谱推理算法，用于肺癌患者整个健康服务体系内的知识融合、服务与诊疗策略的适配与推荐、大数据分析与决策推导等业务支撑，通过对肺癌患者病情的数据解读、分析和病情逻辑推理，模拟医生临床判读思维，实现对医学知识点及其医学逻辑的理解与关联，根据肺癌患者病情现状客观、准确地推送服务。

建设的知识图谱推理算法需要采集原始患者病情信息，从病情信息的描述中抽取出需要处理的病情关键信息，再调用知识图谱推理引擎获取高质量的推断结论，基于推断结论结合临床场景进行知识应用，实现智能驱动全流程健康服务运转的内核逻辑，如图5-4所示。

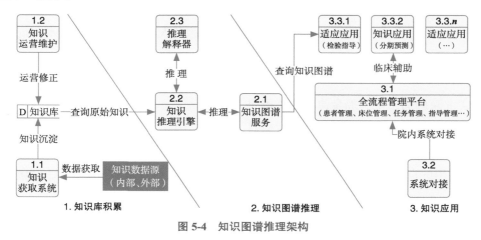

图 5-4　知识图谱推理架构

4）CT 影像肺结节 AI 辅助识别，是全流程健康服务的基础推动

CT 影像 AI 辅助诊断系统是指提供病灶智能识别服务、病灶良恶性判断服务、病灶智能跟踪对比服务、疗效评估服务和自动报告服务等。帮助临床医务人员实现肿瘤的早发现、早诊断、早治疗，节约医务人员阅片和写报告的时间，减少延误治疗时间，降低漏诊误诊的概率。

融合传统图像处理和深度学习多种算法对 CT 影像数据进行处理，如目前已经较为成熟的区域自生长算法和 3D-CNN 等算法，模拟医生阅片并进行诊断，分析肺部 CT 图像特征，识别疑似恶性的结节并滤除无结节的图像，描述结节特征，协助医生尽早发现肺结节，实现肺癌的早发现、早诊断、早治疗。借助人工智能图像处理技术实现肺结节定位、定性诊断，基于图像识别技术和自然语言处理技术实现结节良恶性预测（图 5-5）。

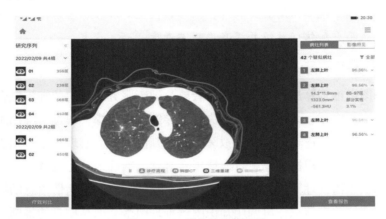

图 5-5　CT 影像肺结节识别

同时结合三维重建技术，将三维重建和肺结节检出融合在一起，更真实有效地呈现结节病变的解剖结构，清楚地显示其内部密度差别影，结节边缘特征，结节周边及内部的小血管、细支气管影（图 5-6）。满足临床医务人员对疾病诊断、术路规划等医疗场景需求。

3. 应用效果

1）北京肿瘤医院肺癌全流程智能解决方案

基于 5G 物联网的肺癌患者 AI 健康管理项目是国家工业和信息化部办公厅、国家卫生健康委员会办公厅组织开展"5G+ 医疗健康"应用试点项目，由北京肿瘤医院作为应用试点牵头单位，联合中国电信、零氪科技共同打造肺癌患者 AI 健康服务体系。

项目通过在北京肿瘤医院建立大数据智能应用服务体系，将现有的医疗人力和设

备资源充分利用起来，将国家中心医院的医疗技术优势发挥出来，为肺癌的早发现、早诊断、早治疗、进展治疗、术后康复、随访、科研等提供信息化、移动化、远程化的医疗服务，节省医院的运行成本，推动医疗资源的下沉，提高医疗的效率和诊断能力，缓解病人的"就医难"问题，帮助推动边远地区的精准脱贫。

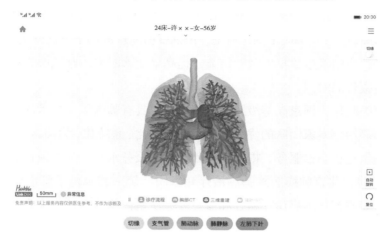

图 5-6　CT 影像三维重建

本项目在北京肿瘤医院胸外中心应用诊疗数据结构化解析技术实现病历信息的结构化处理，构建了 10 000 余份肺癌患者数据队列，形成了肺癌患者大数据库，并基于此数据库研发并应用了包含胸部 CT 肺结节 AI 辅助诊断系统、肺癌诊疗辅助决策系统、肺癌患者住院规范化诊疗管理系统、肺癌诊疗质量管理平台、术后康复管理系统和肺癌科研数据中心等应用服务体系（图 5-7）。

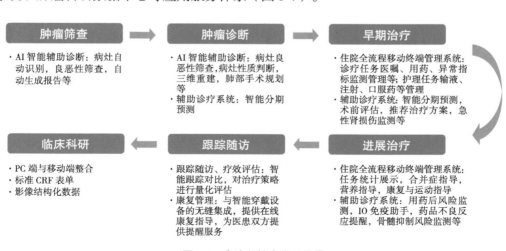

图 5-7　全流程健康应用场景

目前临床方面存在医生短缺、对肺结节诊断存在误诊、漏诊的情况，极大地制约？

123

我国肺癌早诊早治工作的开展。为解决此难题，项目组基于 40 000 份影像数据训练集，融合传统图像处理和深度学习多种算法对 CT 影像数据进行处理，如目前已经较为成熟的区域自生长算法和 3D-CNN（三维卷积神经网络）等算法，研发并应用了胸部 CT 肺结节 AI 辅助诊断系统，通过大数据训练肺结节诊断模型，将北京肿瘤医院胸外科专家团队在肺结节的诊断经验转化为系统能力，运用人工智能技术，模拟医生阅片并进行诊断，分析肺部 CT 图像特征，识别疑似恶性的结节并滤除无结节的图像，描述结节特征，协助医生尽早发现肺结节，提高早期诊断率，避免误诊和漏诊，节省医生阅片和写报告的时间。

北京肿瘤医院作为国家高等级肿瘤医疗中心，具有肺癌医疗技术优势，如何将北京肿瘤医院肺癌治疗专家团队的优秀诊疗经验数据化、系统化，为国内合作医疗机构、医联体医院提供远程会诊服务，提升国家肺癌治疗服务水平，是本项目的重点工作。在项目的推进中，北京肿瘤医院肺癌治疗专家团队统一和规范了肺癌诊疗服务的标准，制定了一套规范化肺癌诊疗路径和诊疗服务质量监管体系，围绕着上述标准与体系进行了肺癌患者的数据采集与规范化处理，并以此研发了肺癌治疗相关的健康管理应用系统。

（1）肺癌诊疗辅助决策应用系统：在医疗大数据机器学习基础上，依据多维度医学知识库体系、基于 10 000 例肺癌患者大数据队列形成的真实世界研究海量数据，建立肺癌知识规划库，为医生、护士、医技人员、科室管理者提供智能、安全、高效的决策支持。系统归纳总结了 1028 个推荐检查策略、12 240 个推荐治疗策略、5543 个推荐用药治疗方案、603 个推荐术后治疗策略、术前风险评估以及营养指导建议 589 条，为医生提供肺癌诊疗策略推荐、患者化疗后不良反应风险预测、指南推荐等功能，帮助临床医生做出恰当的诊断决策，解决诊疗过程的一致性和规范性问题，减少医疗差错，改善临床结果，加速医生培养成长。

（2）肺癌患者住院规范化诊疗管理：是指基于肺癌标准诊疗路径，自动获取肺癌患者病例信息，通过肺癌诊疗知识图谱推导出肺癌患者所需的诊疗事件，并以此辅助医生进行住院患者的诊疗活动。将肺癌患者住院期间全诊疗流程中关键诊疗节点转化为诊疗任务，为医务工作者提供规范化、智能化的诊疗任务清单，包括入院每日的基本诊疗工作项目、住院重点诊疗项目、日常交接班任务、患者病情及诊疗效果评估、康复与运动指导、心理指导等全生命周期的病情管理项目。按照肺癌标准诊疗路径推荐给医护人员使用，同时实时监控任务执行情况，为医护工作者提供工作任务提醒、诊疗风险预警等服务。

（3）肺癌诊疗质量管理：可以对肺癌患者诊疗过程进行监管，保证诊疗服务质量，防范医疗事故的发生，对医院医疗服务能力、效率、质量进行纵、横向比较分析，帮助管理者快速了解医院诊疗情况，准确定位诊疗不规范原因，提高管理决策精准度与数字化水平。提供实时质控指标监测和事后大数据分析，能够监测诊疗过程中的风险项，针对用药后不良反应进行分析，从患者、临床、监管部门等维度对医疗全过程各质量指标进行量化数据分析，并基于诊疗大数据进行汇总分析，生成肺癌诊疗能力报告。该报告主要包括风险预警统计管理、免疫治疗统计管理、肿瘤治疗质控管理、科室管理统计四大模块，对肿瘤诊疗行为进行分析，包括 ICIs 治疗和 irAE 发生情况、肾损伤、TNM 分期完善、靶向治疗分子检测完成情况等，智能算法可以促进对医疗行为各个环节全过程、全动态、有秩序的质控管理，从而有效解决以往在纯手工时代实时质量监控困难的问题。通过对整个数据进行统计和监控，从源头上进一步提升病历数据的质量，做到高效管理。

在现代医学体系中，已把预防、医疗、康复相互联系并结合为一体。项目基于术后康复管理基于加速康复（ERAS）理念，研发了针对肺癌患者的数字疗法系统，可应用于院外疾病预防、治疗、信息管理等各式各样的场景，能够为大多数患者提供个性化、更直接的干预方案。围绕"主动的积极的随访显著提高患者生存获益"和"数字疗法中的远程随访模块"两个关键点展开服务，基于大数据及算法的加持，通过包括随访和药物提醒、症状监测、康复计划和医生干预等功能将其直接提供给患者，以延长肺癌患者预期寿命并提高他们的生活质量。患者可以通过软件进行日常自我管理及疾病相关的症状上报，医护也可以使用手机等电子设备对患者进行远程监测及管理。更加高效的医患连接以及围绕疾病展开的院外治疗、干预、管理能大幅度降低不良事件发生率，以及在极大程度上延长患者总生存期。

项目能够将临床诊疗服务产生的临床数据向肺癌科研工作进行智能转化，通过建设肺癌科研数据中心，设计肺癌数据模型来管理患者的诊疗数据资料，满足医学科研所需数据的迫切要求。肺癌科研数据中心汇集 10 000 余例肺癌患者数据，可为肺癌的发病规律、患病人群特征、诊疗方式等提供证据支持，有助于开展临床研究，将为制定合理的诊疗方案、提高患者的生活质量、减轻社会的经济负担以及政策的制定等提供重要的科学依据。同时，参照国内外数据采集及处理标准，依托大数据处理技术，基于肺癌病种的数据点位信息分析和临床医学意义分类，在保证数据准确性与完整性的前提下，对肺癌病历数据进行结构抽取和标准化，根据肺癌病历数据内在的医学逻辑对数据进行分类、整理，形成肺癌数据资源库，为临床研究者提供基于结构化临床数据的多种精准、模糊搜索工具，科研探索工具，专病数据模型自定义以及自录入等应用工具。

项目基于临床病情信息自动抽取处理，进行知识图逻辑推理，实现智能辅助策略全流程服务处理，系统会在 0.02 秒内做出响应，做到了全流程健康服务的实时推送。人工智能应用 AI 结节检出率达到 99.4%，检出准确率 94%，对基层医疗机构疑似肺癌患者的筛查效率提升 40% 以上，肺癌患者术后的肺功能恢复提高 6%（图 5-8）。

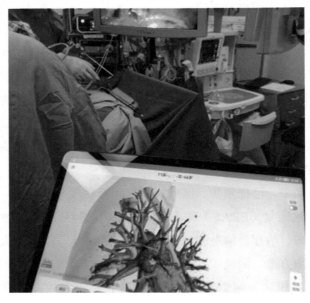

图 5-8　胸部 CT 肺结节 AI 辅助手术

该项目的顺利上线，可以有效地提升肺癌的诊治效率，并提升患者的生命质量，降低因诊断不及时而造成的晚期患者治疗费用快速增长的现象，降低因医疗决策不科学而造成的不合理支出，降低患者因健康管理不当而造成的健康状况非预期恶化所造成的医疗费用，降低肺癌患者工作能力降低所造成的社会产值的降低。

区域肺癌患者 AI 健康管理项目

　　区域肺癌患者 AI 健康管理项目立足于区域医联体建设，以医联体龙头单位为中心，基于 5G 技术，面向全国的基层医疗机构，建立基于 5G 技术的肺癌患者健康服务网络，实现高端癌症专科治疗模式与基层医疗机构的互联互通，并在此基础上，建立基于 5G 技术的肺癌全流程标准化管理应用服务体系，将先进的患者早筛、管理、诊断、治疗、监测、随访、科研等技术手段，以及相关的标准与规范，纵向地向基层延伸，推动高端癌症专科治疗模式的中心医院与基层医疗机构的上下联动一体化。

2）云南省肺癌一体化诊治中心

2018年8月，云南省卫生健康委员会依托云南省肿瘤医院优质医疗资源，通过互联网技术，将肿瘤专科医院、综合医院的肿瘤中心、肿瘤科、治疗组等整合到云南省肿瘤医院互联网医院，成为国内首个以实体医院为主，同时也是云南省内第一家肺癌一体化诊治中心。

以"互联网医院"为依托，云南省各大医院癌症专家团队联合制定了一套标准、统一的肺癌诊断与治疗方案，实现了全省13家医疗机构的人才、设备、场地的共享，以及线上线下医疗资源的互联互通，尽量与全国的肿瘤诊断与治疗指南一致，实现了患者的治疗、医生的培训、诊断能力的提升等方面的同质化，最终使该中心成为一个既具有公益性质，又符合未来发展趋势的现代化的肺癌诊断与治疗平台。

肺癌一体化诊治中心依托云南省肿瘤临床医学中心的平台资源，以"省内分中心"和"联盟单位"同步建设为切入点，推进肺癌标准化诊疗，推行"省－市－县"一体化肺癌病人全流程管理，红河州第三人民医院、澄江县人民医院、宣威市人民医院、富源县人民医院等13个地州医院均已纳入"肺癌一体化"服务网络，形成云南省肺癌病人的"多层次"服务体系。

项目在云南省肿瘤医院建立MDT多学科远程会诊服务中心，为合作的13家地州医院和云南省内患者提供疑难杂症会诊服务。肺癌一体化诊治中心通过建立影像会诊人工智能资源库，积累会诊数据资料，形成肺癌患者会诊经典案例集。同时，远程会诊服务中心可调用胸部CT肺结节AI辅助诊断系统服务，实现会诊患者的病情自动化筛查与智能会诊分诊服务，提升会诊的效率，节约专家时间。

项目遵循医疗信息系统集成（integrating the healthcare enterprise，IHE）国际规范，数据传输符合医学影像成像标准（DICOM）和卫生信息交换标准（health level-7，HL7），实现合作医疗机构影像数据的标准化与规范化，并提供会诊信息智能质量管理功能，保证患者影像信息在肺癌一体化诊治中心的通用性，减少患者重复检查的经济负担。

目前，精准化的肺段切除术较为复杂，由于肺部血管、支气管较多，对医生解剖知识和操作技术的要求较高。对于云南省相对偏远地区的医院，医疗资源相对短缺，高水平医生少，肺癌患者做手术往往向大城市大医院集中，造成大医院医疗资源过度紧缺，而基层医院门可罗雀的窘境，极大地浪费宝贵的医疗资源。本项目利用计算机图像处理技术，对不同类型的肺组织和脏器进行三维重构，其可视化结果不仅能显示病变的部位、大小、类型，还能分析病变与肺动脉、肺静脉、支气管及周围组织的解剖学和定位关系，从而为临床手术计划的制定提供一种行之有效的方法。进一步，将可视化技术与人工智能技术相结合，可帮助医生准确地确定肺段及楔形切除的范围及手术路径。项目将三维重建部署于 MDT 多学科远程会诊服务中心（图 5-9），为合作医院提供高水平远程医疗指导，提高肺癌手术的安全性、准确度，保障患者的术后肺部功能，极大地缓解了医疗资源不足的情况。

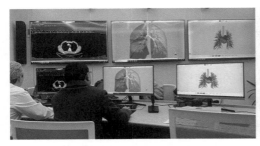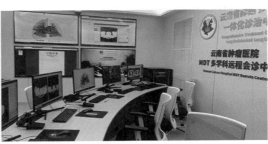

图 5-9　MDT 多学科远程会诊服务中心

自肺癌一体化诊治中心正式启动以来，2019—2021 年，云南省肿瘤医院作为该诊断中心的核心平台，其总诊疗人次增加了 34.8%，门诊人次增加了 35.1%，手术台次增加了 36.6%，三、四级手术所占比例增加了 77.1%。平均住院日从 10.1 天降低至6.8 天、减幅达 46.6%。严格控制病床使用率，病床使用率从 148.9% 降至 115.8%、减幅 33.1%，出院人次增长 15.7%。这数据的背后是肺癌一体化诊治中心发挥了积极作用，同时，作为服务网络内的 13 家地州医院医疗资源也得到了充分的利用，3 年中，云南省肿瘤医院下转病人 43 381 人次，增长 55.97%。肺癌一体化诊治中心克服医疗资源不平衡、医疗水平均质化差的瓶颈，整合肺癌海量信息，在规范化的基础上实现精准化管理，提高了云南省肺癌诊疗的服务能力。

互联网医院具有非常实用的功能，包括咨询、预约、挂号、随访等功能，在实体医院强有力的支撑下，给线上患者带来了极大的便利。肺癌一体化诊治中心基于互联网医院、远程会诊中心进行线上线下协同服务，可以更好地获取患者的诊疗信息，降低诊疗服务成本，更好地推行规范化诊疗服务。

（5.2.2 节作者：衡反修　王立军）

5.3　临床智能支持创新应用

5.3.1　大数据支撑下的医学影像智能诊断分析

1. 领域发展背景

医学影像技术的发展仅有百余年的历史，1895 年威茨堡大学伦琴发现 X 射线。

20 世纪 70 年代 X 线计算机体层设备问世，可以借助 CT 技术获得图像信息媲美手术解剖。20 世纪 80 年代核磁共振原理成像技术成熟使医疗行业获得全身扫描成像并有可能进行分子结构的微观分析。进入 21 世纪以来，医学影像技术取得了新的突破和进展，新型的成像模态和技术不断涌现，如超声造影、光声成像、光学相干断层扫描、正电子发射断层扫描、单光子发射计算机断层扫描等，它们可以提供更加丰富和精细的图像信息，满足不同领域和层次的临床需求。

进入 21 世纪以来，人工智能技术与医学影像技术深度融合，形成了智能医学影像技术，它可以利用机器学习、深度学习、自然语言处理等方法对医学影像进行自动化、智能化分析和处理，实现病灶检测、定位、分割、分类、评估等功能，辅助医生进行诊断和治疗决策。全球人工智能医学影像的发展进入了快速增长期，不仅在科学研究方面取得了突出成就，在应用落地方面也有了显著进步。

大数据支撑下的人工智能技术通过提升医学影像分析技术与能力，可极大地降低整体医疗花费。由于医学影像人工智能产品带来的显著效益，美国食品药品管理局（FDA）已经审批通过了一系列医学影像人工智能产品，我国国家药监局也陆续发布了多项人工智能医疗器械审查指导原则，加速医学影像人工智能产品上市进程。

2. 创新应用场景

近几年，深度学习技术取得一系列新进展，正在帮助识别、分类和量化现有的医学影像，其核心是从大数据中自动归纳出具有层次的特征，而并非像既往完全依靠人工根据领域内专业知识发现和制定特征。

医学影像目前面临的痛点是什么？

①阅片专业性要求高，国内高水平阅片医生稀缺，专业阅片医生高度集中于区域中心医院，基层诊疗力量薄弱。②阅片一致性较低，比如不对称，结构扭曲等难以明确界定的征象，不同的医院、不同的医生可能给出完全不同的判断。③阅片医生长期超负荷工作，易疲劳，诊断效率与质量下降。影像医生的增长量远不及影像数据的增长量，给医院和医生都带来了极大的压力。

（1）医学影像智能诊断提高疾病诊断效率

医学影像智能辅助诊断系统能够显著降低漏诊率，对微小钙化区域识别具有显著优势，系统能完整地观察整张切片而无遗漏，且不会受到疲劳状态影响，能够提高基层医疗机构的影像诊断能力和质量，缓解基层放射科医师的短缺和压力，提升患者的就医体验和满意度。

人工智能在医学影像场景的应用尚处于快速发展阶段，离全面落地尚有一段距离，当前限制各类场景智能辅助诊断系统效率进一步提升的原因有：①数据方面，公开数据集存在数据量小、标准不统一、标注不规范、标注错误等先天不足；各类型阳性病灶数据少；不同地域、不同医院、不同机器设备影像数据不同，加大了数据收集的难度。②标注方面，影像医生读片一致性不高，标注医生受限于经验，主观性较大；各企业对于标注结果的质控标准不同，而数据集的质量及标注质量直接决定了人工智能产品的临床性能表现。尽管基于影像大数据开发的图像分类、分割及检测的相关产品模型日新月异，但尚需进一步提升辅助诊断效率，才能具备真正临床应用推进的基础。

（2）人工智能赋能多场景影像辅助诊断

目前，深度学习在医学影像的应用场景中主要涉及 CT、MR、DR、超声等模态，涵盖头、胸、腹、骨等部位，以及脑、眼、心血管、肺、乳腺等器官，针对脑卒中、颅内肿瘤、冠心病、肺结节、肺炎、乳腺癌、骨折等疾病，实现辅助筛查、辅助评估、辅助诊断等功能（表 5-1）。对于各场景医学影像辅助诊断产品，还需要在产品稳健性、易用性、安全性等方面进一步提升，从而提高产品在更多疾病影像诊断场景中的适用性。

表 5-1　大数据、人工智能技术在医学影像领域的主要应用情况

部位	器官	主要模态	病种
头部	脑	CT、MR	脑卒中、颅内肿瘤
	眼	眼底图像	糖尿病视网膜病变
胸部	心脏	MR、超声	心肌病、心脏瓣膜病
	心血管	CT	冠心病等心血管疾病
	肺	CT、DR	肺结节、肺炎
	乳腺	MR、超声、钼靶	乳腺炎、乳腺癌
腹部	胃	内窥镜检查	胃癌
	肝脏	CT、MR	肝硬化、肝癌
骨骼	颅骨	CT、MR、DR	骨折、骨龄评估

加强产品稳健性，加快提升不同影像特征（体型特征、设备机型、成像技术、电压等）下的泛化能力，建立"端到端"的人工智能 DR 诊断产品规范，从图像采集（如摆位、电压等）、标准数据库、标注基准、人工智能应用诊断性能层面建立框架共识与可操作的规则，从关键链路上明确人工智能产品的临床要求，促进标准化与工业化发展。

改善产品易用性，建立规范的人工智能产品融合临床医师工作流程指导，建立信息接口、展现界面、数据呈现的临床规范参考，让产品在设计上完全对接临床要求，

基于可用性迭代体验与功能，提供优异的易用效果，基于流畅稳定的人工智能阅片运行环境，简易便捷地将观察结果或信息呈现到患者诊断报告系统中。

提升产品安全性，关键是实现患者数据的隐私安全，建立数据脱敏标准化的技术方案，在产品部署时即实现安全机制规避风险，如通过前置机或专项数据方案实现信息在医院内网的安全流转。

3. 应用效果

（1）肺结节智能辅助诊断

据统计，肺结节有 80% 以上为良性，不到 20% 可能产生癌变，当肺结节逐渐变大，或者在磨玻璃结节中实性成分明显增加时，癌变风险可能进一步提高。基于深度学习技术，可以对肺结节进行良恶性分类鉴别，在肺癌早期诊断中具有重要应用。

基于深度学习，可检测出各种大小肺结节，对结节进行量化测量，标记出结节的位置、大小、密度，进行三维可视化重建。根据风险评估模型，进一步对肺结节进行良恶性鉴别和分类，给出恶性概率或风险等级。并非所有结节均为病变，即存在假阳性情况，需要根据病灶情况，结合专家知识，做出进一步判断。

随着人工智能技术的不断发展和完善，肺结节影像辅助检测软件也将不断优化和升级，以适应不同的场景和需求。例如，基于三维重建技术的肺结节手术规划技术可以为外科医生提供更加安全和准确的手术方案；基于多模态信息融合技术的肺癌诊断技术可以为医生提供更加全面和综合的肿瘤信息。

肺结节影像辅助检测是人工智能技术在医疗领域最早应用的细分领域之一，目前国内已有多家企业陆续取得了肺结节影像辅助检测软件人工智能医疗器械三类证。三类证的获得，不仅是对产品质量和安全性的认可，也是对人工智能技术在医疗领域创新应用的鼓励，促进了医疗人工智能的商业化进程，使这些企业能够从研发走向销售，实现市场的检验和资金的回流，同时也为其他场景和领域的医疗人工智能器械产品加速上市建立了示范。

国内的深睿医疗公司开发了一套 AI 辅助诊断系统，用于肺结节的检测和分析。该系统利用大量高质量的胸部 CT 数据，通过神经网络的深度学习和多维训练，可以在短时间内对胸部低剂量螺旋 CT 扫描的图像进行快速筛查，并自动发现、定位和标记可疑的肺小结节，同时给出结节的数量、特征、大小、密度等信息和影像学特征。此外，系统还可以对同一患者不同时间的 CT 影像数据进行比较和评估，帮助临床医生判断结节的生长速度和变化情况。系统针对不同类型的结节进行了网络细节的优化，能够突破传统 CAD 系统的检测限制，准确识别各种形状和大小的结节，包括磨玻璃结节、形态不规则的大结节、血管附近的结节、肺门区域的结节等，都有高检出率。

目前，系统对 4 mm 以上结节的检出率达到 98% 以上，其中磨玻璃结节检出率达到 95% 以上；平均每次扫描的假阳性结节小于 1 个，假阳性率约为 5%。

（2）乳腺影像智能辅助诊断

国内的智能辅助诊断技术在乳腺影像中主要应用于乳腺钼靶领域。虽然超声是临床指南推荐的早筛首选方法，但是超声影像结果受到设备、操作人员、操作手法、动态图像等因素的影响，导致结果差异性较大，难以建立金标准数据集，因此相关人工智能模型的训练困难，智能辅助诊断效果不理想。相比之下，数字化乳腺 X 线检查能够提供良好的对比度和分辨效果，能明显发现乳腺组织内的细小钙化灶，并能从病变的范围、形态以及分布特点上进行定性诊断，具有较高的敏感性和特异性。

乳腺钼靶阅片的辅助工具中，计算机辅助检测（CAD）软件最早诞生，在国内医院普及率较高，但传统 CAD 功能单一、性能不足，在病灶检出上假阳性过高，性能上的瓶颈无法满足临床需求。相对而言，人工智能辅助诊断系统功能效果更强大、性能稳定且能力不断迭代提升。乳腺 X 线影像智能诊断系统利用计算机视觉和深度学习等技术，自动对图像进行分析和处理，实现乳腺密度分级、病灶检测、分类和定位等功能，并根据 BI-RADS 标准给出诊断建议和结构化报告。目前，乳腺 X 线影像智能诊断领域已有多家企业推出相关产品，主要有以下功能：①乳腺密度分级。根据乳腺 X 线图像中的脂肪和腺体比例，自动将乳腺分为 A、B、C 和 D 4 个密度等级，以评估乳腺癌的风险和筛查的效果。②病灶检测。利用计算机视觉和深度学习等技术，自动识别乳腺 X 线图像中的异常区域，如肿块、不对称、钙化、结构扭曲等，并标记出其位置和大小。③病灶分类。根据病灶的形态、边缘、密度、分布等特征，依据 BI-RADS 标准，自动将病灶分为良性、恶性或不确定性，并给出相应的评分和置信度。④结构化报告。根据乳腺密度分级和病灶检测分类的结果，自动生成结构化的诊断报告，包括图像描述、诊断建议和管理方案等内容。

各大企业的核心病灶检出模型基本思路为基于最新版 BI-RADS 标准，对真实病例数据集或者公开数据集进行标注，再通过 CNN、RestNet 等分类算法与深度卷积神经网络技术建立模型，在临床前逐步完善并提升性能，最终投入临床试用。

乳腺影像的智能辅助诊断系统通过增加乳腺钼靶检测的可及性、便利性、准确性，癌症早筛惠及的人数增多，减少后期诊断检出的花费和提高患者生活质量，在国内部分医院逐渐落地，据临床反馈，能有效防止病灶漏诊，并且能够增强年轻医师的信心，但在具体性能上仍有提升空间，需要进一步加强。

未来，乳腺影像智能辅助诊断系统有望继续完善功能，提升性能，实现多种病灶的高敏感度与高特异度"双高"，真正帮助临床医生解决实际问题，应用到乳腺癌早筛之中，提升乳腺癌早筛效率，提升早筛覆盖面，提升公共健康水平。

（5.3.1 节作者：付海天）

5.3.2 基因大数据支持下临床精准化治疗相关技术的应用

1. 领域发展背景

基因大数据作为精准化临床预防与诊疗的基础，是人类活动在基础医学研究端、生命科学研究端、临床医学路径端及健康管理端输出的人类海量生命表征数据、临床诊断数据、生命组学数据，在摩尔定律推动的半导体技术的持续迭代与突破，及人工智能算法技术不断优化迭代的当下，基因大数据作为应用基础，通过与上述技术进行深度融合，实现数据、硬件、软件三位一体，从而使精准化临床预防与诊疗得以实现与实践。其通过基于硬件算力与分布式存储支撑下完成存储、采集、提取、传载、分析；结合人工智能软件算法，对数据进行标注、测试、训练、集成及标准化，进而在人类生命体健康、治疗、研究端提供高效仿真的精准解决方案。提高研究效率，增强应用拓展，基因大数据对于医疗端的直接贡献力度随着技术的不断迭代持续增强。

根据相关咨询公司的统计，截至 2020 年，医疗领域积累的数据规模达 40 万亿 GB，相较于 2010 年同期，是其数据规模的逾 30 倍。此外，其中的数据类型也十分复杂；以基因数据为例，其包括仪器设备检验检查或化学检验及诊断产生的图像数据、视频影像、声音数据、光学数据及有源电信号数据等。这为数据的存储、分析、处理、传输等带来挑战的同时，也激发了基因大数据的使用广度与宽度。

2. 创新应用场景

基于基因大数据的解决方案可实现对现有临床医学治疗手段及生命科学研究的巨量增益，进而对人类的生命探索及疾病治疗产生直接的推动，以及点到点的个性化完善。在大数据的支撑下，整合生物学及医学相关技术手段，基因大数据在围绕生命科学上游基础研究、中游医疗技术开发到下游临床医学应用全流程的精准治疗体系化建设过程中，实现有效赋能，在医学与生物学的重要实践中不断实现正增益与正反馈。

在日常临床诊疗中基因大数据的重要性如何体现？

基因大数据是标准化临床预防与诊疗得以实践的基本盘与资源库，通过利用优化及标准化的生物学数据信息及相关分析技术：例如细胞分子成像技术、真核和原核基因重组及编辑技术、生信及数据分析技术等；基于不同类型、不同适应症患者大量的临床循证数据为基础，嫁接数据科学技术融合生命科学，逐渐实现在基础医学与临床医学数据不断迭代并规模化、标准化路径下的患者开展精准、个性化的适应症分类和疾病图谱分析，并高效制定具备针对性、依从性强的治疗方案。

（1）数据信息为基，融合医学与生物学技术依循临床路径，构筑上层精准预防与治疗

通过创建患者医学数据信息库，构建模型，对疾病发病的根源本质进行探究，再结合深度的病因分析，开发靶向区间患者的特异性疾病基因突变的小分子、大分子或细胞类治疗药物，直接"定位"疾病的准确缺陷，进而针对疑难重症患者的伴随诊断精准用药，如利用基因测序的方法寻找非小细胞肺癌患者突变靶点，利于基因大数据的技术手段辅以针对性化疗药物进行治疗，通过精确用药代替肿瘤治疗中放疗、化疗、手术，提高治疗效率，降低患者痛苦和负担。

基因大数据在健康管理端如何做到疾病预防？

基于在健康端对表征数据的分析，对基因组、转录组的基因大数据进行分析，诊断个体就肿瘤基因突变位点信息、肿瘤标志物信息，利用基因测序、分子荧光定量分析、PCR技术、质谱分析技术、精确引导的活检手术、免疫学分析技术进行癌症早筛，及时预防恶性肿瘤的发生，降低癌症的发病率。此外，利用基因大数据及其分析技术手段，在人类生殖健康的疾病预防端利用基因测序技术对海量基因数据进行分析及无创孕产前检查，在精准医疗领域分子生物学基因测序技术的进步及政策端的推动下被快速普及。

医疗产业融合基因大数据发展与国际医学趋势如何互相影响？

国内的临床领域认为，以临床为依托的精准化诊断与治疗是应用大数据、基因组学及临床医疗技术，融合于患者生活环境和临床数据，从解决实际疾病问题的困扰出发，覆盖精准的适应证分类与疾病的诊断，从而制定具有个性化并且有效提升诊疗效率的治疗方案；通过创建患者医学数据信息库，构建模型，了解疾病的根本原因。目前，欧美国家的精准化临床治疗方案主要基于基因大数据，并围绕医学意义上难治性恶性肿瘤的分子基因高通量测序和方案化治疗展开。其提出在时间上承接人类基因组计划，而在本质上是在基因大数据积累的现状下，对现行的以药物治疗为主体的医疗进行改革，进而影响和改变未来的医疗技术、临床诊断、疾病预防、药物研发和使用。

基因大数据的临床医学意义如何表征？

基于基因大数据的临床医学的历史演化与概念定义，从科研角度分析，基因大数据的医学信息分析涉及临床医学整合多组学分析，需要系统性阐释患病个体的药物敏感机制，利用诊断筛查的方法预测用药疗效与不良反应，指导用药选择、剂量调整，动态监测临床用药过程，实现大病慢病难病的临床治疗端的精准用药。除此之外，基因大数据包括基因组学分析，可用于筛选精准用药的基因组，代谢组学数据，对标模型，构建精准用药药代动力学个性化模型。

（2）国际趋势引领，世界医工融合、数智结合风向下，基因大数据应用红利突出

从行业角度端分析，基于基因大数据的临床诊断分析涉及体外诊断领域，在分子诊断赛道的二代基因测序（NGS）、三代基因测序（纳米孔测序与单分子测序）、微流控及微阵列技术，利于基因大数据需要结合器械工具与分析手段，方能起到临床端的医学诊断效果，凸显临床意义。

从临床路径端分析，基于基因大数据在临床治疗与疾病预防中，涉及相关癌症疾病病程的预防阶段的肿瘤早筛及治疗阶段的伴随诊断。肿瘤早筛，是基于基因大数据的积累基础上结合模型构建与分析，得到癌症筛查的有效性数据概率判断，并就判断进行临床金标准的医学筛查；伴随诊断，是患者基于目前病程基于对基因大数据的成熟模型，对突变进行分析，筛选针对患者个性化精准匹配的特异性治疗药物，围绕基因突变开展以伴随诊断为主要手段的精准治疗、精确给药，并持续优化改进，确定治疗药物对特定人群（如恶性肿瘤患者、有家族遗传病史的患者）的适用性，相关方法与技术可精准地且具备前瞻性地支持判断可能的给药应答、不良反应及严重不良反应情况。

3. 应用效果

1）基于基因大数据模型标准化精准化肿瘤早筛临床实践

目前，通过世界卫生组织提供的数据表明，1/3 的恶性肿瘤患者可通过健康管理中癌症早筛的方法在肿瘤早期阶段发现，并得到及时的治疗。在国内，恶性肿瘤是造成住院患者死亡的首要原因。目前，中国国内恶性肿瘤患者的死亡率高于世界上的发达国家，其中，早期肿瘤筛查的诊断率低是重要原因之一。基于此，基因大数据下的肿瘤早筛对于癌症疾病的早期诊断与发现作用突出且显著，目前国际癌症预防端，对

于易突变基因利用基因大数据技术与模型进行分析筛查，再进一步进行病理诊断，可大大提升肿瘤早筛效率，节省时间与费用。

更有医学意义的是，肿瘤作为一种基因病，早诊意义重大，用迅速、便捷的方法，从大规模的健康、未表现出疾病症状的目标人群中的基因大数据进行筛选，并筛选出极少数肿瘤高危群体，并根据大数据健康模型进行比对做到早期预警、尽早预警发现，降低相关发病的可能风险，尤其针对死亡率较高、发病率较高且疾病的发展周期较长的癌种，如肝癌、胃癌等，临床意义重大。癌症疾病及早发现与预警，对于提升癌症治疗的成功率至关重要，与此同时，防患于未然，及早筛查出癌症风险，也能够持续减少国家与个人在医保及医疗费用的庞大支出负担。

肿瘤早筛的现状：目前早筛方法因多种原因受限，并且多数癌种尚无有效的早检手段，当下国内的癌症早期筛查流程，针对查体，按照癌症疾病的发生时间一般为：普通体检 → 标志物检测 → 影像学 → 病理切片，主要依靠内镜、影像学检测、病理诊断等手段，其中病理诊断为公认的肿瘤筛查金标准。基于基因大数据技术沉淀的基因检测，是利用生物信息学及大数据分析技术，比对模型，对多点位原癌基因突变及关联靶位点基因突变发展、积累及征兆进行早期预警，目前已在实践中得以进一步运用，相对于常规检查，其检测效率及覆盖率相对更高。

传统技术缺陷激发基于基因大数据分析为基础的液体活检技术成为肿瘤早筛风向：目前，广义的液体活检指对以血液为主的非固态生物组织进行取样和分析，可应用于癌症、心脏病、器官移植等系列疾病。狭义的液体活检定义为针对肿瘤诊断与治疗领域，通过检测血液中的循环肿瘤细胞（circulating tumor cells，CTC）、循环肿瘤DNA（circulating tumor DNA，ctDNA）和肿瘤细胞外泌体（exosomes）等，能够揭示肿瘤发展进程相关信息，通过对基因组数据、蛋白组数据的分析，搭建数字架构，实现对癌症患者的早期筛查、指导治疗方案、治疗监测和复发监控。

针对肿瘤早筛的基于基因大数据分析的液态活检，依托 CTC、ctDNA 和肿瘤细胞外泌体检测作为主要标志物检测类型，通过大数据模型进行快速诊断可有效深度拉动液体活检的发展。CTC 是由实体瘤或转移灶释放的，进入外周血液循环的肿瘤细胞，侧重于细胞病理及蛋白组数据，适用于治疗后的病情监测、判断预后等；而 ctDNA 是肿瘤细胞释放到血液循环系统中的 DNA，侧重基因组数据，获取突变信息，适用于早期筛查、个性化用药指导、耐药性监测等；外泌体所含信息丰富，包括蛋白质、RNA 等，不仅能用于临床诊断，基于基因大数据，针对突变靶基因位点进行标注，利用单细胞测序、基因测序技术，利用代谢组、基因组数据，构建模型进行诊断，能够用于疾病早期预警，与此同时，可深度得到肿瘤疾病特征的关键信息。

（1）循环肿瘤 DNA 检测

循环肿瘤 DNA（circulating tumor DNA，以下简称 ctDNA），是指通过肿瘤细胞基于体内信号通路信号传导刺激，释放的携带有肿瘤细胞遗传信息的 DNA 分子片段，是人体内血浆游离 DNA（cell free DNA，以下简称 cfDNA）的组成部分之一。ctDNA 的检验，其实际是对全部的 cfDNA 进行检测，再进一步分析出异质性肿瘤的基因突变情况，基于基因大数据海量数据优化与分析工具的迭代，进行测序分析，利用生物信息学的方法筛查可能突变的位点信息。临床端，采集样本中 ctDNA 的检测，针对提高阳性检出率，检测方法要求灵敏度较高，在医疗器械中分子生物学与生物医学工程交叉的不断迭代，其适用的技术已涵盖领域前沿的数字 PCR 技术，针对单分子的高通量测序技术等。

（2）外泌体检测

生物学上，外泌体（exosome）是指生物体真核细胞中分泌外排到主细胞外的微小膜泡，其具有真核生物细胞器具备的磷脂双分子层膜结构，其膜泡的直径为 40 ~ 100 nm。科学研究发现，突变的恶性肿瘤细胞其释放的外泌体量较为巨大。外泌体对于肿瘤细胞的突变产生、复制发展、细胞转移以及异质性突变带来的抗药性具有一定关联。因此，基于基因大数据分析方法，可针对肿瘤细胞释放的外泌体代谢物，通过捕获富集，并开展采集提纯其中的标志物蛋白及核酸等，可对肿瘤相关信息进行分析，进而有望实现肿瘤早筛技术的突破。

目前对肿瘤细胞外泌体内涵物如核酸物质进行分析的，是利用基因大数据模型，利用 DNA 半保留复制的技术原理通过边合成边测序的基因测序手段，进行高通量筛选，基于的技术硬件为高通量测序（以下简称 NGS）设备及生物芯片。生物芯片的本质主要是利用微阵列芯片以原位荧光杂交等分子技术进行核酸杂交，进行基因突变检测，但不能检测基因分子的未知突变；NGS 技术可以检测未知序列，可进一步检测未知突变。基于此，生物芯片则主要用于诊断与检测已知 RNA 分子，而 NGS 则可发现未知序列 RNA 分子的情况，利用外泌体检测手段并结合基因大数据模型判断肿瘤发生的概率，并检测癌症治疗康复后的复查检测，可防止癌症复发情况的出现。

（3）单细胞测序

单细胞测序技术，是基于对于单个细胞收集提取，并针对单细胞内核酸物质进行分析来判断基因突变的情况。可实现在单个细胞水平上针对不同类型肿瘤细胞进行分析，深度分析肿瘤细胞的移动与浸润、了解肿瘤患者在治疗过程中肿瘤细胞的变化及肿瘤微环境的动态特征，临床实践中通过对患者循环肿瘤细胞进行筛查，可发现早期恶性肿瘤，降低癌症死亡率。

基于基因大数据的分析方法与数据集建立，根据转录组、基因组、表观组等不同单细胞组学的应用需求，对生物信息大数据进行标准化建库，采用不同的方法进行文库制备，包括使用商用试剂盒和结合单细胞分选平台。

当前，基于临床端的肿瘤早筛潜在市场容量与规模达千亿。其中癌症早筛产品需求及要求强，且相关技术方案适用的人群基数较为庞大。以结直肠癌为例，目前，中国抗癌协会建议在 40～70 岁的人群中定期接受结直肠癌筛查，其中高风险人群达 1.2 亿人。利用基因大数据集成及分析方法进行肿瘤早筛，是未来的发展方向。

2）基因大数据为基础的伴随诊断在癌症病程中的精准管理

伴随诊断（以下简称 CDx）是目前癌症精准化诊疗已应用于临床端的重要手段之一，其依据在于基因大数据中基因组数据的分析，利用基因测序、PCR 结合原位杂交技术检测不同肿瘤中引发基因突变的不同驱动基因。通常来说，肿瘤患者体内的癌症驱动基因发生突变后，会使人体信号通路上的信号传导信息物显著上调或下调，进而使得组织部位上的突变细胞异常活跃且持续增殖，最终导致肿瘤发生。在治疗上应用 CDx 技术可持续对肿瘤患者的病程进行追踪，并针对肿瘤异质性及后发耐药性开展个性化可调节的靶向用药或治疗方案，目前临床端适用的癌种主要为肝癌、非小细胞肺癌、结直肠癌、乳腺癌等癌种。新老癌症种类的突变基因检测位点也在临床与科研前沿不断被挖掘与发现，并应用到 CDx 的癌症治疗中。

伴随诊断主要用于肿瘤的精准诊断和用药选择，随着更多的靶向和免疫药品获批，伴随诊断的渗透率将会不断提升。基于基因大数据技术的成熟化与产品化发展，伴随诊断技术主要依托于 PCR 和二代高通量测序（NGS）两种工具进行分子层面分析，着重从转录组、基因组层面进行产品布局，PCR 技术经过近 40 年发展日臻成熟，但该技术仍主要用于已知突变，且一次性检测基因数量有限。目前 NGS 及三代测序技术的高通量检测优势，且可针未知突变检测，适用范围更为广阔。

（1）基于海量数据分析的伴随诊断技术介绍

在伴随诊断的技术中，其中 PCR 技术在伴随诊断领域的应用主要经历了 3 个阶段，精度与灵敏度都在不断提高。

第一阶段：20 世纪 80 年代，基于对于核酸分子研究的持续深入，及分子生物学与生物医学工程技术的融合发展，在拓展研究核酸分子的扩增方法上并配套开发了聚合酶链式反应设备，即 PCR 仪器，主要对基因片段进行定性检测，相关设备发明人 Mullis 因此项技术获得 1993 年诺贝尔化学奖。

第二阶段：20 世纪 90 年代初，基于对 PCR 理论及技术的持续迭代，实时 PCR 技术出现，并在基于荧光共振能量转移（FRET）原理的基础上开发实时荧光定量

PCR 技术（qPCR），并开始逐渐从生物学研究向医学检查方向拓展应用，作为临床指标的检测手段之一，是现阶段主流的 PCR 应用技术，对基因信息进行分析，并收集处理基因数据。

第三阶段：21 世纪初，随着 MEMS 技术发展，微机电系统逐渐应用到生物医学工程领域中，并在集合度较高的医学检验设备中整合，PCR 技术在微集成方向上进一步融合，数字 PCR 技术（dPCR）开始成形，通过此项技术可以实现核酸的绝对定量检测，在生物学领域不断拓展应用；其通过将单个 DNA 分子转移入独立的反应室，依托微流控技术，在 PCR 扩增反应后，结合二代实时荧光定量聚合扩增技术并在扩增过程中对荧光信号进行采集分析，进而快速实现单分子的绝对定量。该技术具有更高的灵敏度和精度，在基因突变、基因拷贝数变异及转录组表达等检测与分析上 NGS 技术均得到广泛应用。

伴随诊断中基因测序基于海量的基因组数据，使得数据储存、管理和生物信息学是目前阶段制约基因测序技术大规模发展的最大因素。事实上，基因数据的读取已不再是难点，基于大数据分析技术及工具的不断发展，基因数据的存储、测序分析已在大数据技术的飞速发展中逐渐被解决；单个或多个基因的突变和疾病之间的相关性，以及数据库的建立才是大规模产业化的拦路虎。

（2）伴随诊断在医疗领域的拓展前瞻

2020 年 6 月 3 日，国家药品监督管理局医疗器械技术审评中心发布了《关于收集伴生诊断试验（CDx）生产企业信息的通知》，进而深度且可操作地指导 CDx 临床前试验及相关注册临床试验工作，进一步鼓励或为伴随诊断检测的注册开通绿色通道。

当前，CDx 市场在国内处于起步及成长阶段，未来潜力巨大，且增速显著，预计在不久的未来，随着新肿瘤突变基因的不断发现、癌症创新靶向药的研发加速及肿瘤领域新型生物标志物的发现，其 CDx 市场将会不断地持续扩容。

创新一类肿瘤靶向药和 CDx 共同研发的现存模式，将进一步推动 CDx 检测方案开发、诊断公司的深入合作、收购诊断公司等策略。在可以预见的未来 CDx+ CRO+CDMO 的模式正在兴起。

通过搭建起肿瘤相关基因数据平台，依托基因大数据及新一代基因测序技术，从变异端、遗传端、感染端、免疫端等生命科学泛领域的肿瘤相关数据信息标准化采集，整合并对数据进行高效清洗并关联临床端诊断和患者的随访数据集，为数据挖掘及深度学习持续并且高效地提供肿瘤相关的医疗侧、研究侧、临床端的真实世界数据，建立医学信息数据的分析与可视化系统，可深度并且快速地完成数据间的因果分析、关联分析等，提供从预防、治疗至康复的全程管理。

建立基因图谱的在线服务平台，可持续为临床医生供给实时更新的病案及病程数据，提供患者画像信息支持临床决策，使得医生团队可以在诊断得出具中效率与精准度倍升。在临床端，对肿瘤患者之基因突变图谱做进一步汇总整合，搭建与分析建模人源肿瘤基因数据，形成临床端数据库、基因端数据库和随访端数据库，共筑肿瘤基本信息数据库，从免疫学、遗传学、分子生物学 3 个维度将肿瘤防治数字化，构建全生命周期的癌症筛查与治疗动态变化模型，使得肿瘤防治的医学与科学问题进行工程化解决，以基因大数据为驱动进行产品研发，从而有效达成肿瘤的精准防治。

目前早筛及伴随诊断结合基因大数据分析的全流程应用技术，已在全国 30 多个省市的 900 多家医院推广，检测样本的数量超 50 万份，相较于传统手段，其检出率、检测效率及自动化程度有了显著提高；深度推动国产化 NGS 结合基因大数据分析的软件＋硬件＋服务的 SaaS+PaaS 方案的国内临床＋科研端创新应用推广，为健康中国助力。

案例分析

在肿瘤早筛与伴随诊断端，医疗器械商业公司通过融合前沿硬件开发技术＋大数据技术＋生物技术，围绕癌症早期筛查及辅助精准治疗，开发了伴随诊断检测产品群，以全癌种、全覆盖、全病程的产品设计结合临床需求，采用一次性检测 1021 个基因的大 Panel 高通量方法，覆盖肿瘤驱动基因、靶向药物敏感与耐药基因、化疗相关基因、免疫治疗相关基因、遗传风险相关基因等，在高质量检测数据的基础上结合自创的大数据分析算法，基于肿瘤基因大数据，进行全贯穿动态分析与临床解读，实现对不同阶段的肿瘤患者进行全病程服务。

（5.3.2 节作者：姚振宇）

5.3.3 大数据支持下的智能化应急救治

1. 领域发展背景

随着经济社会发展、人口老龄化的加剧、人民健康意识的增强，加之各种突发疾病与意外，急救医疗需求迅猛增长。以心血管病为例，2019 年《中国心血管健康与疾病报告》数据表明，中国心血管病患病率处于持续上升阶段。推算心血管病现患人数 3.30 亿，其中脑卒中 1300 万，冠心病 1100 万，肺源性心脏病 500 万，心力衰竭 890 万，风湿性心脏病 250 万，先天性心脏病 200 万，下肢动脉疾病 4530 万，高血压病 2.45 亿。除了死亡危险，心血管病的高发病率和高致残率给社会、家庭和患者个人带来沉重的经济负担和心理负担。

很多疾病的救治都具有极强的时间依赖性，需要在短时间内采取紧急救护措施，涉及现场抢救、运输、通信各方面的协调。时间就是生命，抢救患者就是在与时间赛跑。从发现患者到派遣移动救护车、快速转运、到达医院、收集临床信息、决定治疗、给药或手术，每一个环节都需要争分夺秒，为患者赢得黄金救护时间。而转运及时对于死亡率较高的车祸、心血管、脑血管等疾病更是尤为重要。以卒中患者为例，发病后 2 分钟脑电波活动停止、5 分钟出现不可逆损伤、3 小时内通过药物溶栓或手术方式取栓是生死存亡的关键，因此从发现到就医超过 3 小时则视为延误。鉴于此，如果能早发现问题，尽早进行应急处置，甚至在转运途中，尽早给伤患提供最适当的医疗救治，就可以为伤患争取到更多的救治时间，为其后续治疗和预后提供良好基础。

大数据的应用可大大缩短急救的时间，提升急救医疗服务体系从预防、筛查、诊断、应急、治疗到康复等各个环节的能力和效率。但由于应急救治的特殊性，应急救治过程中的大数据技术应用也具有一些与其他领域不同的特点，如数据来源多样化、对多源异构数据快速整合和分析能力的要求高、数据的传输能力要求高、数据分析贯穿应急救治的各个阶段等。

针对应急救治领域的应用困境，2021 年年初，清华大学精准医学院院长、北京清华长庚医院院长董家鸿院士和清华大学人工智能研究院创院院长、中国人工智能奠基者张钹院士共同倡议组建了医工结合团队，联合了中国智慧医院联盟全国多家医院以及多家企业单位，共同打造以患者为中心的多方协作分级智能应急救治体系。

为何需要多方协作？

急救需要院内与院外共同协作，需要现场抢救、运输、通信等各方面的协调，在院前救治的过程中，院前急救人员与院内急诊科医生及院内专科医生还需要沟通协调，在院中急救的时候，各个专科的医生能够共享患者的数据进行会诊，在院后康复期的患者，其健康档案以及检诊信息需要跟院内的信息系统进行对接。

2. 创新应用场景

1）基于急救大数据的多方协作，是加强急救医疗服务管理能力的关键

智能应急救治体系利用数据，将急救的全业务链条连接起来，实现各个参与机构、

参与人员的多方协作。基于急救大数据的多方协作，是打造全流程闭环式分级救治体系以及多向信息沟通体系的关键，是提升急救医疗服务能力以及管理能力的关键。

智能应急救治体系首先通过大数据地图对整个服务区域的应急服务资源以及应急服务对象进行管理，同时通过为应急服务对象提供智能可穿戴健康监测终端，利用高危人群健康大数据对高危人群进行健康智能监测和预警。在应急事件发生时，利用"声纹+"身份认证技术实现一线救援人员、急救医生、专家以及患者的可信接入，并智能生成应急预案。通过检诊数据，高清视频的实时多方交流，由专家指导一线救治。需要后送的患者，由指挥调度平台启动后送流程，智能监测系统全程监护其转运，如果出现突发情况能及时救治，并提前做好医院接诊准备。院后康复患者纳入重点监测体系。

智能应急救治体系如图 5-10 所示，涵盖了急救资源部署及风险预控、接警、接触预诊及预救治、转运、院内救治以及救治后康复等多个环节。

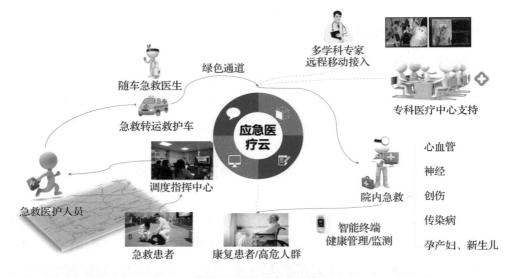

图 5-10　智能应急救治体系

智能应急救治体系可实现全地域覆盖，全人群服务，急救业务覆盖了从急救接警、院前救治、急救转运、院内急救到最后的院后康复的全流程。

智能应急救治体系处理的重点方向包括心血管疾病、神经系统疾病、创伤、传染病、孕产妇新生儿等。

下面我们来看基于急救大数据实现的多方协作，如何在应急救治各个环节进行应用。

（1）急救资源部署及风险预控环节

大数据可帮助智能应急救治体系实现对风险区域的应急救治资源的监管和潜在

风险人群的管理。智能应急救治体系需对接社区的人口管理系统，居民健康档案系统进行对接，对该区域内的人口密度，各种潜在风险人群的分布情况进行分析，从而对急救资源进行设计和部署，并在三维地理信息系统上进行展现，便于进行辅助决策及应急救援。

（2）接警环节

智能应急救治体系可接入多种来源的急救报警信息，如电话 120 报警、通过地区政务服务或者社区服务的 App 报警等。接到急救报警后将通过与报警人或者报警程序的交互，通过数据交换网关获取人员、地址、事件，甚至健康档案等信息，智能生成各种标准格式报文，与医院、政府管理部门以及社区进行自动对接。

智能应急救治体系需提供基于大数据的远程智能急救评估及预分诊功能，通过智能分析，判断急救风险等级，是否具有传染病风险，并根据周边医院的接收处置能力、距离、交通、附近的应急救治资源等信息，给出辅助决策意见，如出何种类型的救护车、派出哪个急救团队、转运到哪个医院、哪个医院进行后端支持等。

（3）接触预诊及预救治环节

智能应急救治体系的远程智能急救评估系统在救护车到达患者处时，先辅助应急救治医务人员完成初步评价及指导初步救治。例如，应急救治医务人员通过病史数据、现场检查数据、患者外在表现，怀疑患者是心肌梗死，可以在现场再快速做一个心电图，利用智能心电诊断程序，最后确定，便可进行快速施救，以便控制损伤，有效延长患者生命。

如果碰到在现场不能确定的伤情，比如外伤导致患者神志不清，通过伤情检查及表征比对，初步判断可能是颅内出血，这样一方面可以在现场应用心电图、B 超，甚至是 CT 等设备，对患者进行检查，利用智能心电、智能影像分析程序来进行智能辅助诊断；另一方面也可以通过 5G 等移动通信网络，将心电数据、影像数据传到云平台上，呼叫多学科专家登录，实现前后方的多学科快速会诊，确诊伤情并给出应急救治方案。

这样，急救人员应用 5G 等网络通信技术、传感器技术、便携医疗检诊设备，智能医疗辅助诊断设备等综合措施，在后端医院专家的远程指导下迅速对病情进行评估、判断，可大大缩短患者等待救治的时间，并为院内救治流程决策以及院内资源调配快速提供信息。

智能应急救治体系设计的应急数据接口以及应用标准，与多种智能检查设备及智能分析程序进行连接，如车辆北斗定位系统、车内高清视频系统，车外高清视频系统，各种智能健康监测系统、智能病历记录、智能心电、智能听诊、智能 B 超、智能 CT、智能健康数据分析、智能应急处置方案系统等。

智能应急救治体系设计的各种智能交互手段，如使用 VR 眼镜、智能语音识别对前端的应急救治医护人员进行支持，利用三维可视化大屏对指挥中心进行支持，利用手持平板应用对医院和专家进行支持，形成多方协同工作的格局。

在某些特殊场景下（如山体滑坡、建筑工地事故等），急救车辆无法靠近。智能应急救治体系也提供了智能装备以及车载通信网关，让前出医疗小组拥有智能检诊能力以及数据传递能力。例如，应急救治医务人员可携带便携的手提医院系统，下车步行接近患者进行检查及抢救。在人员无法靠近的地方，还可以在车上搭载无人机或者应急救援机器人。用无人机或者应急救援机器人先完成患者的定位，生命体征测量，甚至是急救物资的投放。数据链路的畅通保障了协作的可操作性。

（4）转运环节

应急救治医护人员对患者进行初步判断，并进行初步救治后，如需入院进行进一步的治疗，可将患者转移到救护车上，送往指定医院进行下一步的救治。在转运过程中，患者的健康数据，将通过网络实时与各个急救的参与机构和参与人员进行连接，极大地缩短了信息传递和决策的时间。

急救车上加装 5G CPE 等移动通信设备和相关医疗检诊器械，如用于采集患者实时医疗数据的心电图机、多参监护仪、便携式超声仪、智能听诊器等，和用于进行车内实时交互和远程指导的相应音视频设备。在患者经急救车转运途中，急救人员可利用车载医疗检诊设备、急救设备等对患者进行实时监测及应急救治，例如，可依托 5G 在急救车转运中提供对患者的持续生命体征（心电、血压、血氧饱和度等）的实时远程监测；针对突发的运动创伤、孕产妇的突发疾病，提供转运过程中车内危急重症患者的超声实时检查方案；针对传染病患者，可启动车载的基于恒温扩增原理的病毒核酸快速检测试剂盒（可以检测新冠病毒、流感病毒等常见呼吸道病毒），以便进行后续应对。

智能应急救治体系依托急救大数据，提供智慧应急方案生成系统，辅助车内急救人员根据不同的疾病方案进行检测和救治，同时也提供急救车内急救人员和远端专家的多方实时高效的医疗画面分享及语音实时互通方案，提高救治成功率和院前急救效率。

在某些危急情况下，可在智能系统支持下及远程专家指导下，进行用药甚至手术预治疗。比如，对心梗患者进行溶栓手术；对子痫孕产妇进行给药和吸氧，必要时进行剖宫产；对烧烫伤患者实施闭式引流手术等。

救护车通过移动网络与医院进行连接。患者信息以及检诊数据与医院信息系统对接。患者在车上办理完入院手续，以便到医院之后可直接进入抢救流程。

救护车上的设备实现模块化，可根据应急任务类型随时进行配置和装载，比如可转运感染新冠病毒患者的负压式转运舱，可根据实际需要在车上进行配置。

救护车上安装北斗定位设备，同时还安装车外音视频采集设备，通过5G可将车辆定位以及车外交通状况传回指挥中心，便于指挥中心根据患者病情以及实际路况进行调度指挥，使急救车以最快路径，尽可能绕开障碍，到达合适的医院急救中心。

大数据的应用，可快速应对在转运环节中的各种突发状况，减少时间消耗。

（5）院内救治环节

患者到院前，在前期信息及沟通基础上，数据已经传输到各个环节，院内处置区域及流程预案已经准备好。患者到院后，立刻沿绿色通道送至已经准备好的处置区域，并按照流程预案开始进一步抢救处置。大数据的应用将极大地节省救治时间。

（6）救治后康复环节

救治完的患者将进入到地区风险数据库中，后续要进行跟踪随访。智能急救系统利用语音、微信、短信等手段向患者或家庭提供智能化的康复指导，帮助患者尽快恢复正常生活。

大数据将保障实现患者全生命周期的健康管理。

（7）急救业务监管环节

在急救管理方面，急救大数据的应用将原来院前急救工作简单的计算转运人数绩效考核，变成各项对于院前救治效果、院前转运的科学合理性、各医疗机构综合救治能力及救治效果等的客观考评指标。

急救大数据在业务协同方面还能有哪些深入应用？

急救大数据的应用本质是以人为本，以健康为中心。实现全方位的应急救治，需把应急的关口前移，实现人的全生命周期健康管理。利用急救大数据，提升有限医疗资源的精准应急救治能力、社区康复服务能力、家庭应急处置能力、个人健康管理能力，把急救中涉及的所有参与者，如医疗服务机构、健康服务机构、政府管理机构、家庭和个人引入到急救业务协同中来。

为什么要建立急救大数据标准？

目前在应急救治领域没有数据标准可依，120、医院、企业以及监管部门的信息化建设多是摸着石头过河，各单位的建设风险和企业产品研发出来后的市场化风险极大，而通过标准体系建设，可以更清楚地了解应急急救信息化建设中的需求，更好地进行通信网络建设、大数据平台建设、业务服务系统建设、信息安全系统建设，更准确地定义数据类型、结构和信息采集遵循的标准，找到研发及应用产品所在的细分领域，了解产品在信息化建设过程中所处的阶段，做好产品的需求定位和规划设计，开发出市场接受度更高的优质产品。

2）急救大数据标准，是推广智能应急救治体系的有效路径

患者应急救治数据、各类专家诊断数据，包括后续的健康跟踪数据，将汇集形成急救大数据。但目前由于急救大数据标准的缺乏，造成院前急救、院内急诊和院内专科的分级预警体系和救治流程的不统一，且对于急救相关操作的培训及质控体系也没有统一的评价标准。

通过建立急救大数据标准，从数据采集、数据处理、数据传输、数据存储、数据应用等角度形成统一的应急急救信息化标准体系，能够为不同医院、医院与区域平台、云计算中心之间数据的采集、汇聚、共享创造条件，进一步推动健康医疗信息化平台建设、提高互联互通水平和强化大数据和人工智能技术的深度开发和应用，为行业合作搭建便捷的桥梁。应急急救大平台和应急急救大数据库的建设是为了应用，而大数据和小数据的应用方式和特点截然不同，尤其是应急急救大数据的特点是海量的非关系型数据，如果采集汇聚不实现标准化、结构化和全息化，后续的应用难度急剧升高，应用价值大幅缩水。所以，大力完善应急急救标准体系是建立健康大数据与人工智能应用生态的重中之重！

急救大数据标准，可从数据库建设、智能应用、物联网、云计算等几个具体应用方向角度提出具体标准体系需求，实现标准化支撑数字化、网络化、可视化、智能化的应急救治创新模式，全面促进中国智能应急救治产业发展。

急救大数据建设系列标准：①多数据来源的数据融合标准；②面向急救大数据的安全存储标准；③面向急救大数据的共享接口标准；④面向急救大数据的权限管理标准；⑤基于大数据的应急救治患者隐私保护标准。

应急医疗人工智能应用系列标准：①心脑血管疾病风险评价及预测标准；②呼吸系统疾病风险评价及预测标准；③医学影像辅助诊断标准；④基于知识图谱的智能辅助诊断和用药推荐标准；⑤医院专病数据库管理标准。

应急医疗物联网应用系列标准：①应急检诊设备的智能物联网管理标准；②应急救护生命支持类设备的智能物联网管理标准；③智能应急救护车建设标准。

应急医疗云计算应用系列标准：①基于分布式数据存储的云计算安全应用框架标准；②基于区块链的应急医疗服务能力应用评价标准。

急救大数据标准带来的产业创新机会

基于急救大数据可利用各种人工智能方法形成相应的人工智能应用服务，如辅助急救人员、提升急救人员应急救治能力的智能辅助应急系统，智能监测预判系统，辅助医疗机构进行精准救治的智能专病知识图谱，辅助监管机构提升监管能力的智能监管系统等，辅助应急急救行业企业提升精准服务能力以及产品研发能力的客户需求及偏好分析辅助系统等。这些大数据以及人工智能应用系统将对增强应急救治能力有着非常重要的作用，而且新的系统的应用，会带来新的产业创新发展的机会。

3. 应用效果

1）大数据支持下的全场景应急服务体系

基于智能应急救治体系，结合临床大数据以及后端医疗服务资源，可以形成智能应急救治系统，针对不同的应用场景形成不同的应急救治方案。

智能应急救治系统可以部署在汽车上、飞机上或轮船上，实现无处不在的远程应急医疗服务，实现日常筛查、提前预防、现场救治、全科救治、专科救治以及院后健康管理的闭环，在重大活动、重点单位、重点人群的医疗应急保障方面发挥巨大的作用。

2）城市社区应急救治

通过社区医疗网点和医院筛查，确定风险患者，将成为系统签约服务客户，为其创建健康大数据档案，并由智能移动医院提供日常社区智能巡诊服务以及相应的健康干预服务。社区居民或者城市游客突发疾病求助，由指挥中心从附近医疗点调派急救人员以及智能移动医院到现场。急救人员在智能系统的支持下进行分诊。若病情较轻，则自行处置；若病情危重但可移动，则由智能移动医院启动入院流程，甚至启动应急转运流程，转送到相应支持医院；若病情不清，不能随意处置，则需请求医院专家远程急救指导。重点将针对心脑血管风险人群、糖尿病人群、呼吸睡眠障碍人群、创伤人群、孕产妇以及新生儿提供服务。

应用案例：

城市社区内一名36周孕产妇突发意识丧失、抽搐，倒地。

（1）通过随身携带的智能监控设备，5G传输信息给云端数据分析系统，分析系统经过智能分析判断为子痫发生，立刻启动 5G 智能救护车奔向孕产妇所在位置，并通过智能终端告知孕产妇身边的人立即将孕产妇侧卧，防止坠床；口内垫入毛巾或软物；防止唇舌咬伤；防止声光刺激；保持呼吸道通畅。

（2）云端数据分析系统同时向当地卫健委高危孕产妇办公室汇报有危重孕产妇在抢救。

（3）云端数据分析系统立即联系可以接收救治子痫孕产妇的医院，开启绿色通道，启动高危孕产妇救治小组。同时手术室和新生儿 ICU 准备接收入院急重症患者。

（4）云端数据分析系统向救护车内的工作人员发出准备抢救的工作指令。包括25% 硫酸镁 20 mL、吸氧装置、开口器、心电图、胎心监护设备、超声和胎儿心电设备。

（5）救护车到场，立即判断孕妇的瞳孔、意识、心肺、血压、精神、抽搐等情况。同时判断胎儿情况：胎心、NST、BPS，给予持续高流量吸氧，开放静脉通道、留置针，将孕产妇转运至救护车内。

（6）在救护车去医院的路上，保持与云端数据中心和抢救专家组联系。如持续抽搐需要给予地西泮 iv，同时给予冬眠 1 号。有心衰肺水肿者给予甘露醇 250 ml ivgtt。呋塞米 20 mg，西地兰 0.2 mg，血压高者给予降压药物尼卡地平 10 mg。如果胎儿宫内缺氧明显，有胎盘早剥迹象，应考虑即刻进行剖宫产手术。

（7）患者到达医院急诊室，立即转入手术室，多学科专家抢救，剖宫产顺利分娩健康婴儿。母子平安。

城市社区应急救治模式的深化应用

社区居民的急救大数据以及区域应急救治数据将用区块链记录，并用智能算法评估形成数字信用，为区域应急服务资源评估、政府监管、创新金融服务、数字人民币应用、新型医药器械研发、新型健康服务模式研发等提供可信的数据基础。城市社区应急救治服务这个模式可以应用于各个社区（含养老地产、养老院等）、高校、机关大院、大型企事业单位、大型建筑工地、工矿企业等人口密集区域。

3）乡村、海岛、海外基地等偏远地区救治

乡村、海岛、海外基地的特点是离中心医疗机构的距离比较远，而且由于人少，因此也无法设置太多的医护人员，西藏、新疆等边疆地区甚至没有专职医务人员。对这类地区采用在数据支持下的分阶梯救治策略。

可以在这些地区依托卫生院、卫生所、卫生队等设置一线救治站点，完成前端检诊数据采集，由上级医院通过网络为其提供应急医疗支撑服务。

当这些救治站点的辖区内出现突发疾病的患者，由救治站点医生第一时间进行响应，携带智能检诊设备及应急设备到达患者处，启动数字化检诊，并立即呼叫上级医院支持，智能急救系统直接介入相关现场或根据实际情况协同医院内外相关专业救治资源，如专业科室及国内外对应的医疗专家，共同参与患者病情的实时研判和协作处置。

整个救治过程由于前后方的数据可实时进行交互，各种检诊和应急救治可在相关医院专家的实时指导下完成，如有必要，待患者情况稳定后再由当地救护车或其他交通工具转送至当地应急救治医院。

应用案例：

非洲某国工程基地发生突发情况。一名 20 岁男性由于所在楼层起火而失足掉下脚手架，全身多处被火焰烧伤，受伤部位疼痛明显。患者意识清楚，同时自感左胸疼痛、胸闷、气促，并有发绀症状。患者左胸部可闻及气体进出胸壁的"嘶嘶"声。右上肢肿胀明显，末端血运较差，伤员视物模糊。

①工友将伤者抬至安全处，呼救现场健康安全员。

②健康安全员（2 名）驾驶智能移动医院到达现场，将伤者转移到车上。

③一名安全员迅速建立静脉通道，检查伤情，另一名安全员与后方医院建立链接。

④邀请后方胸外科专家、烧伤科专家、骨科医生分别上线指导。

⑤前端完成胸部超声检查，排除血胸，诊断为开放式气胸，后方指导前方紧急使用多层清洁纱布垫敷盖创口并包扎固定，然后行胸腔穿刺，抽气减压。

⑥烧伤医生指导使用清水清洗烧伤部位。

⑦骨科医生诊断伤者可能并发骨筋膜综合征，指示迅速转运后送，途中做好骨筋膜室切开减压的手术准备，预防挤压综合征发生。

⑧患者数据送至当地应急医院。由后方医生与当地医院沟通。

⑨安全员陪同患者乘救护车转运后送，途中持续保持与后方医院的视频及数据联系，2 小时后安全抵达，直接送至手术室。

⑩由于处置及时，患者脱离了生命危险。

"一带一路"地区大数据急救服务模式的应用

2020 年中国海外基础设施类工程项目约 5500 个，基本都缺乏应急医疗保障。可给其配置智能移动医院，并给其培训工地健康安全员，提供日常健康检查、远程门诊、远程心理治疗、应急急救指导以及应急转运远程监护服务。后续再基于健康数据，为工程队提供保险服务、消费服务、数字人民币金融服务、跨境交易服务等，将可形成可持续的发展模式。

4）重大活动保障

重大活动可能是室内，如大型音乐会，也可能在开放区域，如运动会、阅兵活动等。在很小的空间内会有大量人群的聚集，可能会出现各种应急救治需求。

一般重大活动都会在现场设置医疗点。医疗点可配备便携智能检诊箱，在问题发生的时候先携带便携智能检诊箱第一时间到达患者旁，在后端医院的指导下进行诊断及救治，第一时间先控制病情。如果需要转运，再调用给活动保障配置的智能移动医院进行转运。

应用案例：

2019年北京世界园艺博览会期间，有一名游客突发疾病。现场急救人员利用单兵AR眼镜向远程专家实时传输影像，并在专家指导下进行现场救治。经现场处理后转运至北京市延庆区医院。转运过程中，全程实时远程监控救护车中情况，同时与指挥中心和远程专家对接，提供患者生命体征数据，并请专家远程指导救护车中医疗人员对患者进行救治。由于救治及时，患者转危为安。

5）特殊情况下如何建立数据通道

当发生地震、洪水、泥石流等自然灾害的时候，急救可能面临没有通信基站的问题，与外界不能联通。另外，急救救护车辆也不能到达接触患者的第一现场。可以考虑由前出急救分队携带便携智能检诊箱及5G通信单兵基站，将前方检诊信息回传到智能移动医院，然后由智能移动医院架设卫星通信链路，实现前后方数据交换，让后方专家充分获取数据，来支撑前方应急救治。在特殊环境下，人不能到达的地方或者因为危险不方便达到的地方，甚至可以使用无人机或者救援机器人代替前出医疗分队。操作人员可以在后方对无人机或者救援机器人进行操纵。

（5.3.3节作者：杨斌　魏凌　王云姗）

5.4　本章小结

1. 推进缺血性卒中临床诊疗的一致性和规范性，提高缺血性脑卒中诊断的效率和准确度，降低我国脑血管病的发病率与复发率。

2. 基于人工智能及大数据技术，能够为医院和医生提供全链条的智能服务，其智能产品涵盖从计算机辅助检测、计算机辅助诊断、计算机精准诊断、计算机量化随访，到计算机精准治疗的诊疗全流程；为医院和医生提供全栈式的智能服务，全方位处理DR、CT 扫描、MR 成像（MRI）、正电子断层扫描（PET）、超声、病理等全模态的影像数据。同时为医院和医生提供友好、便捷的智能服务，无缝融合医生诊断、报告的工作流程，为病例分析提供分诊、初诊、复读、智能报告等全方位服务。

思考题

1. 分析在不同的疾病中应用临床诊疗辅助决策系统时，影响系统准确性的因素有哪些？思考提高人工智能算法稳定性和准确性的方法。

2. 在神经系统疾病数据库建设中，如何做到数据的一致规范，如何保护患者隐私信息。

3. 总结目前现有的医学影像智能诊断分析应用，推理出临床痛点与企业研发方向的逻辑，结合自身的体会和经验提出大数据支撑下的医学影像诊断分析的创新性人工智能应用想法。

参考文献

［1］HAUSER S, JOSEPHSON S. Harrison's Neurology in Clinical Medicine, 3E. 3rd edition. McGraw-Hill Education / Medical; 2013.

［2］GBD 2019 STROKE COLLABORATORS. Global, regional, and national burden of stroke and its risk factors, 1990-2019: a systematic analysis for the Global Burden of Disease Study 2019. Lancet Neurol. 2021;20(10):795-820.

［3］王陇德，彭斌，张鸿祺，等 .《中国脑卒中防治报告 2020》概要 [J]. 中国脑血管病杂志 , 2022, 19(2):136-144.

［4］国家卫生健康委员会 . 中国卫生健康统计年鉴 -2019［M］. 北京 : 中国协和医科大学出版社 , 2019.

［5］中华医学会神经病学分会 , 中华医学会神经病学分会脑血管病学组 . 中国急性缺血性脑卒中诊治指南 2018[J]. 中华神经科杂志 , 2018, 51(9):666-682.

［6］Guidelines for the Early Management of Patients With Acute Ischemic Stroke: 2019 Update to the 2018 Guidelines for the Early Management of Acute Ischemic Stroke: A Guideline for Healthcare Professionals From the American Heart Association/American Stroke Association | Stroke. Accessed May 4, 2023. https://www.ahajournals.org/doi/10.1161/STR.0000000000000211.

［7］黄忠江 , 姜增誉 , 陈文青 , 等 . 基于人工智能的医学图像分析在脑肿瘤中的应用进展 [J]. 中国医学影像学杂志 , 2021, 29(6): 626-630.

［8］王海星 , 张靓 , 杨志清 , 等 . 医疗大数据在临床科研中的应用探讨 [J]. 中国医院 , 2020, 24(7): 63-64.

［9］吴敏 . 山东省颅内肿瘤危险因素的病例对照研究 [D]. 济南 : 山东大学 , 2007.

［10］李天俊 . 基于过往文献的脑卒中疾病经济负担研究 [J]. 劳动保障世界 , 2020(8): 74.

第6章

健康医疗科研大数据应用

6.1 引言

健康医疗大数据是持续、高增长的复杂数据，蕴含丰富且多样的信息价值。在科研中，大量的健康医疗大数据可以分析出疾病、症状等的相关性，从而帮助临床研究人员建立针对某一类型疾病的预测模型。对健康医疗大数据的有效处理和分析，挖掘其潜在价值，将深刻影响临床科研的发展。

6.2 大数据加速药物及器械创新研发及应用

6.2.1 数智化临床试验大数据平台

1. 领域发展背景

在当前健康医疗作为民生重点和新冠病毒感染疫情常态化管控的背景下，全球医疗药械研发迎来了新的增长。截至2022年1月，全球临床研究在研管线已经超过20 000个，较上年同期增长了8.2%，而2021年我国临床研究登记总数第一次超过3000项。目前，包括上市前和上市后的临床研究都极其需要信息化手段的支撑。从整个行业发展和时代进步的需求来看，临床研究人工获取数据的低效率、低智能、高风险，成为当前高质量研究迫切需要突破的瓶颈问题。

一直以来，由于药械临床研究的申办方与医院信息系统无法实现研究数据共享，往往需要临床研究工作人员到医院病房、医生办公室借用医疗账号录入和管理受试者信息，造成现场作业效率低下、数据时效无法确保、医疗账号密码滥用、隐私信息泄露、质量管理极具挑战、研发成本高居不下等痛点问题。而这些痛点在近几年受新冠病毒感染疫情影响而进一步加剧，有些临床研究甚至一度完全停滞。

传统临床研究存在以下缺点：①试验药物不良反应反馈不及时，临床研究决策延后；②多中心临床研究时各中心之间无法及时交流信息；③临床研究管理人员工作效率不高，缺乏数据管理手段；④数据治理和统计分析烦琐和低效；⑤各种因素导致临床研究的数据质量和可靠性难以提高。鉴于以上情况，传统临床研究模式在极大程度上限制了药械临床研究的进展，也导致一些不必要的研发成果流失与研发投入浪费，给药械开发造成许多负面影响。

我国《药物临床试验质量管理规范》第九章明确提出，临床研究需"具有计算机数据库的维护和支持程序"的能力，为了提高药械临床研究的管理水平，满足"十四五"时期健康医疗大数据及智慧医院革新发展的要求，搭建数智化临床研究大数据平台势在必行。

2. 创新应用场景

政策及互联网、大数据发展推动临床试验行业变革，而 AI 智能技术为新兴药物临床研究应用的探索提供强大动力。伴随真实世界研究快速发展，医疗大数据在临床试验中的作用越来越突出，可为发现药物新靶点、扩展新的药物适应症提供丰富的证据。一直以来，医院的临床业务信息系统蕴含海量临床试验数据，包括受试者的临床用药数据和创新型的疾病诊疗经验。大数据分析技术的变革发展，尤其是机器深度学习技术的发展给多维度数据分析带来新的分析挖掘手段。高性能计算技术和分布式存储的发展为临床研究大数据提供稳定便捷的硬件支持。

数智化临床试验大数据平台主要有哪些功能？

数智化临床试验大数据平台是根据 GCP 和相关文件的要求、整合医疗大数据与试验项目信息、贯穿临床试验整个生命周期的管理平台；借助人工智能、大数据分析、云计算等现代化技术进行临床试验的全流程闭环管理、监督和合规性管控等各项工作，通常包括项目集管理、人员管理、参试中心管理、受试者管理、质量管理、不良事件管理、费用管理、药品管理、样本管理、数据管理等体系。

1）数智化临床研究显著加速临床研究工作流程

在临床研究需求增长的同时，临床研究的传统方式给各单位带来了极大的挑战，难以通过数据互联来进行数据的自动抽取和监察，效率非常低下，增加了临床研究成本，而且容易造成医疗数据丢失和泄密等严重问题。此外，还有如下问题：①临床研究项目分布不均,大部分临床研究都集中在头部医院;②临床研究效率有待提升,临床研究需要各方协作,申办方与服务商沟通效率不高、机构间流程和资料要求不统一、申办方内部效率不足、与 CRO/SMO 等服务商之间大量的协调不畅,信息不对称等原因导致效率低下;③质量管理体系尚未成熟,临床研究对于规范、质量、可靠性有着极为严格的要求,但由于临床研究机构、研究者、申办方在人员管理和实施过程的质量控制存在不足,尤其是扮演重要角色的合同研究组织,其监督体系不成熟,增加了临床研究质量风险;④临床研究人才储备不足,需求快速增长带来人才匮乏的挑战。

以数智化方式收集的临床研究数据可以更快速地进行分析,从而改善临床研究的数据安全性和规范性。远程临床研究采用临床研究项目和人员管理、临床数据分析系统等数智化工具,对大量的研究数据进行大数据分析,抓取试验关键指标,自动精准匹配研究要求与患者电子诊疗信息,从而提高效率,加快临床研究进程。除此之外,可以通过数智化的试验管理工具对受试者进行全流程管理,采取试验用药提醒、试验过程监管、用药数据监测、不良反应预警等方式来提高试验质量。

针对目前面临的挑战与痛点,数智化升级能够有效将其缓解,数智化临床研究大数据平台能够带来如下优势:①清晰展现各方人员对临床研究的实际需求,合理匹配研究资源;②进行数据自动化采集、治理、质控、溯源和分析,降低数据风险,提高数据质量,提升研究成果;③实行规范化线上工作流程,涵盖临床研究全流程,有助于数据交互,打破信息孤岛,方便多方协作,提升试验效率;④优化临床研究工作流程,减少从业人员工作量,舒缓临床研究行业人才压力。

2)数智化临床研究解决临床数据获取、隐私、共享难题

数智化临床试验大数据平台采用分布式数据存储和独有的数据加密技术,对临床试验数据中心进行全方位的管理,包括数据存储、数据交互、数据分析、数据安全、数据容灾、数据容量扩展等的数据中心一体化管理系统。平台将临床试验管理系统(clinical trial management system,CTMS)与临床试验诊疗、伦理委员会、GCP 药房、影像中心、样本管理等系统无缝连接,保证数据的完整性、准确性、一致性、时序性,实现临床试验各信息系统之间的互联互通,支持数据交流和共享促进临床试验的合作和发展。

(1)突破多模态数据智能化获取难点

多模态数据在智能化获取方面存在以下难点:①数据完整性差,同时具备患者的多模态数据的有效样本少,大多数研究都是基于小样本建立临床研究模型;②数据内部存在异质性,在数据处理过程中检验数据因为检验仪器设备不同而引起标准不同,影像数据又存在着设备的品牌不同,导致所采集的医学影像间存在差异,生物组学数

据不同的样本处理方式及测序平台也不能直接进行比较分析。临床研究过程中存在去标识化技术较多、参数难以合理配置、人为选择工作量大、一致性难以保证等问题。数智化临床研究大数据平台突破临床研究项目隐私安全的数据互联互通难题，通过智能化去标识化技术解决远程临床研究全过程的工程化难题（图 6-1）。

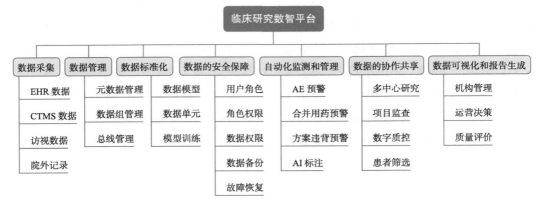

图 6-1 数智化临床试验大数据平台架构

（2）防控去标识化过程数据隐私关联风险

对于临床研究输入的未去标识化或已去标识化的数据集聚合，可能与内部其他数据集、外部数据集以及关联规则产生重标识的风险。在该领域中，把这种风险归纳为链接攻击风险，即可通过其他数据的关联，可重新识别出个人隐私信息。数智化临床研究大数据平台突破同质化去标识与链接攻击风险的识别、评估与处理中的技术难点，实现基于隐私安全模型的智能去标识化算法，实现基于隐私安全模型的去链接化及分级评定。

（3）解决转录和远程监察数据共享技术难题

跨医院、地区乃至全国层面的数据获取、数据交流共享困难。整合区域内多家医疗机构的健康数据，面临医院的信息化技术、医疗信息录入、编码、格式等标准、数据质量的不同。此外，医疗数据包括大量涉及个人隐私的健康数据，在共享过程中的隐私保护十分重要，数据安全存在隐患。数智化临床研究大数据平台通过引入区块链技术，在保证患者隐私安全的前提下，完成医疗数据可信共享，解决医疗数据共享困难这一巨大难题。

3. 应用效果

（1）智能化数据采集

临床研究数据的规范化采集是临床研究中的重要内容，通过智能化数据采集录入，可以真实、准确、及时、规范地提高临床研究的质量，缩短研究的周期。远程数智化临床研究平台终端设备预先设置多个指令，每个指令都可以对应一个采集步骤。远程临床研究数据采集包括多个采集步骤，各采集步骤具有先后顺序。在进行远程临床研究数据采集之前，用户要先对采集步骤进行设定。终端设备接收用户的配置信息，然后根据配置信息中的采集步骤，确定对应的指令集。再根据用户配置的顺序，确定指令集中的各个指令配置的先后顺序。通过这样的步骤，用户可以在同一台终端设备上自定义多种远程临床研究数据的采集过程，从而能够满足不同用户的需求。终端设备可以根据用户选择的数据采集步骤和数据采集步骤的操作顺序来生成临床研究数据采集程序，使得用户可以个性化定制远程临床研究数据的采集过程。

在实现源数据采集和清洗完成后，系统自动将目标患者数据直接转录入 EDC（图 6-2），并提醒录入员对转录数据进行二次确认，自动填写的数据可一键溯源至原始医疗数据，保留完整的稽查轨迹，可以协助实现临床数据的高效应用，运用 NLP 技术，真正实现一键溯源与精准导入，保证研究数据的真实、准确、完整、可靠，提升效率的同时可以保证研究数据质量的完整性、准确性、及时性与真实性。

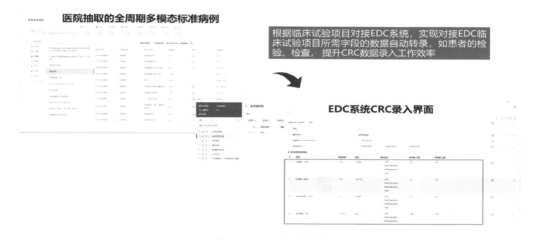

图 6-2　EDC 自动转录

（2）临床研究智能去标识化

基于面向临床研究数据的多种去标识化技术，能够为实现临床研究实践提供最优的数智化安全保障。通过多模态数据自动处理技术，针对临床研究中多模态的医疗数据，包括文本的电子病历数据库以及 DICOM 标准医学影像格式，依据我国去标识化分类处理的相关标准以及定量的去标识分级流程，立足已有的去标识化技术栈，建立与医疗数据特征关联的映射表，能够实现医疗数据的特征识别、去标识化技术筛选。通过全自动的智能去标识化数据处理，安全输出临床研究所需的多模态去标识化临床研究数据，将满足远程临床研究项目的要求。通过数据归一化预处理，还将进一步实现数据的分类以及特征识别，并基于不同模态数据的特征学习完成特定模态去标识化技术的建模和预测。其中，依据文本和医学影像在内的各类细分多模态数据特征预测去标识化技术的选型与参数设定，是本智能去标识化过程的关键。

（3）数智化远程监查

数智化远程监查模式是基于大数据与AI技术，将院内外电子源数据如医院信息系统（HIS）、实验室信息管理系统（LIS）、院内外非电子源数据、研究者文件夹（电子）等脱敏后上传到院内远程监查平台。经过授权的CRA可以在授权范围内远程实时查看与临床研究相关的脱敏数据，并与EDC中数据进行比对，在线完成数据审核（SDR）和数据核对（SDV）工作，且数据不出院及操作留痕。

远程监查（图6-3）作为基于互联网模式下的数据监管方式，需构建安全且可靠的网络系统架构以确保用户访问数据的安全性。在系统功能架构方面，需通过数据治理等措施，构建全息视图进行可视化展示，以确保数据的安全性和可控性。远程数据监查和稽查云平台采用加密安全虚拟专网访问，保证安全数据传输和操作便捷。

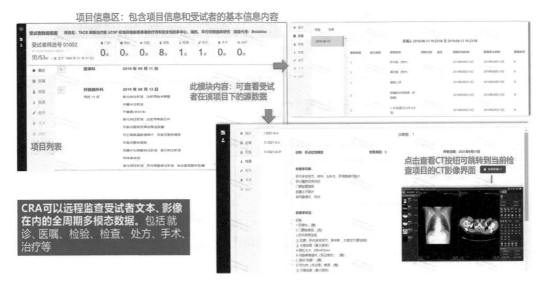

图6-3　远程监查

（6.2.1节作者：严进　江旻　傅志英　黎成权）

6.2.2　大数据助力独立影像中心进行临床试验

1. 领域发展背景

随着先进科技的发展，各类医学影像技术能够让医学诊断越来越准确，但反过来也使现代的医学诊断几乎已离不开影像技术。

　　独立中心影像是临床试验中独立于研究中心及申办方的人员的组织，其评估结果一般仅根据原始医学影像数据。独立阅片委员会评估不参考任何研究中心参研人员的评估结果。

　　独立中心影像广泛运用于临床试验中，缘于两个方面原因。一方面，源自临床试验的需求：新药研发在20世纪90年代获得较为突破性进展，尤其是在肿瘤治疗领域，促使多区域、多中心临床试验广泛开展，整体生存率不再视为中晚期肿瘤或有多线治疗方案恶性肿瘤临床试验的第一终点，取而代之的指标是无进展生存（PFS）、客观缓解率（ORR）及疾病缓解时间。而无创性或微创性的影像检查，为PFS、ORR这些终点指标提供了最好的检查手段和疗效评估方法。另一方面，源于医学影像诊断技术的飞跃：计算机断层扫描仪（CT）、核磁共振（MR）的发明，推动医学影像诊断技术产生革命性突破（均获得诺贝尔奖）；自90年代末，计算机计算速度和影像成像诸多新技术突破使上述影像技术在扫描时间、检查性价比、临床诊断准确性及安全性、疾病诊断应用范围上，均实现质的飞跃，使影像诊断疗效评估完美契合了临床试验终点的需求。

独立影像中心究竟发挥什么样的作用？

　　医学影像数据标准化、高质量化是提高影像诊断准确率和可重复性的基石。多区域多中心临床试验，涵盖研究中心多，其扫描仪（例如CT、MR）厂家及亚型繁多，影像采集扫描方案和参数有所差异。担任独立中心影像的合同研究组织（CRO）或中心实验室（Central Lab），需根据特定临床试验的适应证和终点要求，制定标准化的扫描方案和参数，为诊断准确性提供保障。同时建立良好数据传输平台，收集试验影像数据。

2. 创新应用场景

　　临床试验影像评估结果，要求能客观、真实、准确地反映研究药物和治疗手段的疗效，评估结果稳定、可靠，并减少偏倚。Ⅱ／Ⅲ期、多中心临床试验，参研的研究中心数目较多，人员数量大，导致阅片人自身或之间差异性增大。与之相对应的独立中心影像评估委员会（IRC），其成员专业水平要求高，人数少（3～4人）；影像评估水平须通过一系列严格专业测试考核；阅片标准须接受统一培训，故阅片评估能较准确地反映疗效，结果相对更稳定，阅片人自身差异性及之间差异性控制较好，且差异性相对要小。

　　临床试验疗效评估如何才能做到减少偏倚？由于试验药物特有的毒副作用和某些特征，无论随机还是双盲对照，研究中心参研者若想完全保持盲态，都有一定难度。独立 IRC 阅片人，由于规避受试者、服药信息及临床资料，以及其他可能产生偏倚的信息，使其保持完全盲态，尤其是治疗分组信息（treatment arm）。

　　临床试验一般持续时间较长，大型临床试验更是持续数年（例如，Ⅲ期临床试验一般持续 4 ～ 5 年）。故保持良好的、完整的数据（dataset）、文档（documentation）、稽查轨迹（audit trail）及各项记录尤为重要。独立中心影像在临床试验运营流程中，有系统性的标准流程操作规定（SOP），能较好地保存稽查轨迹，保证影像数据完整性。

　　综上所述，独立影像中心在临床试验中主要作用包括为试验制定专业化影像采集方案并收集影像数据、组织 IRC 在盲态下，进行公正、无或少偏倚的专业评估，密切监视（monitoring）阅片人之间及阅片人自身的差异性，保证完整的、良好的评估轨迹和记录。

在独立影像中心，如何开拓利用医学影像大数据？

　　（1）借助 CAD/AI 工具，综合、有效地利用这些庞大的中心影像大数据（如 CT、MR 超薄层、高分辨率、高解像度的 3D 影像等），从而解决之前受限于影像像素数量少、分辨率低等因素而无法解决的科研难题或通过 CAD/AI 解析，更好地从影像中解读病理关联性，形成影像病理两者互补，以便极大地提高临床试验的针对性、精准性、有效性和预见性。

　　（2）融合多种影像检查手段所提供的多方位、不同优势的信息（例如，融合 MR、CT、PET/CT 多序列、多种断层影像信息），开发人工智能（AI）；即利用已掌握诊断的大量影像病理关联数据，培训计算机深度学习能力，从而建立特定的、较为准确的数统诊断模型，将其开发成专项软件诊断工具；然后应用这些工具，帮助提高独立中心影像疗效评估的准确性、工作的时效性，降低临床试验的成本。

　　（3）通过专业知识和技术手段，结合临床试验不同的终点要求，提取并收集评估中最主要、最决定性的信息，过滤非重要信息。例如，在新药研发中，制定"标准影像扫描方案"时，重点收集疗效评估中至关重要的影像数据，对非必要的信息定为可选，以缩短不必要的检查时间，减少受试者的痛苦，节约试验费用，并提高独立阅片人疗效评估工作效率。

3. 应用效果

（1）肿瘤的 3D 立体像素体积成像，在实体瘤临床试验疗效评估中应用

高分辨率、高质量医学影像大数据为三维立体成像提供了可行性，从而为肿瘤、人体器官和脏器、生理和病理组织结构等三维立体（3D）成像打下基础。3D 立体像素体积成像，在临床试验应用中，可为受试者筛选、疗效精准评估及预后等提供可靠的依据；在临床实践中，还可为手术受体或供体匹配、术前准备、手术设计或术式考量提供良好的模拟模型。

目前抗肿瘤药物临床试验中使用的评估标准，90% 采用 RECIST1.1 或 Lugano 评估，即选择代表性肿瘤（即靶病灶）影像所在的最大层面，进行单径或双径的测量。这种方法较为简洁，对多数病例疗效评估行之有效，与预后有较好的一致性；但对一些形态欠规则的肿瘤的评估，则容易掉入评估局限性陷阱中，从而使疗效评估欠准确。这些局限性可见于：①如果某些实体瘤在治疗后，靶灶最大层面的最长径未见明显缩小，但其短径和上下径明显缩小；②基线期，某些呈实性的肿瘤，在治疗早期，部分实性肿瘤发生完全性液化改变，但最长径变化却不明显；③有些巨大肿瘤由于受周围组织的限制，以向着短径及上下径方向生长为主，肿块最长径改变却可能不大。以上几种情况，最大单径或双径疗效评估的方法，会低估或者高估疗效。而独立中心影像则可利用高质量的影像大数据，借助 CAD/AI，采用或平行使用肿瘤靶灶的 3D 立体像素体积成像，则可以较好地避开这个陷阱。

杭州英放生物应用"3D 立体像素体积法"，在常见的肺癌、肝癌、乳腺癌等高发、常见肿瘤的临床试验中，使用薄层、连续、高分辨率、增强 CT 影像，选择最佳对比度时相，运用 CAD（如 seeding 法）对代表性肿瘤靶灶进行自动或半自动、3D 立体像素体积测量，之后进行 3D 重建和完善，可准确追踪肿瘤 3D 体积的变化，得到直观、准确的疗效评估。

图 6-4、图 6-5 分别为左肺下叶原发非小细胞肺癌受试者靶向治疗前、后 3D 立体像素体积成像法所见。

（2）人体器官脏器 3D 立体像素体积成像在临床试验中的实际应用

除了肿瘤体积外，人体器官和脏器 3D 体积测量无论对于临床实践还是临床试验疗效评估都具有非常实际的应用价值。以脾脏体积为例，在一项"JAK 激酶抑制剂，治疗复发、难治骨髓纤维化患者"的临床试验中（ZGJAK002），脾脏体积治疗前后缩小程度，被作为评估疗效的终点指标。临床上所采用的公式法，是利用大量脾脏数据，进行回归数统分析，做出脾脏体积计算公式：通过测量脾脏最大宽径、垂直脾门的厚度及上下径（垂直径）代入公式中，从而简洁地计算出脾脏体积。由于在骨髓纤

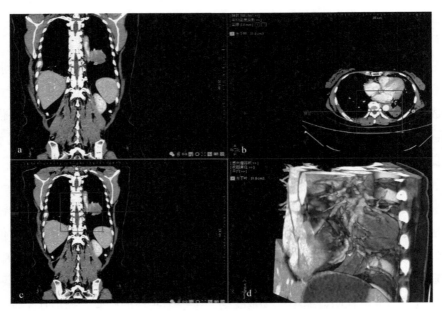

图 6-4　基线 CT

注：采用 3D 立体像素体积法测量左肺下叶肿瘤（棕色），肿瘤体积为 33.8 cm^3；a、c 为冠状切面肿瘤所见及重建范围，b 为横断切面肿瘤所见及重建范围，d 为 3D 立体像素体积法十分立体展示肿瘤及肿瘤与周围肺血管之间的关系

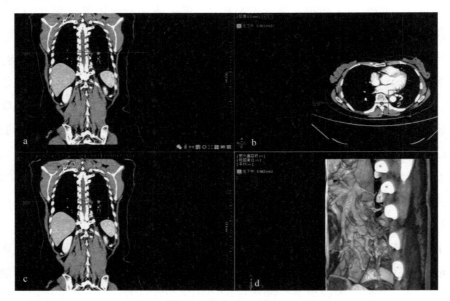

图 6-5　治疗后 18 周 CT

注：使用同法测量，肿瘤（棕色）体积为 0.7 cm^3；a、c 为冠状切面肿瘤所见及重建范围，b 为横断切面肿瘤所见及重建范围，d 为 3D 立体像素体积法展示肿瘤及与周围肺血管之间的关系；与基线相比，肿瘤体积明显缩小，缩小高达 95.6%，从而十分形象地说明了肿瘤改善程度疗效显著性

维化的患者中，脾脏常表现为巨脾（常垂入盆腔），形态变异大，且十分不规则，脾门也可见多个，故若采用公式法，阅片人个体差异性、不同检查点之间差异性均较难加以控制，脾脏体积绝对值及体积变化百分比的准确性，均受到一定限制。在此临床试验中，英放生物除了公式法之外，还使用"3D 立体像素体积法"对受试者脾脏进行 3D 像素体积测量，更为准确、立体、可靠地勾画出脾脏体积大小、形态，形成对公式法脾脏体积的支持、验证和必要的补充。脾脏 3D 像素体积测量值，绝对值十分可靠，可重复性良好，阅片人差异性小；与基线及不同时间点脾脏体积对比，可以准确、便捷、生动地了解受试者的疗效状况、动态改变（如是否受停药影响）、疗效持续时间及预后。

　　图 6-6、图 6-7 分别为一位骨髓纤维化受试者治疗前、治疗 144 周时的脾脏（蓝色）3D 立体像素体积成像。

　　人体几乎所有脏器都可以通过此法测量体积。有关实体脏器 3D 像素体积测量法，在临床实践中有很多应用。例如，在肾脏、肝脏、心脏移植前，测量移植供体器官和受体器官体积的匹配度；在 Alzheimer disease 受试者中，测量全脑脑实质体积、脑海马体积，随时间长轴而改变的体积变化程度，以评估药物疗效（如萎缩程度）等。

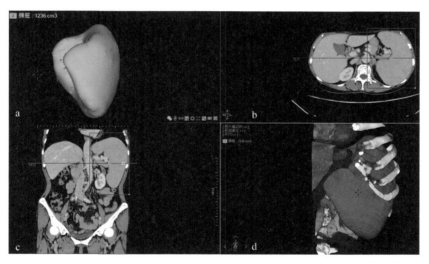

图 6-6　基线时采用 3D 像素体积法测量

注：脾脏体积（蓝色）为 1236 cm³；a 为 ROI 表面体积成像，b 为横断面脾脏所见，c 为冠状面脾脏所见，d 为脾脏 3D 立体像素体积成像

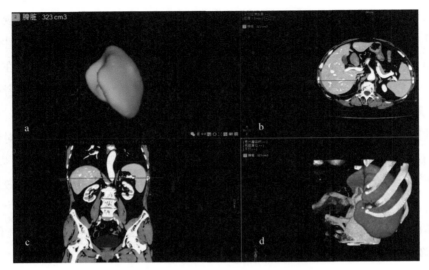

图 6-7　治疗后 144 周时

注：采用 3D 立体像素体积法测量，脾脏体积（蓝色处）为 323 cm³；a 为治疗后 ROI 表面体积成像，b 为横断面治疗后脾脏所见，c 为冠状面治疗后脾脏所见，d 为治疗后脾脏 3D 像素体积成像；治疗后脾脏体积明显缩小，与基线相比，缩小达 73.9%，疗效十分显著且持续

（3）利用肺 HRCT（高分辨率 CT）的 CAD/AI 分析，生成影像 – 病理结构彩图和不同组织结构量化值，提高对肺间质性疾病评估准确性

随着近 20 年来计算机技术和超薄层高分辨率、数字化影像（HRCT）进一步发展成熟，CAD/AI 技术对肺部影像 – 病理结构的解析（image-pathology lung texture）随之进一步快速发展。机器首先学习培训正常肺部结构；然后学习各种病理组织结构的 HRCT 特征，通过抓取、掌握各类病理组织（包括肺气肿、网状组织、蜂窝状组织、肺毛玻璃样组织、胸膜增厚等）的像素密度（即 CT Hu）直方图、病灶形态学及分布学特征、不同病灶与相邻组织临界处差别等特点，进行各种数统建模，即所谓深度学习；随着数据不断增多，逐步优化已建立的数统模型，提高间质性肺疾患的特异性和准确性；在完成相对成熟的数模后，再运用其于新病例的诊断，提高检测准确性。

以图 6-8 的特质性肺纤维化病例为例，简单阐述 CAD 解析 HRCT 后，获得的肺组织影像 – 大体病理彩色结构图和量化值，并用于评估疾病的进展及预后。特发性肺纤维化是病因不明、多见于中老年人、预后欠佳的肺广泛性纤维化疾病，是一种局限于肺的、慢性进展性间质性肺炎。炎症侵犯肺泡壁和临近的肺泡腔，造成肺泡间隔增厚和肺纤维化。CT 上以肺纹理呈网织状、蜂窝状改变为主，周围肺泡可见毛玻璃样改变，可伴肺组织的过度充气及小支气管牵拉扩张变形等改变。CT 改变以胸膜下，后、下肺外围的结构改变为主。随着肺纤维化加重，病情也会加重。

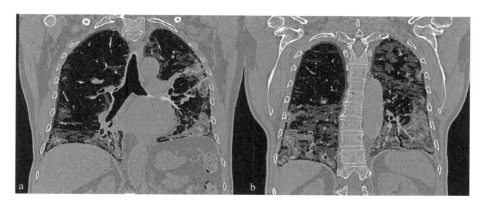

图 6-8 基线 CT

注：使用 ImBioTM 肺疾患软件，对 HRCT 处理分析，生成代表性影像 – 病理彩色结构图（a 为沿中纵隔纵向气管走行水平的冠状切面，b 为沿后纵隔脊柱长轴椎体走行水平的冠状切面）。双肺可见较为广泛的网织状（橘色，占全肺 11%）及蜂窝状（紫色，占全肺 19%）改变，胸膜下、肺后、下野及外周更明显；橘色：代表网状结构成分；紫色：代表蜂窝状结构；蓝色：肺过度通气部分

图 6-9 的影像 – 病理结构图，通过对肺组织每一种病理组织结构的体素（voxel）的量化分析，可以得出网织状、蜂窝状、毛玻璃样、过度通气等组织结构体积（cm^3），以及占全肺容积的比例（%）。由于有彩色对应组织结构图及各种组织结构的详细量化数值，使我们能更为准确地评估肺纤维化程度及改变百分比，从而准确评估病理纤维化进程变化。

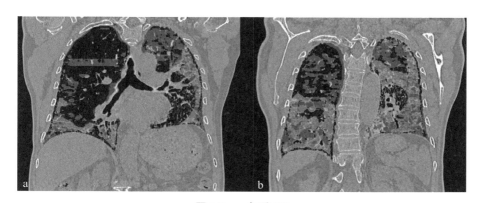

图 6-9 一年后 CT

注：使用相同方法，对 HRCT 处理分析，生成代表性影像 – 病理彩色结构图（a 为沿中纵隔纵向气管走行水平的冠状切面，b 为沿后纵隔脊柱长轴椎体走行水平的冠状切面）。对比一年前冠状面，影像 – 病理彩色结构图提示，肺后部、下部网织状（橘色，占全肺 18%）及蜂窝状结构（紫色，占全肺 26%）显著增多增大，两者之和较前增加 14%，提示肺纤维化加重、进展。橘色：代表网状结构成分；紫色：代表蜂窝状结构；蓝色：肺过度通气部分

可以预测 CAD/AI 对 HRCT 在肺部疾病，包括但不限于肺气肿、肺间质性病变、肺肿瘤、肺小结节检测及鉴别诊断、肺部疾患的新药疗效评估等领域，今后必定会有进一步广泛的应用和发展。

（4）影像学综合大数据对脑多形性胶质母细胞瘤恶性程度的综合分析

胶质母细胞瘤是成人脑部胶质瘤中恶性程度最高的原发性肿瘤，中国胶质瘤年发病率为（3 ~ 6.4）/10 万，年死亡人数达 3 万。其中胶质母细胞瘤占恶性脑肿瘤的46.1%，具有发病率高、复发率高、死亡率高和治愈率低的特点，被认为是神经外科领域治疗难度最高的肿瘤之一。

进入 21 世纪，CAD/AI 研发在胶质母细胞肿瘤得到进一步拓展、深入和应用，帮助影像科研人员进一步提高诊断水平和疗效评估准确性，使精准诊治成为可能，即以精确诊断为前提、精确治疗为目的的精准诊疗体系，针对个体疾病进行近分子水平分析和治疗。对于胶质母细胞瘤，要实现精准诊治就必须突破基于常规影像的形态学及半定量分析的传统影像医学模式。影像组学（radiomics）作为 AI 中机器学习的一种方法为实现这一目标打下了坚实的基础，它融合了多种数字影像信息、统计学、机器学习等方法，采用高通量特征提取算法，对影像图像进行定量分析，最高效地利用影像学检查结果。

影像组学是将影像定量分析与机器学习方法结合起来。影像组学特征是定量图像特征，可以提供肿瘤的形状、大小、体积、生理学以及代谢特征等。胶质母细胞瘤主要从脑 MRI 中提取特征。脑 MR 包括常规扫描序列和先进的磁共振扫描序列（例如弥散、灌注、波谱分析等）。目前，影像组学的基本作用是通过大量的影像组学特征对肿瘤感兴趣区进行定量分析，从而提供有价值的诊断、预后或预测信息。其目的是探索和利用这些信息资源来开发诊断、预测预后的影像组学模型，以支持个性化的临床决策和改善个体化的治疗选择。

影像组学的研究方法分为以下 5 个步骤：

①图像采集：主要通过 CT、MR 和 PET/CT 等影像扫描方式来进行高分辨图像的采集。胶质母细胞瘤的影像组学研究主要采用 MR。

②图像分割：是指对感兴趣区部位的分割，也就是在影像图像上勾画出感兴趣区域，从而针对这一特定区域计算出影像组学特征。目前，图像分割有 3 种方法，即人工分割法、半自动分割法及自动分割法。

③图像特征提取和量化：图像分割得到 ROI 后，就可以进行定量影像组学特征的提取和分析。影像组学特征可以分为形态特征、弥散、灌注或代谢特征。

④特征选择：是用一种算法来选择给定任务的"有效"特征，最简单的特征选择

方法是根据变量的稳定程度或相关性制定一个评分标准，以此标准对变量进行筛选。

⑤建立模型：影像组学的目标是根据预测结果和影像组学特征来开发一种新的功能或建立一个新的数学模型，以此对患者进行分类。

（6.2.2 节作者：梁露霞）

6.3　科研专病数据库建设与创新应用

6.3.1　国家肝胆数据库开启新一代多中心真实世界研究大门

1.领域发展背景

中国是肝胆疾病大国，各种良恶性肝胆疾病严重危害国人健康。我国常见肝脏疾病及相关胆道疾病种类较多，包括病毒性肝炎、肝硬化、肝癌、良性肝胆管疾病、胆管癌，以及先天性、代谢性肝病等。其中，我国慢性乙肝患者将近 1 亿人，约 76% 可能转化为肝癌；脂肪性肝病患者超过 2 亿人，合并肝癌发生风险上升 100 倍以上；肝癌每年新发病人数占据全球 50% 以上，超过 30 万，是中国癌症死亡原因的第二位，为 60 岁前中国男性癌症死因的第一位；我国复杂胆道疾病的发病率和致死率居世界首位，肝胆管结石病发病率为 2.12%，加之先天性胆管扩张症、胆管炎症等病变，总患病人群超过 9000 万；我国西部地区受肝棘球蚴病威胁人口超过 5000 万，大量人口因病返贫。全国每年治疗肝炎、肝硬化、肝癌、胆管癌等费用高达 1200 亿元，构成了国家、社会乃至家庭的沉重负担。

当前智慧医疗发展迅猛，并赋能肝胆疾病诊疗。但是，其水平及疗效严重取决于高质量、标准化的医疗大数据支撑。尤其在肝胆专病科研领域，我国由于患者众多，积累了大量的生物及临床病例数据，可充分发挥数据挖掘与分析应用的价值，更好地提升肝胆疾病的临床及科研水平。

2.创新应用场景

在此背景下，2019 年 12 月，国家肝胆疾病标准数据库项目正式启动。本项目由国家卫健委指导，国家卫健委继续教育和能力建设中心主办，清华大学临床医学院作为建设单位，北京清华长庚医院与 55 家联盟医院单位合作，联合肝胆、放射影像、超声、人工智能等专家委员会，共同构建符合国家规范、服务于临床科研和创新药械研发的首个系统性科研专病标准数据库（图 6-10）。

为什么要协作？

　　科研专病标准数据库具有多重权属性质、多层次监管要求，卫健委是医院监管方以及医疗卫生的主管部门，工信部、科技部等部门是行业标准、应用、专项、课题等方面的指导方，网信、公安等是数据的安全督查方，医院是数据的生产及保管方，领域专家是专病科研应用的主导方，行业学会是专病科研及数据标准的认定方，研发机构是科研应用的支持方及使用方。

　　（1）通过纵横协同的跨领域支持建设关键科研大环境

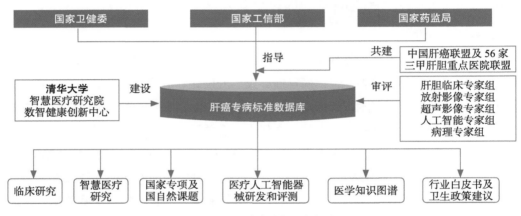

图 6-10　肝癌专病标准数据库

　　（2）通过专病数据标准的制定与执行实现行业认可与普适推展

　　专病数据标准是保障科研专病数据库的内外部使用和交换的一致性和准确性而制定的规范性约束，由管理制度、管控流程、技术工具共同组成统一体系，是通过这套体系的推广，应用统一的数据定义、数据分类、记录格式和转换、编码等实现数据的标准化。

　　为统一制定肝胆疾病的诊断分析专家共识标准，充分协同全国肝胆学组的专家资源，跨学科专家对肝胆疾病的患病、临床诊疗、预后相关信息进行了交叉标注，形成具有行业代表性、权威性、准确性的标准规范。自 2020 年 4 月起，由中国医师协会提出，国家卫健委能力建设和继续教育中心、中国肝癌防治联盟、清华大学精准医学研究院共同参与启动了团体标准《肝胆疾病标准数据规范》的编制。

　　2020 年 5 月 15 日，标准编制组召开了专家标准讨论会，由董家鸿院士、樊嘉院士、秦叔逵教授、严福华教授等 40 多位国际著名的肝胆临床医学、放射影像、人工智能专家联合审评，形成标准征求意见稿。并向全体专家组委员征求意见，根据反馈意见对标准进行修改，完成标准的送审稿。

2020 年 8 月，标准通过了专家组的严格审定。2020 年 10 月 18 日，中国医师协会批准发布 T/CMDA 001—2020《肝胆疾病标准数据规范：肝癌 CT/MRI 影像采集和处理标准》、T/CMDA 002—2020《肝胆疾病标准数据规范：肝癌 CT/MRI 影像标注和质控标准》、T/CMDA 003—2020《肝胆疾病标准数据规范：肝癌科研病历标准数据集》3 项团体标准，自 2020 年 10 月 18 日起正式实施。

本数据标准规范以《原发性肝癌诊疗规范（2019 年版）》作为主要参考依据，旨在形成共识性的肝癌领域数据集标准体系。数据标准规范为医疗数据的采集、标注和质控等提供一致性的参考标准，实现同质化的数据存储和使用，并以高质量的数据库支撑包括临床医学研究及人工智能医疗器械等研发及应用的需求。肝癌科研病历标准数据集的分类参考国家电子病历及信息化行业标准，以及最新肝癌领域诊疗指南。主要包括肝癌患者的基本信息、就诊记录、现病史、既往史、个人史、家族史、体格检查、诊断、实验室检查、影像学检查、病理检查等 19 个模块的全流程病历数据，具体内容如图 6-11 所示。

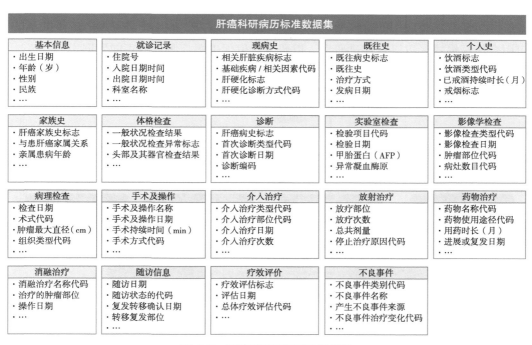

图 6-11　肝癌科研病历标准数据集

该标准将针对目前肝胆疾病临床研究的目的、调查内容、调查方法、数据标准和生物样本信息之间存在较大差异，数据及生物样本采集不规范、不统一等问题，依据国际规范和标准，制定临床研究数据与生物样本收集的操作规范与标准流程（SOP），并普及推广临床研究数据与生物样本收集标准操作规范与流程，适用于指导肝癌科研病历标准数据集的采集、存储、共享及信息系统的开发。

为什么要建立分布式的数据库？

传统科研专病数据库大多采用集中式收集和存储方式，导致多中心研究数据过于集中在单一大中心，造成小中心由于权属、安全和使用等问题不愿意贡献数据，而大中心由于存储过量数据形成集中性风险及巨大维护成本。而分布式的数据库模式，每一个医院都有自己单独的数据库，各医院数据库之间按需互联、审批使用，有效解决数据汇聚难题，提升数据公平使用效率。

（3）分布式多中心的平台模式兼顾公允与安全

国家肝胆疾病标准数据库项目同时建立了符合国家健康医疗数据共享使用规范的新型数据共享6-3模式（图6-12），实现按需共享的应用体系。各个医院的数据将存储在本中心，应用运行在本中心，经审批许可的数据方可进行传输。新的模式将完全尊重医院的数据管理权和贡献价值，记录医院及专家所付出的知识经验和工作量，通过区块链技术将应用的价值回溯和反馈到所有贡献方，形成平等互助、成果共享的应用合作新模式，以医疗促进研发，以研发价值促进医疗服务的正向发展。

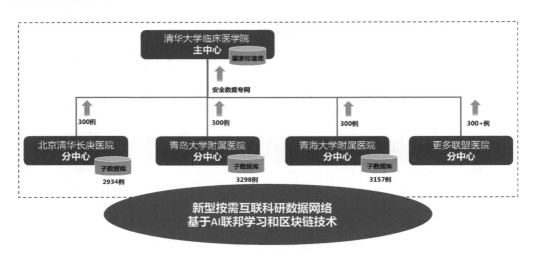

图 6-12 新型按需互联科研数据网络

为什么要进行安全伦理审查？

传统医疗科研项目，特别是临床试验项目，需要通过医院伦理委员会审查通过方可执行。随着回顾性、真实世界、非干预性研究项目越来越多，以及按照国家标准开展数据去标识化工作越来越规范，科研专病库在建设及其之上各项应用的过程中遇上了传统伦理审查规则，条款逐渐不适用，于是催生了涵盖大数据、信息化等跨领域安全伦理联合审查的需求。

（4）医疗数据安全伦理审查解决人伦风险困境

在国家肝胆标准数据库项目中，北京清华长庚医院在全国创新性成立了伦理委员会下属的"医疗数据安全伦理审查小组"（图6-13），并审批通过了依据国家标准《信息安全技术　个人信息去标识化指南》制定的医院数据脱敏分级标准。至此，医院所有后续项目申请必须按照去标识化标准处理及分级，可根据相关条款，确保保护患者隐私的前提下，免知情同意使用脱敏后的科研数据。

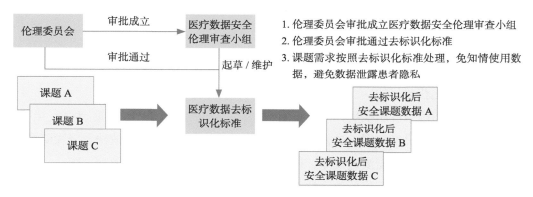

图6-13　医疗数据安全伦理委员会

该方案以实用性和可操作性为主要目标，遵循国内成熟并常用的伦理审查方案，医疗数据分级分类处理，既重视保护患者隐私和防止数据泄露，又能合理利用数据资源，使数据成为有效可靠的信息。同时，"数据脱敏和安全性审查"是基于国家标准和技术自动化的伦理审查，减少人为干预的因素并保证审查去标识化的客观性和可重复性。建立专业医疗数据安全伦理审查专家小组，建立伦理审查基本原则、流程、评审监督准则，为进行伦理工作提供可操作的伦理审查标准程序，如图6-14所示。

3. 应用效果

（1）基于多维数据分析加速肝癌智能化精准外科诊疗研究

基于国家肝胆疾病标准数据库项目，进一步支持开展肝癌智能化精准外科诊疗研究，获批2020年度国家自然科学基金重大项目《基于高维数据集的肝癌智能化精准外科诊疗研究》。本项目由清华大学、中国科学院自动化研究所、复旦大学、军事医学科学院、国家卫生健康委医院管理研究所共同承接。

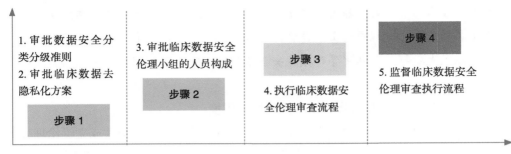

图 6-14　伦理审查标准程序

在肝脏外科领域，实现目标病灶彻底清除与肝脏功能充分保护之间的最佳平衡，是长期以来探索解决的关键科学问题。本项目旨在研究采用高质量临床队列研究数据，融合多模态影像和多组学信息，通过计算生物学建模和系统生物学方法进行多维度数据的关联分析，构建可视化、可量化和可控化肝癌全息网络信息解码，精确平衡病灶清除、损伤控制和脏器保护三要素，在最大限度保护肝脏功能的基础上实现肝脏肿瘤精准切除，构建肝癌精准外科研究新理论、新模型、新技术、新策略和新范式，达到患者最大化获益目的。

本项目利用国家肝胆疾病标准数据库，包括肝脏肿瘤相关影像、生理、病理、生化、行为、环境等多维尺度数据，进行多模态多维度的时空数据的融合清洗及降噪降维，通过解析并提出肝脏肿瘤演进规律，进而探索肝脏肿瘤可视化手术原理。随后，利用多组学高维数据强化对肝癌的生物学行为与肝脏储备功能的认识，对采集到的多组学高维数据进行标准化处理，获得可以直接用于计算机信息技术分析的高质量规范化的多组学数据库。

目前的临床问题是三维重建精度低、肿瘤侵袭边界判断难。为解决这一问题，本项目基于国家肝胆疾病标准数据库，融合多模态影像和多组学信息，建立全面、有效的分子分型分层系统，进行肿瘤病灶和残肝功能精准评估的生物学原理研究与数学建模，智能化进行多维度数据的关联分析，利用知识图谱、知识表示学习及多模态表示学习的技术，构建智能融合分析与知识推理模型。在具体治疗过程中，将患者整个治疗过程的临床数据建模成一个时序模型，然后对每个治疗阶段，利用深度神经网络模型提取其临床特征，结合提取的多维度特征进行临床诊疗方案的自主智能选择。进一步，将各个诊疗时期的病情数据按照时间序列关系进行建模，融合历史诊疗周期的病情演化情况以及相应的诊疗数据，最终给出在每个时期最优的诊疗方案，辅助临床医生进行决策（图 6-15）。

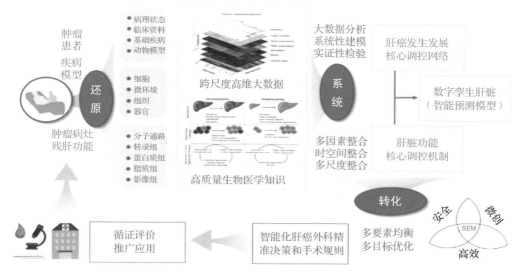

图 6-15　研究特色

精准外科

精准外科是在数据信息技术的支持下整合应用一系列现代科技手段和传统外科经验，对特定病患精确选择和精确应用适当干预方法，寻求病灶清除、脏器保护和损伤控制 3 个外科要素的最大公约数，实现外科治疗安全、高效和微创的多目标优化。

（2）构建专病数据平台服务国家肝棘球蚴病"清零"计划

基于国家肝胆疾病标准数据库项目，还可进一步构建肝棘球蚴病临床研究数据平台（图 6-16），支持肝棘球蚴病临床研究。棘球蚴病是严重危害世界公共卫生和人类健康的问题，WHO 将其列为 2050 年控制或消除的 17 种疾病之一。目前，我国仍有 27 个省及自治区有棘球蚴病病例报告，受威胁人口超过 5000 万，大量的患者因病致贫，因病返贫，因病致死。健康中国 2030 行动计划将棘球蚴病列为重点防控的传染病和地方病。为响应《健康中国行动（2019—2030 年）》计划，清华大学董家鸿院士团队发起"健康中国医师行动"——健康扶贫棘球蚴病攻坚计划，确立 2030 年在全国基本消除棘球蚴病的目标。

董家鸿院士团队构建集预防、筛查、诊断、治疗与临床转化应用一体化肝棘球蚴病临床研究数据平台，促进诊治及研究水平标准化、精准化、智能化，现已取得了海西州、黄南州和西宁市棘球蚴病基本清零的阶段性成果。

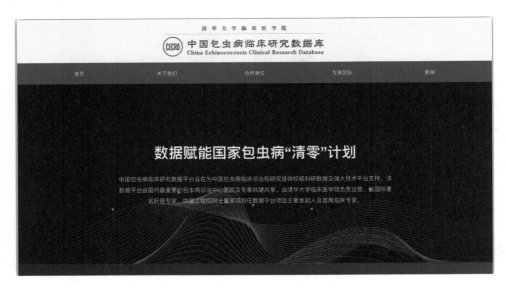

图 6-16 肝包虫病临床研究数据平台

棘球蚴虫病临床研究数据平台运用国家肝胆数据库超过 2000 例棘球蚴病诊断、手术、检查、影像等全息数据，使用人工智能筛查体系，借助先进的计算机图像分析、人工智能、人机交互、互联网、物联网及地理信息系统等技术，建立全国性棘球蚴病流行状况数字地图，完成国家级肝棘球蚴病临床研究数据、影像数据及生物样本基础性平台建设工作，帮助医疗专业人员开展快速精准的肝棘球蚴病筛查及诊断，降低早期筛查成本，助力肝棘球蚴病的"早发现 – 早诊断 – 早干预"全流程管理，有效提升康复干预效果。

肝棘球蚴病临床研究数据平台整合现有临床数据、影像资料及生物样本来源，建立采集、存储、管理规范及共享机制，建设覆盖主要肝棘球蚴病发生、发展、转归全周期的临床（影像）大数据与生物样本库平台。

同时，肝棘球蚴病临床研究数据平台与国内外知名棘球蚴病专家共建共享数据库，构建棘球蚴病远程协同诊治体系与人工智能筛查及诊疗规划体系，探索棘球蚴病救助可复制的方案，进一步提升了我国的棘球蚴病救治能力，为棘球蚴病的长期防控政策和新型防控方法提供支撑，助力未来在全国牧区可持续性地开展棘球蚴病防治工作。

（6.3.1 节作者：冯晓彬　唐勇林　黎成权　王　霞　李　欣　卢苗苗）

6.3.2　眼科医疗人工智能标准数据集建设

1.领域发展背景

随着老龄化和城市化进程的不断加快，眼底疾病危险因素普遍暴露，致使糖尿病视网膜病变、高血压视网膜病变、视网膜血管阻塞等疾病的发病率也急剧攀升；这也是造成工作人群视功能损害甚或致盲的最主要原因，给家庭及社会带来了沉重的经济负担。近20年来，由于眼底影像和图像处理技术的发展及其在临床和科研工作中的广泛应用，使得对眼底改变的记录与评价方法得以改进，突破了以往直接眼底镜检查主观性强、难以随访等局限。同时，由于新型检定技术操作简便快捷，使其易于在人群中推广。利用多模态眼底影像及图像处理技术对视网膜微观改变进行评估，可以制定眼部疾病定量、客观、标准化的诊疗策略。

眼底影像学检查是眼底病正确诊断与合理治疗的关键技术，包括直接和间接检眼镜、眼底裂隙灯显微镜、眼底照相、荧光素眼底血管造影（fundus fluorenscense angiography，FFA）、吲哚菁绿脉络膜血管造影（indocyanine green angiography，ICGA）、相干光断层扫描（optical coherence tomography，OCT）、光学相干断层扫描血管成像（optical coherence tomography angiography，OCTA）等。其中眼部彩照（外眼＋眼底照相）及OCT已作为影像学诊断的基本方法，在眼部疾病的诊断和治疗中具有不可替代的作用。眼部彩照普及率高，已成为体检的必查项目，通过一张照片不仅可以诊断包括白内障、青光眼、视网膜病变等眼部疾病，还可以评估包括糖尿病、高血压、肾病等全身疾病的进展情况（图6-17）。

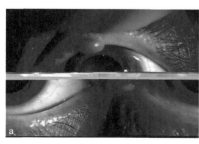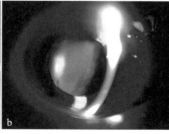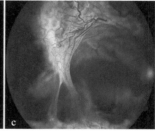

图 6-17　眼部彩照示例
a.外眼肿物，b.白内障，c.糖尿病视网膜病变致牵拉性视网膜脱离

OCT采用断层成像技术，分辨率高，可重复性好，能够敏感地发现视网膜的微小改变，可达5 μm的解剖级识别水平，同时还可以通过多种扫描方式对病变在视网膜的部位、层次、范围及数量等做出快速诊断，具有重要而独特的诊断和鉴别诊断价

值，成为追踪病情发展变化的良好检查手段（图 6-18）。

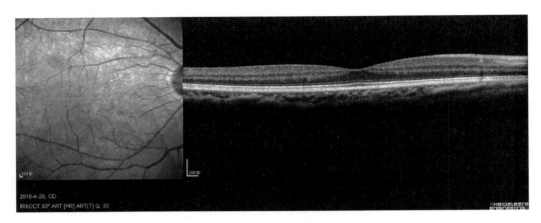

图 6-18　OCT 图像示例

正常眼底黄斑区图像，a. 显示扫描部位，b. 显示断层影像

医学人工智能是融合医学、计算机、数学、信息论、控制论、自动化等跨学科研究领域，通过在计算机上建立数学模型，对医学数据进行处理和分析，利用机器模拟和实现人类的感知、思考等活动，辅助人类进行医疗行为的科学。人工智能技术在眼科领域中的应用提供多元化的辅助医疗模式，在很大程度上提高了常见眼科疾病的诊疗效率。相较于其他疾病的诊断需要结合大量临床信息和体液生化指标，由于眼部疾病诊断主要依赖于影像学，因此人工智能图像处理技术在眼科辅助诊断及预测建模时更具优势及可操作性。

2. 创新应用场景

在此背景下，我们开启了眼科标准数据库的建立。目前，眼科标准数据库是以北京同仁医院眼科影像前沿研究中心，眼病流行病学研究大数据中心为平台基础，交叉融合多模态分子影像、人工智能、大数据挖掘等前沿技术，实现新型人工智能算法，逐步建立涵盖"高度近视进展监测、眼底疾病诊断及预后模型"等多种眼病相关的前沿技术研发基地。该数据库自 2020 年开始正式建设，除了北京同仁医院作为牵头单位外，参与单位还包括国家卫健委能力建设和继续教育中心、清华大学深圳国际研究生院，以及数十家国内医疗机构。本数据库将纳入临床患者的基本资料和多维度眼底影像学数据，与各参与单位一同通过融合多模态影像，建立视网膜深层组织自动分割、人工智能深度学习、大数据挖掘与分析预测模型，推动眼科医疗人工智能的发展，有望为不可逆性致盲致残眼病及慢病防控提供新的思路。目前数据库包含各类标准化眼底照片 20 000 余张、OCT 照片 60 000 余张。

眼科标准数据库专家组制定了以下标准：

（1）纳入标准：眼科医疗标准数据库的建立对眼科疾病的诊疗及发病机制研究具有重要意义，根据所研究的不同疾病及不同的研究目的来设立不同的纳入指标。

（2）采集标准：制定采集标准的主要目的是统一纳入数据的形式，以方便进行数据的存储和分析。眼科医疗数据涉及多维度数据，其中最常用的是影像学资料，制定眼科影像学资料的采集标准主要围绕采集设备与采集过程两方面来进行。

（3）数据处理：数据处理首先要对数据进行清洗及脱敏处理，数据必须经伦理委员会批准或豁免，并严格遵循法规要求进行脱敏处理。完成数据清洗及脱敏后，要通过人工复核进行验证并对数据质量进行抽样检查。保证数据质量后，要对大量数据进行管理，并根据研究目的的不同对数据进行标注整理。

（4）质量控制：眼科医疗数据库有很多发展方向，数据库的质量控制是其根基。数据的质量控制过程中要保证数据的准确性、完备性与唯一性。总体而言，数据集的质量要根据数据集能否合格地服务于研究目的来评价，采用科研思维，通过多个指标来全方位评估数据集在多个应用场景下的应用能力是数据集质量控制的关键。

3. 应用效果

1）眼科多病种综合智能诊疗平台

目前所研发的眼科多病种综合智能诊疗平台（图6-19），以常见的糖尿病视网膜病变、青光眼、病理性近视、高血压视网膜病变、年龄相关性黄斑变性、视网膜静脉阻塞等常见眼底疾病为关键疾病靶标，通过人工智能、图像分析、数据远程传输技术，将眼底图像进行远程传输、分级管理和智能分析，从而实现智能诊断眼底疾病并自动判别患者是否需要进行进一步诊疗。

诊疗平台根据视网膜疾病的表现区域（黄斑区、视盘区及周边视网膜）采用Yolov3算法分割彩色眼底像区域，并创新性地训练3种相应模型，综合模型的结果形成最终输出。平台具备快速、高效、准确的重要特性，在识别异常眼底像任务中准确率、灵敏度和特异性分别达到了 0.953［95% CI: 0.949 ～ 0.957］、0.964［95% CI: 0.960 ～ 0.968］和 0.917［95% CI: 0.906 ～ 0.928］。其对异常眼底像识别敏感性显著超过眼科住院医师、眼底专科主治医师和主任医师。在10种眼底视网膜疾病诊断效能上，平台的平均准确率为98.2% ～ 99.9%。

医务人员登录诊疗平台后可以创建检查单，按照眼底照相机说明书进行拍照以获取合格的患者眼底图像，通过人工智能模型对检查单中上传的眼底照片进行多种眼底疾病辅助诊断、获取转诊建议，审核软件输出结果（仅医生），查看检查记录，查看检查结果，打印检查报告。系统适配市场所有主流机型：佳能、拓普康、新视野、鹰瞳 FD16 等，并且某些机型已经完成嵌入式适配。

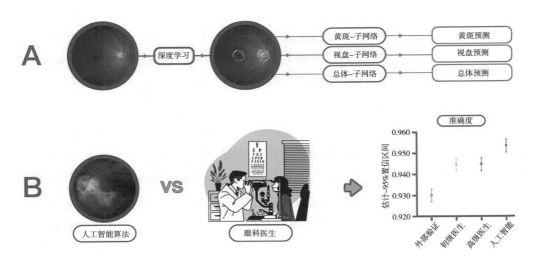

图 6-19　多病种综合智能诊疗平台的架构及其性能

图片来源：DONG L, HE W, ZHANG R, et al. Artificial Intelligence for Screening of Multiple Retinal and Optic Nerve Diseases[J]. JAMA Netw Open, 2022, 5: e229960.

2）糖尿病视网膜病变筛查软件

在上述眼科数据库标准化采集数据的基础上，进一步研发转化了注册产品《糖尿病视网膜病变眼底图像辅助诊断软件（国械注准：20203210686）》。该产品适用于对成年糖尿病患者的双眼免散瞳彩色眼底图像进行分析，为临床医生提供是否发现中度非增殖性（含）以上糖尿病性视网膜病变（以下简称糖网）以及进一步就医检查的辅助诊断建议。该产品由安装光盘和随机文件组成，分为客户端和服务器端。客户端包括用户登录、检查单模块、报告模块、系统设置模块；服务器端包括用户登录、检查单模块、基于深度学习的智能评估模块、报告模块、系统设置模块。产品服务器端部署于阿里云，客户端部署于客户端计算机，服务器端与客户端通过互联网进行加密的数据交互。

医务人员使用该产品登录后可以创建检查单、上传检查信息，进行糖网辅助诊断、获取转诊建议，审核软件输出结果（仅医生），查看检查记录，查看检查结果，打印检查报告。在检查单模块，该产品支持选择主诉和病史，还具备自动图片质量控制功能，可识别质量不合格的图像，提醒医生及时处理；在报告模块，该产品 2 分钟内返回结果，并根据糖网分级做出是否转诊的辅助诊断建议，医生审核后可打印辅助诊断建议，确保报告合规。

该产品的人工智能算法采用 Inception V4 为深度卷积神经网络，基于源自 15 家医疗机构、涵盖多种品牌眼底照相机所采集的 43 740 张眼底彩照进行训练与性能评估，结果显示该产品检测糖网的灵敏度、特异度和 AUC 分别为 90%、89% 和 0.92。在该产品的临床试验研究中，以眼科副高级职称临床医师对糖尿病性视网膜病变的诊断结果为标准，考察糖尿病视网膜病变眼底图像辅助诊断软件的灵敏度、特异性和准确率。共有来自 3 家临床试验中心（首都医科大学附属北京同仁医院、解放军总医院第一医学中心及清华大学附属北京清华长庚医院）的 1000 例受试者完成临床试验。经研究证实，该产品辅助诊断中度非增殖性（含）以上糖尿病性视网膜病变的灵敏度与特异性均超过 90%，受试者在试验过程中未发生不良事件和严重不良事件。

为了探讨将人工智能技术应用于社区医院筛查糖尿病视网膜病变的可行性，上海市静安区市北医院在社区医院门诊进行筛查的 889 名糖尿病患者所拍摄的免散瞳眼底照片中，利用糖尿病视网膜病变眼底图像辅助诊断软件进行了糖网的筛查。结果显示，该软件产品检测糖网的灵敏度、特异度和 AUC 分别为 90.79%、98.5% 和 0.946，这说明在社区医院门诊开展糖网智能筛查是可行的。

3）近视和病理性近视的智能化监测模型

在我国，近视患者人数多达 6 亿，儿童青少年总体近视率超 50%，位居世界第一。近视是不断进展的，病理性近视约占近视人群的 27% ~ 33%。近视的发生发展与遗传、环境、治疗等多种因素相关。儿童青少年一旦发展成高度近视，其罹患各类眼部疾病甚至失明的风险将大大增加。近视已经成为我国重大公共卫生社会问题。国家卫健委《"十四五"全国眼健康规划（2021—2025 年）》明确提出"强化眼健康信息化平台建设，推进大数据、人工智能、5G 等新兴技术与眼科服务深度融合，开展人工智能在眼病预防、诊断和随访等应用，提升眼病早期筛查能力，建立眼科病例数据库，加强眼科病例数据收集、统计分析，为临床科学研究提供数据支撑"。通过采集常规眼部检查数据、生理数据值、眼睛检查图、环境因素、基因组、电子病历等大量多尺度多模态数据，在全国范围内建立眼病数据库，可为实现病因学精准分级诊疗奠定良好基础。

目前，在眼科标准数据库基础上转化开发的《基于人工智能的病理性近视评估系统》已发表并获得相应计算机软件著作权。本项目旨在应对儿童近视成因复杂、发病率高、发展迅速、缺乏监测及干预指标等技术挑战，通过高质量的真实世界流行病学研究数据，结合眼底影像等多模态数据，构建多维度、可视化、可分级、定量准确的近视及病理性近视发生发展模型，为中国眼健康贡献智慧力量。

（1）近视眼底影像评估模型：仅通过视力检查和验光往往不能很好地评估患者近视的进展和致盲风险，眼底检查是监测病理性近视进展的重要手段。然而，由于机

器不能普及、眼底病专家缺乏等客观原因，眼底影像筛查评估工作存在重重困难，是
目前儿童青少年近视进展监测的"黑区"。对于同一位患者，随访过程中其眼底病理
性改变是否进展、具体进展程度缺乏定量数据支持。豹纹状眼底是透过视网膜可见的
脉络膜大血管结构及血管间隙的色素区而形成的"豹纹"样眼底外观，是病理性近视
的典型眼底改变。通过人工智能图像处理技术，可以从数据库的眼底彩色照片中提取
并定量测量出豹纹状眼底密度（图 6-20），其可作为近视及病理性近视病程评估有
竞争力的新指标。豹纹状眼底密度作为定量指标，可以准确反映弥漫分布的眼底改变
程度，对于患者个性化的监测和干预具有重要意义。此外，由于彩色眼底照相在多种
眼底检查中相对简单、快速，该模型可广泛应用于大规模人群筛查、基层医疗保健场
景中。本项目的实施可根据眼底影像为儿童青少年提供精准、个性化近视因素分析报
告及科学、系统、可解释的干预建议，将会有效缓解我国近视及病理性近视防治困难
的局面。

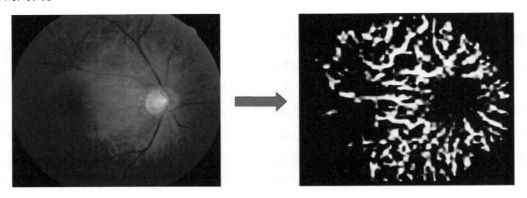

图 6-20 通过人工智能图像处理技术提取豹纹状眼底模式图

（2）近视眼底分级模型：国家卫健委（2018）《儿童青少年近视防控适宜技术指
南》指出"根据不同年龄眼视光发育特点及严重程度进行分级管理，提供个性化、针
对性强的防控方案"。然而，既往近视眼底分级由于主观性强、排查成本高等原因难
以大规模实施。本项目通过机器学习预测模型，可实现从彩色眼底相片中获得多种预
测模型下的近视分级阈值，从而抓取豹纹状眼底密度的临床参考值（图 6-21）。眼
底临床参考值是实现近视及病理性近视精准量化解析与分级干预模式强有力的支撑。
相比于既往通过屈光度进行近视分级，近视眼底分级能够更准确地反映眼底改变程
度，从而早期识别高危人群，实现分级干预，前移防治关口。

通过近视眼底筛查模型的应用，近视和病理性近视防治将由单线程转型为多级梯
次筛查模式。该项目的实施将有机会变革近视疾病筛查成本高、医疗资源相对不足的
现状，解决早期病理性近视筛查阻力大、早期干预难的窘境。

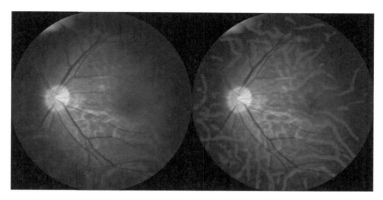

图 6-21　近视患者眼底脉络膜血管特征提取，豹纹眼底定量识别

4）眼部罕见病的智能诊疗

近年来，人工智能在眼科疾病的筛查、诊断和管理方面的探索已经取得了丰硕的成果。然而，眼部肿瘤是相对罕见的疾病，目前人工智能在眼部肿瘤的应用较少，且大多数研究来自欧美国家，主要研究方向为葡萄膜黑色素瘤（uveal melanoma，UM）中突变基因表达的预测及患者预后评估。UM 是成人最常见的原发性眼内恶性肿瘤，具有高度侵袭性，而且预后较差，近一半的患者最终会发展为远处转移。一旦转移性癌组织成长为临床可检测到的病变，患者的中位生存期只有 4 ～ 12 个月。国外已经开发了基于临床和人口统计学特征预测 UM 治疗后患者预后的模型，为 UM 的临床诊疗提供了基于个体和肿瘤特征进行个性化转移风险评估的实用性工具。

眼科标准数据库依托中国最大的眼内恶性肿瘤诊疗中心之一——首都医科大学附属北京同仁医院，建立了全球最大的黄种人葡萄膜黑色素瘤样本库。通过对 1553 例中国 UM 患者的生存状态进行回顾性分析，运用机器学习的方法构建了预测患者死亡和肿瘤转移的模型。使用随机森林来构建两个预后预测模型（2 年后死亡及 2 年内转移）（图 6-22），并进行 4 倍交叉验证。死亡预测模型显示，肿瘤最大基底径、厚度、大小、眼压和初始治疗方式与死亡有关，特征选择后曲线下面积（AUC）最高可达 0.931。转移预测模型显示，肿瘤最大基底径、大小、分期、年龄、眼压、性别与转移有关，特征选择后 AUC 最高可达 0.870。通过这两种预测模型，首次发现眼压是 UM 转移和死亡的影响因素。此外，还发现中国 UM 患者平均发病年龄为（47.2 ± 12.5）岁，发病较西方患者早；患者的 5 年、10 年和 15 年疾病相关生存率分别为 85.6%、75.5% 和 69.5%，略低于西方国家大型队列研究的结果。而本研究中患者的 5 年、10 年和 15 年肿瘤转移率为 18.9%、27.2% 和 31.4%，高于西方国家，预后相对较差。这两种模型对预测生存具有较高的敏感性和特异性，并能在一定程度上预测转移风险。

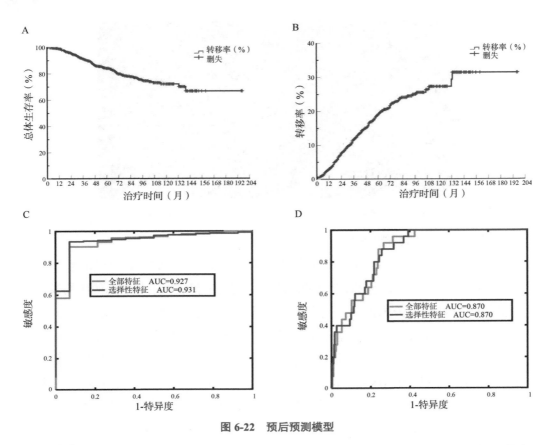

图 6-22　预后预测模型

图片来源：CHEN Y N, WANG Y N, CHEN M X., et al. Machine learning models for outcome prediction of Chinese uveal melanoma patients: A 15-year follow-up study[J]. Cancer communications, 2022, 42: 273-276.

　　UM 的年发病率约为 5 人 /100 万人，种族是最重要的危险因素，在白色人种中，UM 的发病率比黑色人种和亚洲人群多 20 ～ 30 倍。来自加拿大、美国、德国、法国、荷兰和澳大利亚的多项研究表明，UM 在虹膜颜色较浅的人群中更为普遍，但在这些研究中所纳入的棕色眼睛的患者比例非常低。我们课题组首次利用人工智能算法对中国 UM 患者的虹膜颜色进行了回顾性分析。首先应用 U-NET 对所有眼前段图像进行自动分割，只保留虹膜区域。然后利用机器学习（随机森林）和深度学习（卷积神经网络）的算法对虹膜区域分析获得相应的虹膜颜色谱（分类概率）。结果显示，图像分割结果与我们人为分割结果具有较高的一致性，虹膜色谱与人为评分的观点也是一致的，但与 UM 发病率没有显著相关性。研究补充说明了黄种人中 UM 发病率和虹膜颜色之间的关系，为进一步研究 UM 患病的宿主易感因素及其分子机制奠定了理论基础。

UM 主要通过临床检查诊断，包括间接眼底镜检查和辅助检查，如荧光血管造影、眼部超声和核磁共振检查。其中眼部超声检查是 UM 术前诊断及术后随访最常用的辅助检查工具，有助于屈光介质混浊患者的眼后节黑色素瘤诊断，提供肿瘤高度及基底直径的可靠测量值，及时发现肿瘤眼外侵袭，确保在近距离放射治疗期间正确放置巩膜敷贴器，并可以随访敷贴治疗后的反应，具有较高的成本和时间效益。在上述研究基础上，首次利用 ^{125}I 近距离敷贴放射治疗后 UM 患者术后随访过程中眼部超声图像数据建立了一个机器学习预测模型，旨在探讨动态形态测量参数对预测敷贴治疗后 4 年生存率和转移状态的预后价值。通过对机器学习模型特征重要性分析，根据敷贴治疗后肿瘤的变化划分为不同的反应模式，发现了肿瘤高度对患者预后的影响。

肿瘤学是一门综合性学科，涉及全身各个系统。以往，对影像、检验以及病理等辅助检查结果的有效判读和分析是恶性肿瘤诊疗过程中的薄弱环节，在临床工作中存在阅片工作量大、专业人才缺乏、诊断易受主观影响等挑战，容易造成误诊。相信在不久的将来，通过标准化数据库的建立和人工智能技术团队的密切配合，计算机主导的智能分类算法将成为帮助临床医生执行耗时任务的有力工具，更好地缓解医疗压力，提高工作效率，促进医学的发展和进步。

（ 6.3.2 节作者：魏文斌　邵蕾 ）

6.3.3　妇科卵巢超声数据库

1. 领域发展背景

卵巢恶性肿瘤（本章特指卵巢癌）是我国女性病死率最高的妇科肿瘤，在女性因癌症导致的死亡中排第五位，在所有妇科恶性肿瘤中死亡率居首位，严重威胁女性的生命健康，根据中国癌症年报统计，2015 年约有 5.21 万新患病患者，同年约有 2.25 万人死于卵巢癌。随着我国人口老龄化日益进展，卵巢癌的发病率逐年提升，并且发病年龄有年轻化的趋势。卵巢位于盆腔深部，发生病变时通常无明显和特异性的症状，卵巢癌的早期临床症状隐匿，生长迅速且不易被发现，约 70% 的患者卵巢癌被发现时已是国际妇产科联盟（federation international of gynecology and obstetrics，FIGO）手术病理分期中的Ⅲ期或Ⅳ期，患者的 5 年总体生存（overall survival，OS）率仅为 30%，尤其是 FIGO Ⅳ期卵巢癌患者的 5 年 OS 率小于 5%，而早期卵巢癌（FIGO Ⅰ期）患者的 5 年 OS 率可达 90%。如果能够较早且精确地预测及评估卵巢肿瘤的良恶性，将会是早期干预治疗的前提和基础，也是提高患者生存率的关键。同时，对卵巢肿瘤的良恶性进行正确的划分有助于将患者分流到合适的医疗机构就诊，合理利用医疗资源，真正意义上实现国家倡导的分级诊疗。

长期以来，临床诊断卵巢癌主要根据患者的症状、血生化、肿瘤标志物和影像学检查（如超声、CT、核磁）。近年来，基于智能影像诊断技术的超声影像组学方法得到了很好的发展。超声影像组学技术可从超声图像中高通量地提取海量定量超声特征、利用人工智能技术解析图像中蕴含的各方面信息，结合患者的基因和临床信息构建大数据模型，对信息进行处理、预测和分析，做出较准确的疾病诊断、疗效评价和预后预测等。影像组学的优点为：可改变目前临床诊断主观性较强、定量信息较少的现状，提供更多高维、肉眼无法观察到的影像深层特征，并且能够通过准确的预测模型融合影像以外的其他信息来辅助临床诊断和预后分析。因此，如果将超声影像组学技术与卵巢超声图像信息进行有效而深度的合作，通过人工智能技术提取海量超声图像中的特征，并筛选出与卵巢癌高度相关的影像组学标签，构建卵巢良恶性肿瘤鉴别诊断模型，有望提高卵巢肿瘤良恶性的诊断正确率，从而提高卵巢恶性肿瘤的早期检出率，提高患者的生存率。

2. 创新应用场景

1）标准化卵巢超声图像数据库的构建

为实现超声医学图像与人工智能技术相结合，大数据精准赋能医学工作的目标，首先建立标准化的超声图像数据库工作势在必行，现阶段我国尚缺乏这样高质量、规范化的标准图像数据库。此前，卵巢超声检查在临床的应用过程中还存在诸多问题，例如：①卵巢超声图像的质量存在较明显的操作者依赖性，不同级别医院、不同年资医生经验水平参差不齐，高质量的超声图像难以获得；②卵巢超声图像的准确判定需要多年妇科超声检查经验，并结合临床情况综合分析，低年资医生经验不足，标准图像分析和超声报告的获取需要高年资医生进行审核，工作量较大；③卵巢疾病的诊断需要超声医生在操作的同时与患者进行沟通，并参考之前超声报告或其他影像学检查结果，现阶段妇科超声检查的临床常规缺乏标准的流程；④卵巢超声包括二维、三维灰阶超声、彩色和频谱多普勒超声，不同模式超声检查的仪器调节和使用方法暂无标准化规定。因此建立标准化的统一留存图像和收集资料标准至关重要。

基于以上面临的实际问题，建立基于全国多中心的标准化卵巢超声图像数据库，制定规范化的操作流程和标准，对各个分中心不同年资的超声医生进行标准化培训，规范卵巢超声检查操作，在严格的质量控制下，收集卵巢超声图像及相关临床数据，建立基于多中心的标准化卵巢超声图像数据库势在必行。在此背景下，2019 年 5 月 10 日，医学图像数据库超声专业课题项目正式启动，本项目由国家卫生健康委能力建设和继续教育中心主办，卵巢组由首都医科大学附属北京妇产医院作为组长单位，联合国内 19 家医院合作（包括湖南省妇幼保健院、石家庄市妇产医院、山东大学齐鲁医院、上海交通大学医学院附属瑞金医院、重庆市万州区妇幼保健院、重庆大学附属肿瘤医院、北京大学第一医院、上海交通大学医学院附属国际和平妇幼保健院、首都医科大学附属北京朝阳医院、成都市第一人民医院、云南省肿瘤医院、上海市长宁区妇幼保健院、南京市妇幼保健院、北京大学第三医院、内蒙古自治区人民医院、大同市第一人民医院、山西省肿瘤医院、南京大学医学院附属鼓楼医院、首都医科大学附属北京同仁医院），共同参与标准化卵巢超声图像数据库的建立工作。

在启动会前，国家卫生健康委能力建设和继续教育中心组织多名涉及超声、人工智能等多个领域的行业内权威专家，对数据标准进行了多番研讨，借鉴了国际标准，同时也符合国内外相关指南和规范，制定了与临床诊疗工作紧密相连、具有可行性和易行性的卵巢超声图像收集的标准，该标准具有权威性、规范性、先进性和可行性，涵盖了病史、标准超声图像信息、标准超声报告、相关检验检查报告以及病理等丰富信息。此后卵巢组 20 家分中心按照规范化的病例收集标准构建了标准化卵巢超声图像数据库。

数据库构建前对数据标准统一进行了同质化的规定，参考了国际卵巢肿瘤分析组织（international ovarian tumor analysis，IOTA）为描述卵巢肿瘤超声特征的标准化术语、定义及测量方式制定的共识，将入组超声数据的标准进行统一后，建库工作在 20 家分中心开始了病例的收集和上传。数据库有着严格的质控流程，由医学专家和数据编辑共同完成上传病例的严格质控，经过初审、复审和终审的病例最终经上传者确认入库，对不符合数据收集标准的病例可以返回上传者退修，复审、终审通过后方可入库（图 6-23 ～图 6-25）。目前数据库包含标准正常病例、标准异常病例和历史经典病例共 2000 余例，其中标准异常病例中，卵巢良性肿瘤和恶性肿瘤病例共计 1200 余例，每种病例均包括以下信息：①超声信息，包括超声图像和超声报告；②临床信息，包

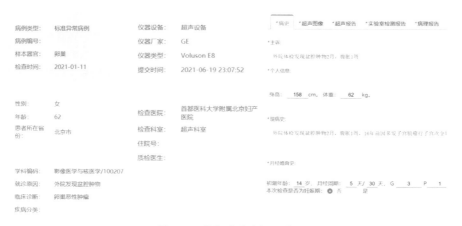

图 6-23　数据库内容概况 Ⅰ

括病史、免疫组化病理结果、检验和其他检查报告等信息。

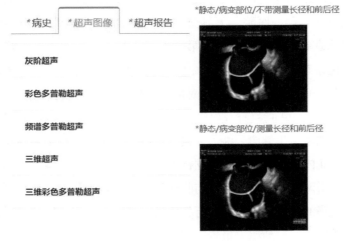

图 6-24　数据库内容概况 Ⅱ

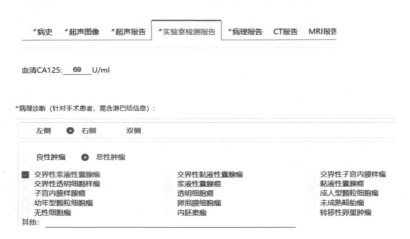

图 6-25　数据库内容概况 Ⅲ

2）人工智能技术与卵巢超声图像数据库的合作

采用人工智能方法，利用超声影像组学技术将关键影像组学特征与患者的临床信息相结合，构建高预测效能的模型，为临床医生提供一种个体化的卵巢肿瘤良恶性预测方法。

3）国际数据库和建模进程

IOTA 是欧洲致力于开展关于卵巢肿瘤超声的多中心、大样本持续性研究的组织，IOTA 开发并验证了在临床实践中用于估计卵巢肿瘤恶性风险的数学模型，包括简单规则（simple rules）、assessment of different neoplasias in the adnexa（ADNEX）模型等，目前在国外得到了广泛的验证，国内对这些模型的准确性也进行了小范围的验证，这些模型的准确度、敏感度及特异度在不同研究中存在较大差异。

（1）简单规则：简单规则最早在 2008 年由比利时 Dirk Timmerman 教授团队提出，该研究纳入 1233 例卵巢肿瘤，对卵巢良性和恶性肿瘤的特征进行筛选和统计后，选择了最具代表性的 5 个卵巢恶性肿瘤和 5 个卵巢良性肿瘤的超声特征用于建模。该团队后续发现简单规则适用于约 76% 的卵巢肿瘤，鉴别诊断卵巢肿瘤良恶性的敏感度为 93%，特异度为 90%；在约 24% 不适用简单规则的卵巢肿瘤中，该团队发现交界性肿瘤的比例相对于良性肿瘤、原发性侵袭性肿瘤及卵巢转移肿瘤较高，建议请经验丰富的高年资医生会诊可获得较高的正确诊断率。简单规则使用便捷，无须借助特殊软件，因此在临床诊断中广泛使用，2011 年英国皇家妇产科学院（royal college of obstetricians and gynecologists，RCOG）将简单规则纳入指南中，作为临床附件肿物管理的公认方法。

（2）ADNEX 模型：是 IOTA 开发的唯一的一个多层次风险预测模型，该模型可将病变性质进行更加详细的划分，包括卵巢良性肿瘤和卵巢恶性肿瘤，并将后者进一步划分为卵巢交界性肿瘤、卵巢侵袭性肿瘤 Ⅰ 期、卵巢侵袭性肿瘤 Ⅱ ~ Ⅳ 期、卵巢转移性肿瘤。该模型经过国外多个中心的验证，对卵巢肿瘤良恶性的鉴别诊断准确度很高，AUC 为 0.90 ~ 0.99；国内已发表的验证研究中，在北京和上海两个肿瘤中心，ADNEX 模型的 AUC 分别为 0.97 和 0.94，诊断准确度同样较高。但该模型的不足之处在于，无法有效地将交界性卵巢肿瘤和卵巢侵袭性肿瘤 Ⅰ 期进行鉴别，不论在国外还是国内的验证研究中，两者间鉴别的 AUC 为 0.50 ~ 0.70。

IOTA 的模型各有其优缺点，鉴别卵巢肿瘤良恶性的诊断准确性尚有待提高。而基于人工智能和标准化卵巢超声图像数据库建立的卵巢肿瘤良恶性鉴别模型将有望突破模型诊断准确性较低、适用性不强的瓶颈，实现真正的人工智能大数据赋能，为患者的临床管理提供坚实的依据。

3. 应用效果

（1）卵巢超声数据库助力临床科研与医学教学

该数据库可为广大超声医生提供正常卵巢和卵巢肿物及其他卵巢疾病的多样化超声图像和相关临床资料，有利于开展卵巢疾病超声继续教育工作，创新医疗大数据支持下的医学教育模型，也有利于制定医疗行业图像培训标准，为科学研究提供标准的素材。

（2）人工智能联合卵巢超声数据库助力卵巢癌早期筛查

人工智能影像组学技术采用前沿的图像分析算法和海量医学影像数据，利用提取的高维的定量特征来构建智能模型，实现相关临床问题的精确诊断和治疗，为现代医学提供了强有力的工具。随着影像组学方法在医学界不断地被肯定和认可，影像组学方法已被应用于诸如脑胶质瘤、肺癌及乳腺癌等方面，在疾病的辅助诊断、预后评估方面取得了良好的效果。在卵巢肿瘤方面，涉及超声影像组学的国外文献病例数较少或图像数量较少，对肿瘤性质分类分型诊断的报道也较少，在医学大数据和人工智能高度发展的时代，建立完善且规范的卵巢超声图像数据库有利于计算机图像分析，建立卵巢良恶性肿瘤预测模型，提高卵巢恶性肿瘤早期诊断准确度和敏感度，进而提高卵巢癌患者的 5 年生存率和降低死亡率，并进一步指导临床治疗和随访，同时也对卵巢癌影像组学的进一步发展提供助力。

首都医科大学附属北京妇产医院吴青青教授团队目前已使用单一中心的标准化卵巢良性和恶性肿瘤数据进行了初步建模，针对每个病例，提取 983 个超声影像组学特征进行了非监督聚类分析，如图 6-26 所示，聚类中通过颜色直观显示某一区域的特征具有相似性和关联性。

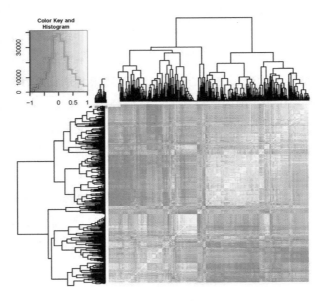

图 6-26　特征聚类热图

利用 LASSO 逻辑斯特回归方法从 983 个特征中筛选出 25 个关键特征构建初步预测模型，模型在 98 个患者数据集上的 ROC 曲线如图 6-27 所示，ROC 曲线下面积（AUC）为 0.944，这说明超声影像组学特征对卵巢癌的良恶性具有预测价值。

卵巢肿瘤手术前，肿瘤良恶性的预测和肿瘤病变彻底清除与保留患者生殖功能之间的最佳平衡问题，是临床及超声医生长期以来一直探索力求解决的关键科学问题，而后者对于年轻有生育需求的患者格外重要。术前对卵巢肿瘤的特征进行标准化的描

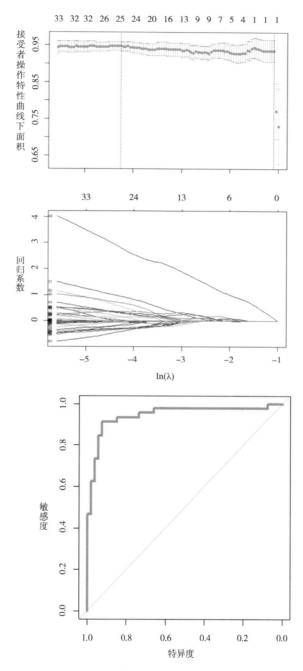

图 6-27 超声影像组学初步模型的 ROC 曲线

述，并能够较准确地预测肿瘤的良恶性和具体分期有助于优化有限的医疗资源，对于良性病变可以选择保守治疗或者到普通妇科接受创伤相对较小的手术治疗；当怀疑肿瘤为恶性时，可转诊到三级妇科肿瘤医院接受更加专业的医疗服务，对有生育需求的交界性肿瘤患者而言，对卵巢生殖力的保护至关重要，改善卵巢恶性肿瘤患者预后的同时尽量减少不必要的手术操作。标准化卵巢超声图像数据库的建立为有效解决这一临床问题奠定了基础。通过收集高质量标准化的超声队列研究数据，利用新兴的影像组学技术，挖掘超声图像数据中的深层量化信息，筛选出与卵巢恶性肿瘤高度相关的影像组学标签，基于新型人工智能技术、卵巢肿瘤超声影像和病理数据，能够创新性地建立卵巢良恶性肿瘤鉴别及病理分型模型，探索出人工智能辅助肿瘤超声影像诊断的应用模式。

人工智能辅助肿瘤超声影像诊断延伸到卵巢癌患者预后预测的可实现性

卵巢癌患者的无进展生存期和总生存期与患者术前和术后的一系列临床和超声指标有着密切的关系，这为大数据辅助临床预测肿瘤演进提供了科学依据。人工智能辅助下准确的肿瘤性质预测、精准手术治疗以及生存期相关的预后预测体系将为卵巢肿瘤患者带来福音。

（6.3.3 节作者：吴青青　和平）

6.3.4　心血管疾病大数据研究

1. 领域研究背景

随着社会经济的发展、生活工作节奏的加快、饮食结构的改变等多方面因素的影响，心血管疾病已经严重威胁人们的生命健康。《中国心血管健康与疾病报告 2021》显示，2019 年农村、城市心血管病分别占死因的 46.74% 和 44.26%。每 5 例死亡中就有 2 例死于心血管病。从中推算心血管病现患人数 3.3 亿，其中脑卒中 1300 万，冠心病 1139 万，心衰 890 万，肺源性心脏病 500 万，房颤 487 万，风湿性心脏病 250 万，先天性心脏病 200 万，下肢动脉疾病 4530 万，高血压 2.45 亿。国家心血管病中心发布的《中国心血管健康与疾病报告 2019》显示：每 5 位死亡者中至少有 1 人死于脑卒中，死亡人数约占全球脑血管病死亡的 1/3。脑卒中现已成为我国居民第一位致死性疾病。在我国，每年约有超过 250 万脑卒中新发病例。脑卒中因其具有高发病率、高死亡率、高致残率以及高医疗费用等特点，是我国目前最为沉重的健康负担。更为严峻的是，心脑血管疾病正逐步波及处于社会中坚力量的中年人群（45 ～ 55 岁）。

颈动脉粥样硬化易损斑块破裂引发的血栓栓塞是缺血性卒中的重要致病因素。目前，临床上评价颈动脉粥样硬化病变严重性的主要手段仍是应用各种影像学方法测定管腔狭窄程度。然而，近年来大量研究显示，并不是所有的高危易损斑块都会引起管腔显著性狭窄。通过狭窄测量来决定颈动脉斑块的严重程度和治疗方案有许多局限性，如不能提供血管壁病理变化的信息，并且可能会低估由于正性重构而导致的动脉粥样硬化疾病的严重程度。

已有研究发现，部分隐源性卒中实际上可能是由中度或轻微狭窄的颈动脉粥样硬化斑块引起的，如超过 20% 的低级别狭窄（<50% 狭窄）具有斑块内出血和纤维帽破裂等高危特征，这些特征也可能发生在 8% ~ 9% 狭窄的颈动脉中。因此，有必要对动脉管壁进行直接成像，从而有效评价颈动脉粥样硬化斑块的生物学稳定性。颈动脉斑块成像的主要影像学方法为磁共振（magnetic resonance，MR）成像，与组织病理学对照研究显示，颈动脉斑块 MR 成像能够准确评价斑块负荷和斑块内部成分特征（如钙化、脂质核、出血、炎症反应等），是目前无创性评价颈动脉粥样硬化稳定性的首选影像学手段。

2. 创新应用场景

基于上述背景，清华大学生物医学影像研究中心在全国开展了基于颈动脉 MR 斑块成像的颈动脉斑块风险评估多中心研究（carotid atherosclerosis risk assessment，CARE Ⅱ），旨在探讨中国人群颈动脉斑块影像学特征与缺血性卒中的因果关系。该研究涉及全国 11 个研究分中心，其中包括北京市 4 个研究分中心：清华大学生物医学影像研究中心、卫生部北京医院、北京大学第一医院与煤炭医院，东北地区 2 个研究分中心：哈尔滨医科大学附属第四医院与吉林大学中日联谊医院，华东地区 3 个研究分中心：山东医学影像研究所、上海交通大学附属仁济医院与福建协和医院，华南地区 1 个成像研究中心：南方医科大学附属珠江医院与西北地区 1 个研究分中心：青海大学附属医院。CRRE Ⅱ 通过开展多中心研究，积极推广颈动脉 MR 斑块成像技术在临床的应用，旨在使用一个标准化的颈动脉粥样硬化斑块磁共振成像方案，在中国不同地区招募患者，并进行集中、盲法审查和分析，并为建立有效的缺血性卒中防控体系提供了重要依据。整个研究和每个参与机构都获得了伦理审查委员会批准，所有研究参与者都提供了书面知情同意书。

CARE Ⅱ 研究是基于使用相同的最先进的颈动脉粥样硬化斑块磁共振成像技术评估近期患有卒中和 / 或短暂性脑缺血发作的我国患者的颈动脉粥样硬化斑块的需要而提出的。这是一项横断面、非随机、观察性、多中心研究，通过颈动脉粥样硬化斑块磁共振成像评估我国卒中患者的颈动脉粥样硬化斑块。该研究得到了我国政府和工业伙伴的资金支持，本研究与国内 13 家配备 3 T MRI 扫描仪的医疗中心和医院以及华盛顿大学血管成像实验室合作，旨在连续招募 1000 名近期患有卒中或短暂性脑缺血发作且至少一条颈动脉有动脉粥样硬化斑块的患者，进行双侧颈动脉粥样硬化斑块磁共振成像和常规脑部磁共振检查。来自清华大学生物医学影像研究中心与华盛顿大学血管成像实验室的研究人员对颈动脉斑块进行了定量审查。

CARE-II 研究的主要目的是确定我国近期缺血性卒中或短暂性脑缺血发作患者颈动脉粥样硬化斑块高危特征的发生率和特征。主要目标是：评价颈动脉斑块的特点（特别是高危斑块）与传统心血管危险因素和管腔狭窄之间的关系；评价颈动脉斑块的特点（特别是高危斑块）与缺血性脑血管病变之间的相关性；确定特定患病人群颈动脉斑块的特点，如糖尿病患者等。

1）病例入选和排除标准

研究方案的流程图如图 6-28 所示，本研究拟从分布在不同地区的医疗中心连续招募 1000 例年龄在 18 周岁及以上的近期发作的脑卒中或短暂性脑缺血患者（症状发生在 2 周内），且根据 B 超扫描确定至少一条颈动脉有动脉粥样硬化斑块（内膜中膜厚度 ≥ 1.5 mm）。排除标准：可疑心源性卒中的患者；颅内出血（脑实质内血肿、蛛网膜下腔出血、硬膜下或硬膜外血肿）、肿瘤、感染或者任何与现在神经功能缺损症状不符合的表现；仅存在单独的感觉症状（如麻木感）、单独的视力改变、单独的头晕或眩晕，但头 CT 或 MRI 没有急性梗死证据；由于血管成形术或手术治疗导致的神经功能缺损症状；入组时正在接受实验性药物或者器械治疗；有磁共振检查禁忌症的患者。

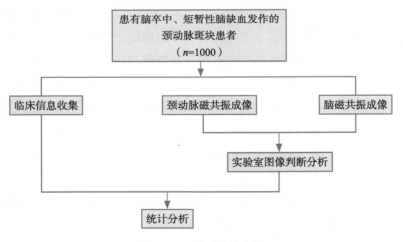

图 6-28　研究方案流程图

2）磁共振图像扫描

由于 MR 成像是无创评价颈动脉粥样硬化稳定性的首选影像学手段，所以 MR 图像扫描是本研究的关键部分。本研究采用标准化的颈动脉粥样硬化斑块 MR 成像方案，所有扫描都在 3.0T 的磁共振扫描仪上进行，使用线圈为 8 通道相位阵列线圈，多中心采用了相同的成像方案。颈动脉斑块成像方案包括三维（three-dimensional，3D）时间飞行（time-of-flight，TOF）、T1 加权（T1-weighted，T1-W）四次反转恢复（quadruple inversion recovery，QIR）、T2 加权（T2-weighted，T2-W）多层双反转恢复（multislice double inversion recovery，MDIR）、和磁化准备快速梯度回波（magnetisation prepared gradient recalled echo，MP-RAGE）成像序列心。本研究还采集了具有大纵向覆盖的运动敏感驱动平衡制备的快速梯度回声（motion sensitised driven equilibrium prepared rapid gradient echo，MERGE）的 3D 成像序列，用于描述颅外颈动脉不同节段动脉粥样硬化斑块的分布。此外，采用 3D TOF-MRA、T2 加权流体衰减反转恢复（fluid-attenuated inversion recovery，FLAIR）和扩散加权图像（diffusion-weighted image，DWI）序列用于脑成像。

　　3）临床信息收集

　　对符合入选标准的病例进行颈动脉和全脑磁共振成像，同时需要搜集入选病例的临床信息。记录人口统计学特征，包括年龄、性别、身高和体重；收集高血压、糖尿病、吸烟、他汀类药物使用和心血管疾病史，记录脂蛋白的水平，包括高密度脂蛋白、低密度脂蛋白、总胆固醇和甘油三酯等。

　　4）图像解释与分析

　　（1）脑磁共振图像分析：由两名拥有 5 年以上 MR 诊断经验的放射科医生进行图像分析。在分析脑 MR 图像时分析人员对病例临床资料、颈动脉 MR 图像等信息采取盲法原则。脑 MR 图像分析内容如下：有无 T2W FLAIR 高信号，T2W FLAIR 高信号的大小（体积）和分布范围；有无 DWI 高信号，DWI 高信号的大小（体积）和分布范围，颅内颈动脉 MRA 狭窄性病变分级：0% ~ 30%、30% ~ 50%、50% ~ 70%、70% ~ 99%。

　　（2）颈动脉磁共振图像分析：由两位经过系统培训的人员利用美国华盛顿大学自主开发的图像分析软件 CASCADE 对颈动脉 MR 图像进行分析。分析人员对所有病例临床资料、脑 MR 图像数据等信息采取盲法原则。颈动脉磁共振分析内容如下：①颈动脉粥样硬化斑块形态学测量：管腔、管壁面积；标准化管壁指数（normalized wall index，NWI）；平均管壁厚度；管腔狭窄程度。②颈动脉斑块成分识别：钙化（有/无）、体积；富含脂质的坏死核（有/无）、体积、坏死核所占管壁百分比；斑块内出血（有/无）、体积。③颈动脉斑块纤维帽表面状态判断：完整，厚纤维帽；完整，薄纤维帽；破裂，靠近管腔的出血或血栓发生；破裂，溃疡形成。

　　5）统计分析和样本量考虑

　　为了实现主要研究目标，将从整个研究样本和按性别、年龄、地理区域定义的重要亚组中评估斑块成分和特征的患病率，包括钙化、富含脂质的坏死核、斑块内出血和纤维帽破裂。在同一组中，颈动脉血管形态的分布包括壁体积、壁体积百分比、最大管壁厚度和最大管壁面积百分比以及成分体积（钙化、富含脂质的坏死核和斑块内出血），将使用平均值和标准方差以及百分位数进行总结。作为次要目标的一部分，将使用逻辑回归（二元特征）和其他广义线性模型（连续测量，可能呈正态分布或偏斜）在人口统计学和区域亚组之间比较斑块特征和测量值。将考虑多个模型，这些模型将针对以下因素进行调整：①性别和年龄；②性别、年龄和其他传统危险因素；③性别、年龄、危险因素和斑块大小。还将多变量逻辑回归用于评估急性脑梗死、脑白质病变或严重颅内狭窄的存在与否与颈动脉斑块特征之间的相关性，而广义线性模型将用于评估急性梗死或脑白质病变体积与颈动脉斑块特征之间的相关性。基于1000人的目标样本量，并假设由于缺失数据或图像质量问题导致的损失率为10%（最终 n=900），患病率估计的精确度（95% CI）在全样本中为 3.3%，在全样本 1/5 大小的亚组中为 7.7%。所有功效计算均假设显著性水平为 0.05 的双侧检验。

3. 应用效果

（1）不同海拔地区患者颈动脉粥样硬化的比较研究

流行病学研究表明，生活在高海拔地区的人患心血管疾病的发病率低于生活在海平面地区的人。一项来自瑞士的队列研究显示，在海拔 1000 米时，卒中的发病率风险降低了 12%。在高海拔地区，这种较低的心血管风险可能是由于低氧缺氧，强紫外线，较轻的空气污染程度和较低的温度等因素。先前的动物研究表明，与高海拔相关的生理适应性缺氧可能会促进主动脉粥样硬化斑块的抗炎作用。已证明，高分辨率多对比度 MR 成像技术能够表征颈动脉斑块负荷和经组织学验证的成分。高危斑块的组织学特征定义为斑块内出血（斑块内出血）、大的脂质坏死核心或管腔表面破裂。本研究旨在利用高分辨率多对比 MR 成像，研究高海拔（西宁）和海平面（济南）脑缺血症状患者颈动脉粥样硬化斑块特征的差异。

本研究所有受试者的多对比度 MR 血管壁成像均来自 CAREII 研究。其中，49例患者［平均年龄（63.3±12.0）岁，33 例男性］来自同一高海拔地区；51 例患者［平均年龄（64.5±12.0）岁，34 例男性］来自同一海平面附近地区。对两组不同地区患者的颈动脉斑块特征进行比较。结果表明，与海平面患者相比，高海拔地区患者具有更大的管腔面积［（58.5±17.8）mm² vs.（50.0±19.6）mm²，P=0.008］，更小的最大标准化管壁指数（48.6%±14.2% vs. 57.8%±16.3%，P=0.002）和较小的钙化体积百分比（0.9% vs. 5.6%，P<0.001）。在调整了年龄、性别、收缩压、低密度脂蛋白胆固醇（low-density lipoprotein cholesterol，LDL-C）和他汀类药物使用等临床危

险因素后，这些斑块形态和组成的差异仍具有统计学意义。在进一步调整标准化管壁指数作为斑块负荷的衡量指标后，高海拔地区患者的钙化体积百分比仍明显小于海平面地区的患者（$P=0.047$）。研究表明，与来自近海拔地区的有症状患者相比，来自高海拔地区的有症状患者的颈动脉斑块负担更低，钙化也更少。研究结果可能为优化和管理来自不同海拔高度个体的脑血管疾病提供了额外的视角。该研究目前已发表于 *Journal of Stroke & Cerebrovascular Diseases* 杂志。

（2）颈动脉管腔的半自动分割算法研究

颈动脉粥样硬化是一种最终导致动脉管腔狭窄的全身性炎症性疾病，与卒中或短暂性缺血发作等脑血管缺血性事件密切相关。已证实，颈动脉的几何特征与动脉粥样硬化疾病有关。因此，颈动脉的几何评价在预测动脉粥样硬化疾病的发生、发展中具有重要作用。TOF-MRA 由于其高空间分辨率和大覆盖范围，已被证明是一种评估血管形态的有效成像技术。TOF-MRA 利用了流入增强效应。当流入静止组织时，完全磁化（未饱和）的新鲜血液比饱和组织表现出明显更强的信号。然而，如果血流缓慢或受到干扰，部分饱和血液的信号会变得微弱，颈动脉管腔显示出微弱的边界。这种现象经常发生在血管斑块附近，因此血管边界的分割是一项十分具有挑战性的工作。因此，本研究旨在基于 TOF-MRA 开发出一种在弱边界图像上表现良好的半自动颈动脉管腔分割方法。

本研究共纳入了来自 CAREII 研究中的 283 条颈动脉，并提出了一种改进的双自适应阈值水平集方法（level set method with double adaptive threshold，DATLS）。根据初始感兴趣区域的概率密度函数计算出两个阈值。阈值 Th1 用于生成初始轮廓，阈值 Th2 用于通过修改水平集的能量函数来控制演化。以人工分割结果为参考，在 CAREII 研究的 TOF-MRA 图像上测试了该方法的性能。随机选取 60 例患者比较传统水平集与 DATLS 的性能，283 例用于检验 DATLS 的稳健性，20 例用于比较 DATLS 与手工分割在操作者内和操作者间的重现性。利用 Dice 系数、平均轮廓距离和 Hausdorff 距离比较 DATLS 和手工分割结果。结果表明，DATLS 在 TOF-MRA 上的计算时间、鲁棒性和分割精度均优于传统水平集方法，与人工分割相比，DATLS 显示出了更好的操作者内和操作者间的重复性。本研究通过对 CAREII 研究的数据集进行测试，验证了双自适应阈值修正的水平集方法具有良好的性能。研究表明，DATLS 方法是一种很有前途的颈动脉管腔半自动分割方法（图 6-29）。该研究目前已发表于 *Magnetic Resonance in Medicin* 杂志。

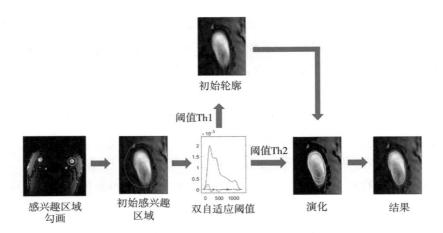

图 6-29　DATLS 方法分割流程

图片来源：LUO L, LIU S, TONG X, et al. Carotid artery segmentation using level set method with double adaptive threshold（DATLS）on TOF-MRA images[J]. Magn Reson Imaging. 2019, 63: 123-130.

（3）颈动脉斑块内出血体积在鉴别急性缺血性卒中风险中的作用研究

先前的研究表明，颈动脉斑块内出血是未来缺血事件的强有力预测因素，潜在的机制可能基于这样的假设，即斑块内出血加速动脉粥样硬化斑块的进展并增加斑块破裂的风险。最近的一项研究报告称，与无症状颈动脉斑块相比，有症状颈动脉斑块的斑块内出血体积略大，然而，斑块内出血大小对确定急性脑梗死风险的有用性仍不清楚。因此本研究的目的是利用颈动脉血管壁成像确定颈动脉斑块内出血体积在鉴别急性缺血性卒中风险中的作用。

在入组的 687 名来自 CARE Ⅱ 研究的有颈动脉斑块的患者中［（62.7±10.1）岁；69.4% 男性］，28.5% 有同侧大脑半球的急性脑梗死。逻辑回归结果显示，在校正临床混杂因素前后，颈动脉斑块负荷与急性脑梗的存在显著相关。校正临床混杂因素前，脂质坏死核心体积、脂质坏死核心体积分数、斑块内出血体积和斑块内出血体积分数与急性脑梗死显著相关（脂质坏死核心体积：$OR = 1.297$，$P = 0.005$；脂质坏死核心体积分数：$OR = 1.119$，$P = 0.018$；斑块内出血的体积：$OR = 2.514$，$P = 0.003$；斑块内出血体积分数：$OR = 2.202$，$P = 0.003$）。校正临床混杂因素后，脂质坏死核心体积、脂质坏死核心体积分数、斑块内出血体积和斑块内出血体积分数与急性脑梗死仍显著相关（脂质坏死核心体积：$OR = 1.312$，$P = 0.006$；脂质坏死核心体积分数：$OR = 1.90$，$P = 0.034$；斑块内出血的体积：$OR = 2.907$，$P = 0.007$；斑块内出血体积分数：$OR = 2.374$，$P = 0.004$）。再进一步校正斑块体积（$OR = 2.813$，$P = 0.016$）或斑块体积和脂质坏死核心体积（$OR = 4.044$，$P = 0.024$）后，斑块内出血体积和急性脑梗之间的相关性仍具有统计学意义。因此得到结论：在有症状的颈动脉粥样硬化斑块患者中，斑块内出血的体积与同侧急性脑梗死独立相关，这表明斑块内出血的体积可能是急性脑梗死风险的一个有用指标（图 6-30）。该研究目前已发表在 *Journal of Cardiovascular Magnetic Resonance* 上。

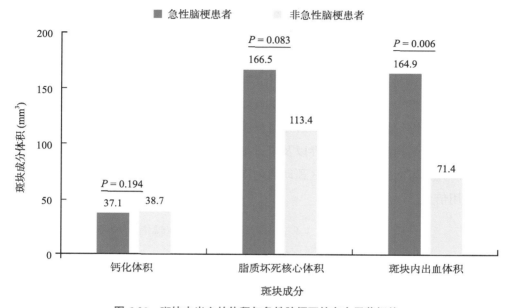

图 6-30　斑块内出血的体积与急性脑梗死的存在显著相关

图片来源：LIU Y, WANG M, ZHANG B, et al. Size of carotid artery intraplaque hemorrhage and acute ischemic stroke: a cardiovascular magnetic resonance Chinese atherosclerosis risk evaluation study[J]. J Cardiovasc Magn Reson. 2019, 21(1): 36.

（4）有无糖尿病的有症状颈动脉粥样硬化患者斑块差异研究

卒中已成为中国人口的主要死亡原因，颈动脉斑块的组成与动脉粥样硬化血栓性脑血管事件显著相关。糖尿病是导致动脉粥样硬化疾病的关键风险因素，据报道，具有颈动脉脂质坏死核心的症状性糖尿病患者比非糖尿病患者发生大面积急性脑梗死的风险更高。因此，调查糖尿病和动脉粥样硬化斑块脆弱性之间的关系对于患者管理和中风预防非常重要。本研究旨在利用血管壁磁共振成像技术比较有症状的中国糖尿病患者和非糖尿病患者颈动脉粥样硬化斑块的特征。

本研究的入组对象为来自 CARE Ⅱ 研究的具有前循环脑缺血症状和超声确定的颈动脉粥样硬化斑块的患者，最终共入组 584 名患者，其中 182 名（31.2%）患有糖尿病。从单变量分析结果来看，糖尿病患者的平均管壁面积显著更大（33.7 mm² vs. 31.1 mm²，$P = 0.002$），最大壁厚（3.0 mm vs. 2.8 mm，$P < 0.001$），以及平均标准

化壁指数（43.8% vs. 41.0%，$P < 0.001$）并具有显著较高的钙化发生率（51.6% vs. 36.6%，$P = 0.001$），脂质坏死核心（77.5% vs. 58.5%，$P < 0.001$）和高危斑块（29.7% vs. 19.9%，$P = 0.011$）。在对临床特征进行调整后，钙化（$P = 0.018$）和脂质坏死核心（$P = 0.001$）的差异仍然具有统计学意义。最终得到结论：有症状的中国糖尿病患者比非糖尿病患者更有可能出现颈动脉钙化斑块和脂质坏死核心，这表明糖尿病患者可能会发展为更严重的动脉粥样硬化性疾病，这应该在临床治疗中加以考虑。该研究目前已发表在 *Arteriosclerosis, Thrombosis, and Vascular Biology* 上。

这是首次使用标准化颈动脉粥样硬化斑块磁共振成像针对近期卒中和短暂性脑缺血发作患者的多中心研究。它可能提供颈动脉粥样硬化斑块的患病率及其管腔狭窄以外的特征的关键信息。此外，本研究将测试在多中心环境中使用同一种多对比成像方案评估颈动脉粥样硬化的可行性以及该方案的有效性。由于中国各地影像中心的分布，这项研究还可能提供不同地区颈动脉粥样硬化患病率差异和斑块组成特征区域依赖性的有用信息。

（6.3.4 节作者：陈慧军　赵锡海　徐子茗　余淑婉）

6.3.5　精神专科大数据的创新应用探索

1. 领域发展背景

近年来，基于临床诊疗大数据进行的真实世界研究、医疗管理分析以及人工智能应用越来越受到中国乃至全球医学研究的重视。利用先进的信息技术对多维度、多来源、多模态的临床及医疗管理数据，乃至患者跟踪随访数据进行采集、管理、挖掘、应用，可以极大地提高科研效率、医院综合管理水平以及医生临床诊疗水平。

中国精神疾病的各类患者总和早已超过 1 亿，其中仅重性精神疾病患者就超过 1500 万。如此庞大患者人群的疾病领域，其大数据在上述几个应用方向的发展相比于其他疾病领域都相对滞后，其原因主要有以下 3 点：①精神专科医院的整体信息化建设速度相对缓慢；②精神疾病的诊疗大量使用量表，但大多数量表未进入全国电子病历信息系统的升级改造标准中，众多精神专科医院或综合性医院精神科室仍存在大量纸质量表；③电子病历中存在大量非结构化文本数据，包含了患者疾病的许多关键信息，如既往史、家族史等。

尽管精神专科的大数据发展相对滞后，但是其意义却十分重大。一方面，目前精神疾病的诊断缺乏金标准，诊断过程中依赖大量主观判断和定性衡量，需要大数据支持来构建金标准；另一方面，精神疾病计算机辅助诊断系统的研发，也亟需大数据支持。

2. 创新应用场景

（1）大数据助力精神疾病真实世界研究

精神专科大数据应用的难点主要有 3 点：①精神专科从临床角度，缺乏诊断和疗效的金标准，从科研角度，主要基于量表来评估，评估数据难于收集，评估结果难以实现精准化；②精神疾病与亚型有着更加复杂的层级关系，大多不是简单的一对多父子类层级，而是更偏向于复杂的多对多症状类层级；③国内外在精神疾病的分类标准（如国内 ICD-10 与欧洲 DSM-V 之间）和诊疗理念方面存在很大不同，影响了国内应用成果在国际上的认可和推广。总之，精神专科数据难于标准化，层级对应关系复杂，国内外标准差异较大，这 3 方面的难点给大数据应用造成了巨大挑战。

人工智能技术，包括计算机视觉技术、语音识别技术和自然语言处理技术，在精神专科领域的应用都需要大数据的支持，精神疾病的完整计算机辅助诊疗则是这三大技术的综合应用。其中计算机视觉技术的应用，包含患者人脸的微表情识别，脑 CT、核磁、功能性磁共振成像的图像识别，以及患者行为的图像识别等；语音识别技术的应用，包含患者话语中语音语调的情感识别等；自然语言处理技术的应用，包含电子病历的结构化处理，以及患者话语中的语义内容识别等。

精神专科大数据的应用，首要的是整合医学专业知识和逻辑，构建出精神专科医疗数据模型。有别于信息化企业从医院临床与管理业务角度出发，为医院设计建设的各类不同的数据模型，精神专科医疗数据模型重点针对疾病和药物研究，定义了医学概念以及医学关系图谱，融合了临床、药物、基因、化学分子结构等各种国际标准术语集，如疾病分类标准 ICD-10、DSM-V，医疗综合性术语集 SNOMED CT，药物分类标准 RxNorm，实验室检查检验分类标准 LONIC，医疗操作标准 CPT4，基因分类标准 HGNC，化学分子结构分类标准 NDFRT 等。通过实现多种术语集的唯一编码，可进行多类型数据之间的融合研究。

进一步，基于精神专科医疗通用数据模型定义中的关联关系，将医学概念与概念之间的关联关系进行定义和描述，形成精神专科医学关系图谱，能够帮助医疗临床和医学科研人员迅速且准确定位自己所研究的目标，并快速全面掌握其前后关联的所有医学概念。精神专科医学关系图谱既是大数据与人工智能应用的基础，也是大数据挖掘应用的成果。基于精神专科医学关系图谱，展开基于大数据的精神疾病回顾性真实世界研究，医生和研究人员可以从大数据中高效挖掘精神专科中的新关系、新发现、新成果。

表 6-1 列举了一些研究分类、目的、观察与评估指标、各项数据等不同角度进行

健康医疗大数据创新应用

研究思路的设计。

表 6-1　精神专病大数据科研设计

分类	研究目的	观察、关键评估指标	可能数据
描述型分析 对于连续型资料，了解数据 1. 集中趋势，均数，中位数，众数等 2. 离散趋势，极差，四分数间距，方差，标准差等 3. 分布形态，峰度，偏度系数等 对于定性资料，统计其频数、频率等	人口学特点及患者分布特点	不同基线数据	患者一般资料，家族史；既往史；精神科特色的包括：疾病亚型；症状特征、自伤自杀、冲动兴奋；治疗阶段
	诊断	不同诊断区分： 1. 主要诊断 2. 次要诊断 3. 三日诊断 4. 诊断亚型	诊断、诊断亚型、症状
	治疗与治疗结果（药物治疗和非药物治疗）	1. 治疗方法 药物治疗：给药途径，给药方法，商品名称 非药物治疗：心理治疗、运动治疗、饮食治疗 2. 治疗效果：治愈、好转、未愈、恶化、死亡、其他 3. 改善评估：症状 4. 功能改变：个人生活料理、学习能力、社会交际能力、劳作能力等	不同药物使用情况、滴定方法、剂量（急性期、巩固期、维持期） 合并用药情况；治疗时间 不同治疗方法、疾病管理方法 不同疗效结果
	长期预后	1. 依从性：院外随访记录处方情况，服药情况（规律、间断、不服用） 2. 再住院次数 3. 持续治疗时间	病程；依从性；再住院（第几次住院）
	安全性数据（药物不良反应量表）	不同类型患者、不同治疗方法：不同 AE 发生率	AE、分级
	检查	检查的必要性研究	
差异性分析 对于连续型资料，比较两组或多组均数 对于定性资料，差异性比较	不同治疗方法的结果差异	疗效指标（同上面疗效结果）	不同治疗药物（单药或联合用药）- 不同阶段患者
	不同管理方法	不同治疗（药物及非药物）	药物治疗、心理治疗、音乐治疗、美术治疗；功能恢复

200

续表

分类	研究目的	观察、关键评估指标	可能数据
相关性与回归分析 两变量或多变量间 的相关性；预测型分 析等	预后与不同基线 状况的关系		
	不同预后与不同 治疗管理方法与 预后的关系		
	卫生经济学	预后 -Cost- 干预方法之间的 关系	花费（公费、自费）；干 预方法；人群特征
	预测因素；风险 评估模型（预测 模型）		

（2）"人机结合"带动精神专科大数据质量进一步提升

精神专科大数据的应用价值极高，但是现有的完备可用的大数据平台极度匮乏。在这样的背景下，建设了精神专科大数据平台，通过医院建设互联接口，将各院信息化数据，包括 HIS、EMR、LIS、PACs 等子系统的数据互联互通到云中心，并在云中心实现数据治理和数据模型的映射，再通过智能科研系统，将加速精神专科真实世界研究和医疗管理等创新应用，如收集患者全景数据及就诊记录，对抑郁障碍、广泛性焦虑、非器质性失眠、双相情感障碍与精神分裂症等精神疾病展开有效分析（图6-31）。

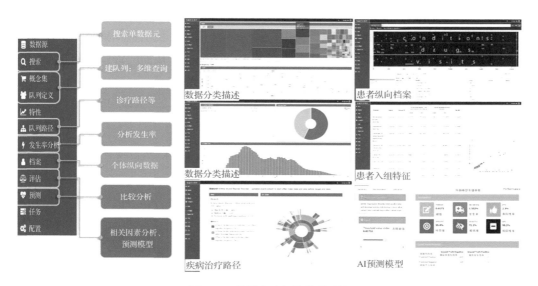

图 6-31　精神专病智能科研系统

目前，各精神专科医院的信息化系统及水平差异化很大，导致数据从完整性、准确性、一致性等各方面有着较大差异，在这种情况下，需要借助清洗工具与检测工具，对数据平台进行技术层面的质量检测及评估，保障数据的高可用性。然而，数据中隐藏的大量医学质量问题，却依旧难以被计算机以自动化方式检测出来，需要医学专家的治理与核验，来确保数据质量，这也是国内各类大数据中心与专病库水平高低的最大区分。医学专家在大数据治理中的积极参与，是保障数据质量和研究效果的必要条件，具体参与过程：①不断总结添加精神疾病的医学与数据特征规则，同时由技术人员开发成治理工具，嵌入系统，这将极大提高数据治理效率；②结合应用进行二次核验，选取高质量的医院数据上线，从数据的代表性（如年龄分布、疾病分布、疾病年龄构成比等方面是否具有代表性）、及时性（数据是否最新）、准确性（数据是否准确）、一致性（不同来源或者不同时间点的同一信息如患者年龄、性别等是否一致）、合理性及完整性（关键变量的缺失值多少）等多个维度对数据库进行整体评估，并不断改善或加以应用选取，特别是涉及多中心融合研究时，往往不得不选择最小集，从而确保研究结果的质量；③从非结构化的文本中定义需要的关键信息，如将病程、症状、家族史、既往史、脑 CT 等大量非结构化文本信息，以及因院内临床系统或数据存储方式造成的半结构化数据，如人际关系、母孕期情况、婚姻情况、吸烟史、自伤、自杀、伤人、饮酒史等，通过技术人员的自然语言处理，从训练到模型，最终实现关键信息的结构化提取；④对精神疾病数据模型与各院信息化数据标准之间的差异进行分析，并实现准确匹配映射，这也是多中心大数据应用的最大难题，无论选用何种统一的数据模型，都必然面临的挑战；⑤利用数据应用系统，通过可视化的数据统计阅读数据，凭借专家经验，从医学逻辑、规律、历史经验等各种角度，找出数据疑点，进行回溯核查，以判断是数据处理中的问题还是数据源本身的问题，从而二次治理数据，提高应用的结果质量。

3. 应用效果

（1）精神分裂症患者肇事肇祸大数据预测

调查显示，精神病刑事鉴定案，患有精神障碍者约占82%。这些精神病患者所实施的侵犯人身、财产和妨碍社会管理秩序的社会危害行为被称为肇事肇祸，经精神病司法鉴定确认为无责任能力，或者限制责任能力的精神患者，一般不需要承担相应的责任。

有研究人员基于精神分裂症患者肇事肇祸风险研究流程（图 6-32），对精神分裂症患者的风险因素（表 6-2）展开分析及预测，通过大数据分析，从而实现对这些重性患者的预测及干预帮扶，具体步骤：①针对精神分裂症患者的数据处理与风险因素选择；②由上而下、基于文献等，进行传统多元逻辑回归方法，并根据已知的高危因素，利用机器学习建立风险预测模型；③选择神经网络方法，相较于支持向量机，神经网络的优势是适用于更大的样本，更复杂的模型，更能反映非线性的结构关系；④由下而上，针对精神分裂症患者大数据，利用机器学习挖掘潜在的数据关联，探索未知的高危因素，选择随机森林风险因素挖掘方法（优势是降维效果好，计算效率高）；⑤基于模型输出结果，通过高风险患者的预测，对风险因素进行干预帮扶。

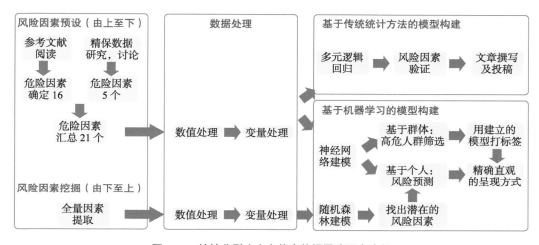

图 6-32　精神分裂症患者肇事肇祸风险研究流程

表 6-2　精神分裂症患者肇事肇祸风险因素

	人口学信息	疾病相关因素	管理指标
基于既往文献筛选的因素	年龄	6 种重性疾病诊断	
	性别	药物依从性	
	婚姻状况	肇事肇祸危险行为	
	文化程度	酒精药物滥用史	
	职业状况（职业，非就职）	童年遭受父母虐待	
		病程	
		是否参加职业康复	
基于精保业务 / 数据特点筛选的因素	主要医疗付款方式	是否强制送医	年度随访次数（随访＋住院）
	有无共同居住者		贫困
	监护人对患者的护理情况		是否享受免费治疗
	家庭中多位患者		是否为监护补助对象

（2）抑郁症患者自杀风险预测

抑郁症是一种常见的精神疾病，主要表现以情绪低落、兴趣减退为主要特征的情绪或心理障碍。据世界卫生组织（WHO）报告，目前全球抑郁症患者约有 3.5 亿，中国患者逾 9500 万，抑郁症已经成为仅次于癌症的人类第二大杀手。新冠病毒感染疫情以来，全球抑郁症病例数量激增，给抑郁症的诊断和治疗带来了较大挑战。抑郁症的诊断方法主要包括系统问诊、精神检查、辅助检查等，治疗方法主要包括药物治疗、心理治疗、物理治疗等。

基于抑郁症患者大数据，对抑郁发作伴随自杀观念或行为的住院患者展开分析，能够发掘出抑郁症患者发作自杀的相关性因素，如不同年龄、性别、内分泌因素、催乳素、家族史、是否服药等与自杀的相关性。

传统预测模型的难点：①是否有足够多的因素数据用来预测自杀的发生；②这些因素在多久的时间范围内会影响患者自杀事件的发生。

基于精神专科大数据的解决方式：①数据来自临床的科研字段，涵盖诊断、药物、观察、检查检验、操作、花费以及院外随访数据；②对每个字段的时间维度，可再精细划分短期、中期、长期对自杀事件的影响，采用更复杂的时间维度划分方式进行预测。上述数据分类及结构示例如表6-3所示。

表6-3 数据表分类及结构示例

数据表分类	涵盖数据元
个人信息表	唯一码、性别、出生日期、国籍、民族、住址、职业、家庭关系
就诊信息表	住院开始、结束时间，门诊时间，就诊类型，就诊医院、医生编码
诊断信息表	诊断（精神与神经）、症状
临床观察信息表	药品名、剂量、持续时间、给药方式
检查检验信息表	血、尿、便常规；血生化；肝、肾功能；血脂；乙肝；糖尿病检查、心肌酶内分泌：孕酮、泌乳素、雌二醇、睾酮；甲状腺功能性传播疾病检查、血药浓度、脑脊液、CT检查、磁共振
操作信息表	非药物治疗过程、操作过程，量表测查
药物信息表	病程、疗效、个人史、家族史、生育史、月经史、既往史、重大创伤、毒物接触
费用信息表	收费项目、金额、费用类别、医保类型

（6.3.5节作者：钱兆飞 张歆玮）

6.3.6 血液系统疾病专病大数据平台建设与应用

1. 领域发展背景

血液系统疾病（以下简称血液病）是指原发或主要累及血液和造血器官的疾病，包括贫血、白血病、血友病、淋巴瘤、骨髓增生异常综合征等一系列疾病，其主要临床症状与体征以贫血、感染、发热、出血，或肝、脾、淋巴结肿大为特征。随着现代工业的发展，环境污染严重，过度使用农药、遗传等因素影响，我国的血液病发病率呈现逐年上升的趋势，我国目前已有 3000 万的血液病患者，近年我国血液病在医院的每年诊疗人次已超过 40 万人次，仅白血病每年新增近 4 万人，是造成中国居民死亡的十大肿瘤之一。血液病已经成为严重危及人类健康和生命的疾病之一，尽管近年来我国各临床类型血液病诊断水平在不断提高，在治疗方式上也有很大的发展，如化学治疗、靶向治疗、造血干细胞移植及 CAR-T 疗法等，但血液病造成的疾病负担和经济负担仍在逐年增加，是影响中国居民健康的重要公共卫生问题。目前我国对于血液病治疗的金标准制定以及新药研发仍旧落后于欧美国家，而国外的药物临床研究的人群代表性不一定和我国的实际患者人群相符，上述现实决定了我国必须在血液病的预防与诊疗上持续做好科技攻坚，尤其是应加强针对血液病患者的临床医学研究。

血液病的真实世界临床研究的开展离不开临床数据的支持，把临床大量而繁杂的数据转化成可自动更新的结构化、标准化、可计算的数据是提高临床研究效率的重要手段，更是规范诊疗行为、优化诊疗流程，实现疾病精准筛查、预防、诊断和治疗的基石。由于中国血液系统疾病患者数量众多，基于血液病临床大数据的真实世界研究具有天然优势。根据中共中央、国务院印发的《"健康中国 2030"规划纲要》，加强建设健康医疗大数据平台，推进平台内数据的整合、交汇、共享及深度挖掘，全面深化健康医疗大数据在临床、科研及公共卫生等领域的应用。依托现有机构，建设一批具有广泛影响力的国家临床医学研究中心和临床重点专科群，推进区域医疗服务协同发展，提升医疗服务的整体水平。2019 年，中国医学科学院血液病医院（血液学研究所）获批国家血液系统疾病临床医学研究中心，这是我国首次在血液病领域设立国家临床医学研究中心。中心的使命之一是统筹本领域我国最具优势的人群研究资源、专病队列资源及诊疗研究协同网络资源，加速临床医学研究产出及成果转化，推进诊疗新技术发展。

虽然随机对照试验被认为是循证医学的金标准，但若要针对每一种分子类型的血液病皆设计精准治疗的临床研究，则会相当低效（不论是从时间还是经济成本考虑），因为细分类太多，这也使美国食品和药物管理局开始接受运用真实世界证据（real-world evidence）批准新药。真实世界研究通过临床诊疗真实的实践过程中产生、沉淀的海量数据可以分析各种临床问题，成为临床研究的基础，也是未来学科发展的基石。国内血液系统疾病诊疗领域的专家也一直致力于从现有临床实践沉淀的医疗数据中挖掘基于"真实世界"的诊疗经验，从而为基于"千人千面"的精准风险分层为导向的治疗策略提供有效依据。

既往在开展疾病临床研究，尤其是基于真实世界的医疗大数据研究，无论是单中心还是多中心的项目过程中，面临诸多困难和挑战，如医疗机构的医学术语不统一、医院内部个别信息系统存在的"数据孤岛"、医疗机构之间数据难以互联互通等问题，导致事实上缺乏国家层面的专病数据库。因此，需要通过国家临床医学研究中心和协同创新联盟网络整合大量的有效数据资源，建立国家健康医疗研究大数据库，从而弥补既往我国缺乏应用于临床研究的高质量疾病数据信息的情况。

2. 创新应用场景

制定血液系统疾病数据标准，形成标准数据集。

为什么要制定标准？

标准化医学术语、结构化医学数据模块等是推进临床诊疗规范化、数据标准化管理、数据整合挖掘和大数据转化应用的重要基础。数据库建设的关键就是制定较全面结构化和规范化标准的专病数据集。

按照科技部等上级管理部门的部署和要求，基于临床资源高度分散、缺乏整合的现状，需要按照一定的标准打造一批规模化的健康医疗大数据平台，搭建先进的国家临床生物样本平台，进一步推动恶性肿瘤等疾病资源库的国际化、规范化建设。而为成功完成这项任务，如何有效打通信息系统孤岛和完成数据整合是首先面临的问题。在当今医疗大数据应用、真实世界研究飞速发展的时代，医院临床信息系统中产生的血液病临床医疗记录，由于各个医疗机构的数据存储的结构及数据元不尽相同，缺乏规范统一的标准术语体系等现实问题，仍然难以实现真正意义上的互联互通，无法实现有效的整合、挖掘，更无法进一步产生有价值的临床新发现。另外，和随机对照试验不同的是，真实世界数据的分析往往需要考虑更多变数，需要运用正则化等计算技巧去驾驭复杂模型以避免过度拟合。因此，要系统性地推进以全景式组学与真实世界数据为基础的血液病前沿医学研究，势必需要规范的数据采集标准。

但是，目前国内已经采用的医疗数据标准体系仍然不足以全面覆盖各个临床医疗机构的医疗记录信息，尤其是血液病专科诊疗过程中所产生的特有临床信息。原因在于：①当前数据标准覆盖面不足。目前的国内外数据标准仅仅能够覆盖患者人口学信息、诊疗概览、就诊信息、实验室检查中的部分术语，但是血液系统疾病往往病程较长，且涉及多次病史（主诉、现病史、既往史等）、形态学检查、免疫学检查、细胞生物学和分子生物学检查、病理、物理检查、治疗及疗效评估等业务领域的内容，目前缺乏数据标准支撑。此外血液系统疾病的诊断、治疗及疗效评估涉及大量的学科专业术语，与其他疾病领域也有显著的差异。②标准数据集应依据国内信息化建设实际情况制定。当前国内各个医院信息化、电子病历建设的情况差异性较大，数据标准建设需要考虑到不同医院信息化、电子病历建设的实际情况。

为设计符合我国临床实践、医院信息化建设实际水平的血液系统疾病标准的血液系统疾病标准数据集，制定血液病数据标准，一方面要参考国家电子病历及信息化行业标准，另一方面要参考最新的血液系统疾病领域诊疗指南，并凝聚国内同行共识，共建形成中国血液系统疾病标准数据集。标准数据集由模块名称、参考标准、模块序号、数据元名称、值域、数据加工类型组成。

第一，定义数据模块，通过定义患者人口学信息、诊疗概览、就诊信息、一诉五史（主诉、现病史、既往史、个人史、家族史及月经婚育史）、体格检查、诊断、实验室检查、物理检查、病理检查、治疗及疗效评估、血液病专有形态学及免疫学检测等血液系统诊疗领域需要覆盖的数据模块，确保未来制定的标准数据集覆盖各类血液系统疾病（包括白血病、骨髓增生异常综合征、再生障碍性贫血、淋巴瘤、出凝血障碍、骨髓瘤等）的常见诊疗场景（图 6-33）。

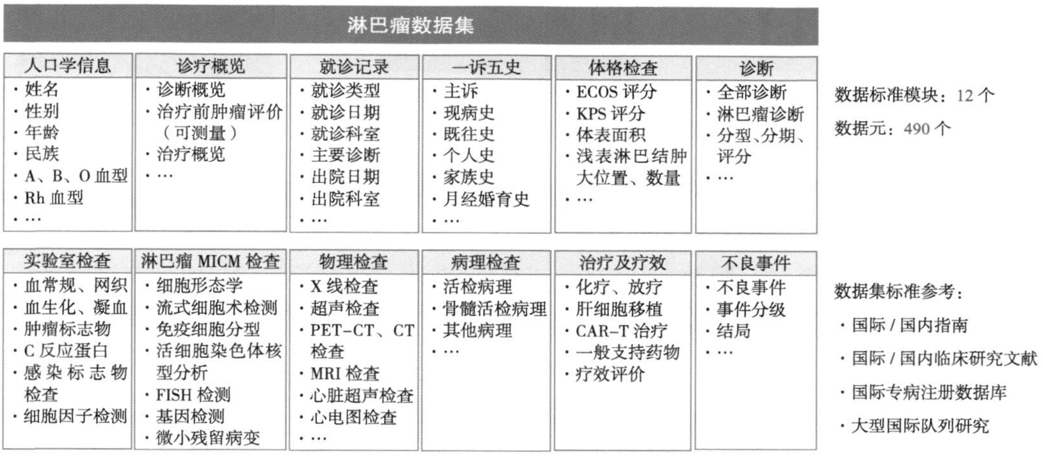

注：数据集由模块名称、序号、子模块、数据元名称、值域、数据加工类型、参考标准组成

图 6-33　血液系统疾病专病数据模块

第二，定义每个数据元的字段属性。标准制定者对数据模块下面包含的详细的字段属性进行定义，初步设定每个数据元的属性描述有 7 个，包括模块名称、参考标准、序号、数据元名称、值域、数据类型以及数据加工类型。按照国际国内相关的标准，参考临床科研实践，同时考虑到临床记录数据可行性，对每个数据元名称、值域及数据类型进行设置。

第三，定义标准数据集更新机制。标准制定者还进一步定义本标准数据集的更新机制，定期根据指南标准，结合实际数据来源，数据填充率及值域范围进行数据集模块及数据集的定期更新。更新包括更新时间、更新版本、修订内容及修订原因。此外，国家临床医学研究中心还和多家权威学术出版机构合作，参考国家电子病历及信息化行业标准，以及最新血液系统疾病领域诊疗指南，并凝聚国内同行共识，共建形成中国血液系统疾病标准数据集（图6-34），出版了包括《白血病标准数据集》《骨髓增生异常综合征 MDS 标准数据集》《再生障碍性贫血标准数据集》《淋巴瘤标准数据集》《血栓与止血标准数据集》《骨髓瘤标准数据集》等数本血液病专病标准数据集。

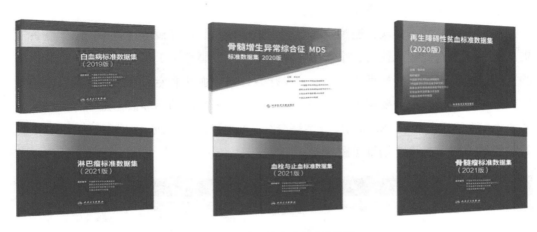

图 6-34　血液系统疾病标准数据集

通过血液系统疾病标准数据集制定，可以将分散于常规临床信息系统、院内单机设备系统、院外第三方检查检验数据及不同医疗机构信息系统中的临床记录信息通过数据采集、清洗、关联、脱敏、结构化、归一标准化、存储等步骤，实现对血液系统疾病的医疗数据规范集成、深度挖掘、综合利用，从而为真实世界医学研究提供数据支持，促进血液病专科发展，加速科研成果转化，带动整体医疗水平的提高。

3. 应用效果

（1）单中心血液系统疾病专病大数据平台建设

国家临床医学研究中心整合医院各个信息系统医疗数据、血液实验室数据，解决信息孤岛问题，建立全院的医疗大数据平台。通过统一的标准设置数据的结构化规则，使原来分散、杂乱、利用率低的数据按照规范的结构存储，满足科研场景数据的复杂编排、秒级搜索、患者全生命周期数据视图、数据的定制化阶段抽取、统计分析等诸多功能，且项目内数据的设置条件可反复调整及数据的可高度溯源，显著提升科研成果产出的速度。

大数据平台接入了医院信息系统（hospital information system，HIS）、电子病历系统（electronic medical record，EMR）、实验室信息管理系统（laboratory information management system，LIS）、放射信息管理系统（radioiogy information system，RIS）、医学影像存档与通信系统（picture archiving and communication systems，PACS），以及病理、超声、核医学、心电图、手术室与麻醉临床信息系统以及血液实验室等系统，并基于数据模型结构将散落在各系统内的数据进行整合、结构化及归一，形成包括患者人口学信息、诊疗概览、就诊信息、一诉五史、体格检查、专科检查、全部诊断、血液病专科诊断、物理检查、检验、细菌培养与药敏试验、骨髓形态检查、骨髓穿刺病理、免疫学、细胞遗传学和分子生物学、病理、分子免疫标志物、病程记录、有创操作记录、手术治疗、出院记录、肿瘤药物治疗、输血治疗、造血干细胞移植、医嘱、疗效评估、不良事件及随访等在内的模块。

在此基础上，根据专病数据性质、来源、质量的不同，参照医疗行业数据治理框架指南进行了 3 个级别的深度数据治理（图 6-35）。

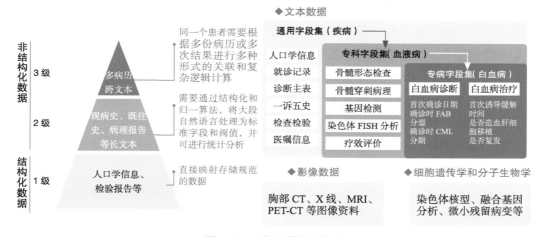

图 6-35　三级医学数据治理

第 1 级的数据治理对象以在原系统中就以结构化方式存储且标准化较高的数据为主，如身高、血压、心率、检验、医嘱等，在建立统一的映射关系传输数据的基础上即可抽取利用。

第 2 级的数据治理对象以非模板化的、长文本为特点，如现病史、CT 检查结论、病理免疫组化、出院记录等大段文本数据，需要基于自然语言处理等技术进行结构化抽取和术语的标准化，从而转化为标准数据元和值域，便于专科医生、科研工作者抽取及后续的统计分析。

第 3 级的数据治理对象以有明确数值计算公式、有时间发生顺序、跨病历或文本为特点，通过对第 1 级和第 2 级数据治理产生的数据元逻辑计算而得出衍生数据元。通过以上 3 个维度的深度数据治理，有效解决了既往由于数据标准不一、数据结构化不足、科研数据生成严重依赖人工而导致医疗大数据"不能共享"的问题。

什么是数据治理？

　　数据治理是指对医院业务信息系统存储的海量运营数据，为了满足数据分析、挖掘和多维度二次利用而进行的治理，包括但不限于数据标准（元数据、主数据）、数据采集（同步、备份、镜像、ETL和增量）、数据汇聚（脱敏、映射）、数据清洗（数据不准确、不完整及不标准的处理）、数据深度加工（归一标准化、结构化）等若干环节。

　　（2）多中心血液系统疾病专病大数据平台建设

　　自2019年血液系统疾病国家临床医学研究中心获批以来，为切实响应及落实国务院建设国家临床医学研究中心的目的，该中心致力于按照规范的、标准化的形式搭建领域内一流的健康医疗大数据平台。打造生物样本库平台，实现生物样本信息与临床记录数据整合，发挥生物样本数据的优势作用，丰富数据资源的同时推动精准医疗的快速发展。面对临床数据高度分散在各个医疗机构信息系统内的现状，带动多个区域医疗机构进行血液病专病数据库的共建共享，真正实现临床科研数据共享，推动血液病领域的医疗服务质量均质化。多中心血液专病数据库可支撑开展更大型的人群队列研究，可做跨区域的外部人群验证，提高临床医学研究的科研产出及成果转化，促进全国血液系统疾病领域医疗水平的提高。

　　国家血液系统疾病临床医学研究中心联合南京医科大学第一附属医院、中国医科大学附属第一医院、大连医科大学附属第一医院、南昌大学第一附属医院等多家分中心共同开展搭建血液病领域的医疗大数据平台，搭建包括白血病、淋巴瘤、血栓与出血性疾病、再生障碍性贫血、骨髓增生异常综合征、多发性骨髓瘤等疾病数据中心，实现血液领域主要疾病病种全覆盖，是目前病种最全、系统性最强的血液病数据库，填补了国内空白。

　　该数据库将临床病历资料、生物样本库、实验室数据等通过清洗、结构化、归一标准化，并进行高层次分类归类，具有完备用户授权管理、隐私保护等功能。白血病、淋巴瘤、出凝血障碍等专病库患者人数均是万级单位的，堪称目前中国最大的血液病专病数据库（图6-36）。

　　平台采用业务应用与分布式计算能力相结合的架构设计，并采用了业界先进的云原生技术，建立微服务集群。系统总体采用四层架构模式，分别为数据层、配置层、功能层和应用层。数据层负责数据存储与管理，控制着整个平台的数据使用，提供统一的数据读写接口，为上层应用服务提供准确的基础数据支撑；配置层负责疾病模型数据配置和业务功能配置，为系统提供统一的配置服务；功能层是系统的核心，封装了通用的业务模块，为应用层提供通用的功能接口，以方便快速构建应用，主要模块有项目管理、随访管理、任务调度、病例记录表（case report form，CRF）管理和字典管理等；应用层直接面向用户，为用户提供友好科研平台服务。另外，系统整体有一整套严格的权限控制、数据规范和安全机制，可以全方位保障用户的数据安全。

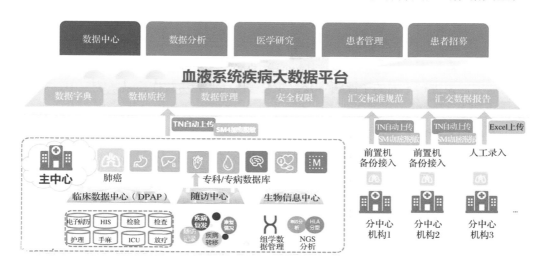

图 6-36　依托国家临床医学研究中心建设血液系统疾病大数据平台

平台的技术特色如下：

①大数据分布式文件存储技术。基于多台 Linux 服务器构建分布式文件存储，并向上支撑分布式计算。自带数据灾备机制，即使部分存储服务器出现硬件故障，也不会丢失任何数据，自动将数据重新分配到在线服务器中，充分保障数据的完整性和安全性。

②大数据分布式计算技术。分布式计算技术能将目标任务分解成多个小任务，依据服务器负载情况自动分发到多台计算机处理，从而达到在多台计算机上平衡计算负载，显著提高系统整体处理效率。可支持包括大规模文本处理、机器学习、统计分析等计算任务。

③大数据实时搜索引擎。搭建高可用高性能可扩展的分布式搜索引擎系统，支持数十亿级数据的存储和索引，支持各搜索业务场景下复杂的条件搜索、事件搜索，支持全文检索、数值范围、正则匹配、层级关联等多种查询方式；对医疗数据建模，形成具有层级性的患者→病历→诊断、用药、检验、检验等子项的数据模型；提供查询语言智能构建引擎，对各业务场景查询条件进行智能分析，生成搜索引擎能够识别的搜索语句，并从搜索引擎系统中召回精确相关的患者病历数据。

④云原生架构技术。基于 Docker 容器技术封装微服务，并通过 Kubernetes 容器集群管理系统进行集中式的编排调度系统来动态的管理和调度微服务，提供虚拟化、弹性扩展、高可用、高容错性、自恢复能力。不限制应用和服务的开发语言或开发框架；支持服务自动部署、注册、发现，自动负载均衡和容错。

通过上述技术支撑可实现数据检索、在线分析等系统功能，研究者可在血液系统疾病大数据平台上获取专病患者全量数据，为临床医生提供个性化的科研数据服务。包括：

①疾病数据检索。研究人员能够在已有队列数据中，根据不同纳入排除标准筛选合适的研究对象进行不同的子课题研究，并且可以在"病历智能检索系统"中，通过基于语义搜索引擎和分布式计算（Hadoop）大数据集群的数据检索工具，支持研究者对大数据中心的所有数据采用自由组合检索条件的方式，快速检索海量病历记录补充数据。为辅助研究者完成对收集数据的进一步分析与挖掘，平台集成了目前主流的分析挖掘算法和工具，可以为研究者提供统计分析、机器学习、深度学习等算法支持，通过简单的配置和拖拽可生成分析模型，并且可以将模型发布供所有研究者共享。

②在线统计分析。在平台内嵌基于科研项目的线上统计分析，客户可以在已建项目内进行数据统计分析与科研思路探索。支持描述性统计、单因素分析、相关分析、多因素回归、生存分析 -Cox 回归、Kaplan-Meier（K-M）生存曲线；统计分析结果可保存、方便管理科研成果。方便科研数据在科研领域产生更大的价值，完成科研闭环，让医生可以快速探索专病项目数据的科研价值，探索科研灵感。

平台价值和未来展望

建设国家临床医学研究中心、重点专科群和健康医疗大数据平台是"健康中国 2030"规划的重要内容的一部分，血液病大数据平台是国家临床医学研究中心规划的一项具有前瞻性、长效性、全方位、多病种特点的建设项目，有针对性地建立符合血液病临床科研特点的国际化高水平队列研究模型，形成诊疗数据汇聚和长期随访相结合的疾病管理体系和科研平台，旨在通过专病数据库建设积累血液系统疾病患者全生命周期临床数据，基于数据有效填补"临床实践"与"临床证据"之间的缺口，同时将平台产生的循证医学证据转化为适合我国白血病等血液系统疾病人群的早期诊断和干预策略，并进一步为国内各级医院提供符合中国人群特点的各型各种血液病同质化诊疗依据和规范。例如，依托血液系统疾病专病大数据平台可实现以下研究方向在全国范围内的分析。

应用方向一：血液病总体流行和患病情况。包括各类血液病的发病情况、患病情况分析，可分区域、分性别、分年龄段，对特定血液病及疾病亚型进行分析。从而掌握我国"血液病分布地图"，揭示不同暴露因素或干预措施和不同结局事件之间的潜在联系，为国家卫生政策制定提供更有力的科学依据。

应用方向二：血液系统疾病患者治疗现状，生活质量和疾病负担。包括血液系统疾病总体医疗支出、目前治疗目标和不同方案、临床用药情况、医疗资源利用情况、患者生活质量等。可对当前疾病诊疗状况、临床未满足需求进行剖析，提出中国血液病诊治中面临的问题与挑战。

应用方向三：血液系统疾病不同临床亚型患者的疾病特征和转归情况分析。中国临床分型和疾病特点患者亚型分类，目前临床缓解、复发、死亡等疾病预后，以及不同亚组临床转归，包括无病生存期 DFS、总体生存期 OS、无进展生存期 PFS 等。通过上述分析，可帮助识别特定血液病的高危个体，并引导前瞻性试验设计的方向，从而研究新型治疗措施来控制疾病的进展，最终达到疾病防治重心前移、提高疾病的防治水平的战略目标。

综上所述，通过多中心血液病数据的互联互通，未来可实现全国层面的血液病大数据汇聚，一方面基于平台积累的数据，通过大规模的临床数据分析，阐明我国该类患者的流行趋势、临床特征、基因突变亚型分布、疾病诊疗现状、疾病转归和预后特征；另一方面，结合随访数据，系统性评价出血性疾病的临床疗效并提供新的量化疗效评价指标。

未来，将在国家临床医学研究中心学术委员会、数据与信息安全管理委员会的组织下，简化项目审批流程和数据使用流程，让更多的研究者到研究中心的平台上开展科学研究。针对当前数据库建设过程中，中心网络成员单位关切的数据安全问题，还将在保护隐私和数据安全的前提下采取多方安全计算方案等新技术开展临床研究，通过分布式搜索、多方安全计算及联邦学习等技术进行跨中心数据分析和建模，实现数据不出医院的同时开展多中心研究，达到数据"可用不可见"，有望极大提升科研大数据平台的运行效率。

中心还将进一步围绕"血液系统疾病大数据平台"深化合作层次，稳步推进包括大型人群队列研究、伦理审查互认、临床诊疗新技术推广、临床研究网络拓展等各项合作事宜，并按照相关法律法规和监管要求审慎运作、稳步实施，共同基于血液系统疾病大数据平台开展大规模、多中心的新技术及新药物的循证评价研究，实现多中心临床研究同质化，促进临床研究高质量发展，围绕凝练的若干个重点研究方向，希望做出有引领价值、有震撼性、有创新性的研究，继续产出更多的标志性研究成果，引领血液医学学科发展，为健康中国做出贡献。

（6.3.6 节作者：徐济铭　宋振　陈俊仁　马士卉　闫峻　李林峰　韩冠平）

6.4　本章小结

1. 国内部分医院已将多年来沉淀的海量医疗大数据充分整合、利用，建立基于医疗大数据的一体化临床试验创新大数据平台，为临床试验各个环节赋能，以技术智变，创临床试验飞跃，有效地提升了临床试验效率和质量，保障受试者安全，降低研究成本，实现了医院药物临床试验全过程智能化管理。

2. 建立高质量的专病大数据平台，为推动智能科研、医疗、教学等方面打下了坚实的基础，也为未来国家层面的专病数据采集和临床研究提供精确的数据整合平台，从而快速推动真实世界的临床研究。

思考题

1. 合法合规是数智化临床试验大数据平台建设的前提，请尝试调研数据平台建设国家标准与规范、整体临床试验监管要求、相关法律、行政法规、部门规章、规范性文件及技术指导原则等。

2. 数据治理与脱敏是临床试验大数据平台应用的基础，请尝试调研数据治理流程和需脱敏内容。

3. 以你较为熟悉的临床某一疾病为切入点，尝试设计一个集病例基本信息、临床信息、检验信息、影像学信息为一体的标准数据库建设方案。

参考文献

[1] 国家药品监督管理局药品审评中心 . 抗肿瘤药临床试验影像评估程序标准技术指导原则 [Z]. 2021.

[2] WINER-MURAM H T, JENNINGS S G, MEYER C A, et al. Effect of varying CT section width on volumetric measurement of lung tumors and application of compensatory equations[J].Radiology, 2003, 229: 184-194.

[3] HERMOYE L, LAAMARI-AZJAL I, CAO Z, et al. Liver segmentation in living liver

transplant donors: comparison of semiautomatic and manual methods[J].Radiology, 2005, 234: 171-178.

［4］ZHANG Y, ZHOU H, JIANG Z, et al. Safety and efficacy of jaktinib in the treatment of Janus kinase inhibitor-naïve patients with myelofibrosis: Results of a phase II trial[J].Am J Hematol, 2022, 97: 1510-1519.

［5］FATHI K A, BAKAS S, SALIGHEH R H, et al. Imaging signatures of glioblastoma molecular characteristics: A radiogenomics review[J]. J Magn Reson Imaging, 2020, 52: 54-69.

［6］吴燕秋, 杨云鹤, 王天兵. 基于医疗大数据的临床试验创新系统设计与实践 [J]. 医院管理论坛, 2021, 38(7): 90-93.

［7］亿欧智库. 2021 年中国临床研究数字化行业研究报告 [R]. 北京: 亿欧智库, 2021.

［8］BRAY F, FERLAY J, SOERJOMATARAM I, et al. Global cancer statistics 2018: GLOBOCAN estimates of incidence and mortality worldwide for 36 cancers in 185 countries[J]. CA Cancer J Clin, 2018, 68(6): 394-424.

［9］GUAN L Y, LU Y. New developments in molecular targeted therapy of ovarian cancer ［J］. Discov Med, 2018, 26(144): 219-229.

［10］BAKER V V. Treatment options for ovarian cancer[J]. Clin Obstet Gynecol, 2001, 44(3): 522-530.

［11］WANG K, LU X, ZHOU H, et al. Deep learning Radiomics of shear wave elastography significantly improved diagnostic performance for assessing liver fibrosis in chronic hepatitis B: a prospective multicentre study[J]. Gut, 2019, 68(4): 729-741.

［12］ZHAO X, LI R, HIPPE D S, et al. Chinese Atherosclerosis Risk Evaluation(CARE Ⅱ) study: a novel cross-sectional, multicentre study of the prevalence of high-risk atherosclerotic carotid plaque in Chinese patients with ischaemic cerebrovascular events-design and rationale[J]. Stroke Vasc Neurol. 2017; 2(1): 15-20.

［13］CAO Y, ZHAO X, WATASE H, et al. Comparison of Carotid Atherosclerosis between Patients at High Altitude and Sea Level: a Chinese Atherosclerosis Risk Evaluation Study[J]. J Stroke Cerebrovasc Dis, 2020, 29(2): 104448.

［14］LUO L, LIU S, TONG X, et al. Carotid artery segmentation using level set method with double adaptive threshold （DATLS） on TOF-MRA images[J]. Magn Reson

Imaging, 2019, 63: 123-130.

[15] LIU Y, WANG M, ZHANG B, et al. Size of carotid artery intraplaque hemorrhage and acute ischemic stroke: a cardiovascular magnetic resonance Chinese atherosclerosis risk evaluation study[J]. J Cardiovasc Magn Reson, 2019, 21(1): 36.

[16] GAO X, SONG J, WATASE H, et al. Differences in carotid plaques between symptomatic patients with and without diabetes mellitus[J]. Arterioscler Thromb Vasc Biol, 2019, 39(6): 1234-1239.

第7章

公共卫生大数据应用

7.1 引言

当今世界，重大突发公共卫生事件已经成为威胁人类身体健康和生命安全的重要因素，其不确定性、传染性、系统性、复杂性等特征对传统治理模式提出严峻挑战。相对于传统的信息采集，大数据技术可以极大提升信息采集的速度，多源大数据可以提升监控信息的完整性，还可以综合多方数据，提升疾病监控的敏感度和智能化程度。毫无疑问，大数据的应用在提升对重大突发公共卫生事件的预测、预警和响应能力，优化风险治理结构、降低风险治理成本方面发挥重要作用。

7.2 传染病防控智能监测与预警

7.2.1 公共卫生大数据疾控监测

1. 领域发展背景

随着经济的发展，各国合作日益增多，各国之间人员往来越来越频繁，国内人口流动性也在不断增强，随之也带来公共卫生安全风险不断上升。近20年，公共卫生安全最大的挑战来自传染病防控。各种传染病病毒的传播，给人民健康带来巨大威胁，也对公共卫生体系、医疗服务体系提出了巨大的挑战。2003年出现的非典，2004年出现的禽流感，都由于其快速的传播速度以及带来的严重后果，引起了社会大面积的恐慌。2019年末开始暴发的COVID-19新型冠状病毒感染疫情更是对全球的经济和社会运行造成巨大的影响。

针对传染病防控，最重要的是建立快速、准确的传染病监测系统，监测采集形成完整及时的传染病相关数据，包括患者健康数据、时空关联数据、关联事件数据等，才能为疾病预防、早期预警、追踪溯源、路径传播、发展预测、治疗方案研究、资源调配、精准防控、智能决策等提供最根本的数据基础。

2. 创新应用场景

（1）大数据实现了海量公共卫生信息的监测及处理

公共卫生监测是长期、连续、系统地收集有关健康事件、卫生问题的资料，经过科学分析和解释后获得重要的公共卫生信息，并及时反馈给需要这些信息的人或机构，用以指导制定、完善和评价公共卫生干预措施与策略的过程。

人类的发展史可以说是与传染病的抗争史。在公元前 3180 年的埃及，在第一法老王朝统治期间发生的"大瘟疫"是人类历史上第一次有记录的流行病。1348—1351 年，"黑死病"席卷欧洲，每天导致数千人死亡。许多城市建立了隔离区用于隔离从感染区来的旅客。随着社会经济和相关科技的发展，公共卫生监测不断进行演化。最早是区域化的人工监测、人工报告，后来实现数字化的分析和统计，到了现在已经实现了基于互联网络的国家级甚至是跨国的合作监测。

美国在 20 世纪 40 年代成立了疾病控制中心（CDC），开始进行系统化的疾病监测。随后各个国家也纷纷建立了自己的疾病监测体系。一开始只针对传染病开展监测工作，随着监测体系的成熟，后来监测体系也对一些非传染病，如肿瘤、心脑血管疾病等进行监测。最早的监测数据指标主要是一些跟疾病相关的生理指标，后来慢慢扩展到跟人的健康相关的社会、环境、营养、运动、心理等领域的指标监测。

随着监测范围的扩大以及监测指标的增多，传统的公共卫生监测存在数据来源有限、数据不全、数据采集慢、反应不及时等问题。

现代的公共卫生监测，会有来自多种渠道的海量数据，其中包括来自各个医院、医疗服务站等医疗机构面向个体对象的海量数据以及群体对象的疾病检测数据，来自汽车站、火车站、机场、港口等交通枢纽以及社区、学校、写字楼等人员密集单位的人群监测数据，还有城市环境数据、区域人口密度数据、人群流动数据、疾病传播时空关联数据，更有来自新闻媒体、互联网平台、社交媒体等公众舆情数据，还可以包括旷工、旷课记录等社会动态类数据，甚至还有降水量、温度、大气条件、土壤状况、植被等地理观测类数据。这些信息资源种类多，数量大，而且除了一小部分结构性的数据之外，还有大量的非结构性数据，如文本、图片、音视频，甚至是地理信息数据。这些数据的存储空间也巨大，一般达到了 T 级甚至是 P 级别。

在这种情况下只有使用大数据技术和方法才能对如此大量的信息进行采集，分析、处理和应用。通过数据采集、数据清洗、数据融合、知识抽取、可视化展现等技术处理，这些数据可整合利用，互为补充，互为验证，可以很好地解决传统方式下的数据来源有限、数据类型和数据总量不足、数据碎片式分布的难题，实现多源异构的海量公共卫生相关信息的多点联动监控和应用。

应用了大数据技术以后，各种不同来源的公共卫生监控信息可以通过智能规则实时计算整合形成公共卫生大数据。由于其数字化的特点，公共卫生大数据可以实现高速传输以及高效分析计算，实现重点关注信息的实时提取和实时传播，可有效提升公共卫生监控领域的早期预警能力，也可为辅助精准决策提供有效的数据基础。

公共卫生大数据涉及多个部门、多个单位之间的协同

需建立多机构协同的多层次公共卫生大数据质量评价体系，数据交换应用体系，以及动态安全监测体系，真正形成不同机构之间的数据协同工作机制，提升公共卫生事件的早期预警能力以及辅助精准决策的能力。

（2）大数据有助于挖掘传染病的风险因素，提高预警精确度

公共卫生大数据涉及疾病、人口、空间、环境、公共事件、组织等多种来源的数据，而且在时间、空间上产生了多维度的关联，甚至是体现了数据之间的因果关系。有很多非显性的数据并不能一目了然，必然需要通过大数据的技术来分析、挖掘和展现某些内在规律，如传染病的致病因素、传播路径等。

大数据可以利用数据之间的关联分析，通过各种关联活动信息，分析传染病风险因素，同时也可以找出新的风险关联关系。比如在疾病刚开始传播的阶段，很多只关注疾病数据的疫情监测模型由于疾病数据不足，预测精度会大幅下降。但如果此时能加入从其他渠道获取的疾病风险关联数据，作为补充或校正，则可弥补数据不足的问题，有助于提升早期预警的准确度和灵敏度。比如谷歌公司曾经推出过一个"谷歌流感趋势"（google flu trends，GFT）的工具，通过汇总分析用户的搜索流感相关的关键词来预测流感发生的趋势，早期还是比较准的。

除了数据的关联分析，大数据的可视化有助于用直观的方式挖掘传染病的风险因素，例如疫情地图可以让人很直观看到数据的变化。1849 年，英国伦敦暴发了霍乱，当时人们普遍认为发病的源头是空气。英国流行病学家约翰·斯诺（John Snow）对伦敦霍乱病例的发布地点在地图上做了标注，最后发现被宽街（Broad Street）水泵污染的水才是霍乱的发病源头。斯诺后来拆除了水泵，霍乱就此终止，在没有计算机的时代用数据可视化的方案完美地解决了疫情。随着现代计算机技术的发展，目前大数据可视化有了更多的工具，不仅使得数据统计变得一目了然，同时也有助于我们发现

更多我们看不见的风险。

找到潜在的风险因素

必须尽可能多地采集相关的数据来进行分析，其中就有很多与个人隐私相关的数据。但从隐私保护的角度出发，我们应该收集最小范围的、必要的、跟个人隐私相关的数据。如何平衡公共卫生风险监测和个人隐私保护，是一个值得研究的问题。另外，采集到的数据怎么保存，怎么传输，在什么范围内进行应用，未来要不要进行销毁，也是一个值得思考的问题。

（3）大数据有助于提升疾控监测的智能化水平

面对海量的公共卫生监测数据，单纯依靠传统的人工处理肯定是处理不过来的。此时，需要基于专家知识＋大数据构建人工智能算法模型，实现多源海量数据的智能连接，智能采集及录入、智能分类、智能清洗、智能处理、智能知识抽取、智能分析、智能交互输出。只有依靠智能化处理能力的提升，才可能处理完海量的公共卫生监测数据。

对于海量公共卫生监测数据的实时处理能力为实现疾控智能化多点触发和多渠道监测提供了技术基础。例如，可基于实时采集的数据，通过数据智能监测程序和风险预警机制，在医院、基层医疗机构、药店等场所的数据进行实时监测，自动对症状、检查检验数据、用药情况等数据进行智能分析以及多指标的关联监控分析，一旦发现异常，可按照预定的流程自动发出预警。医院、社区、疾控等相关部门获得信息后，可及时进行响应。根据实际工作需要，监测范围还可以动态扩展，但需要配套的智能计算能力和存储能力进行支持。

大数据分析技术也可以用于构建不同的智能分析模型，比如智能时空重合传播模型、不同风险地区人群流动传播模型、不同治疗方案的患者康复模型等，用于模拟分析疾病发展变化情况。

人工智能的应用首先需要可解释的知识

在智能模型的制作时需要专家的参与，并把专家的知识归纳总结出来，形成可解释的智能模型。另外，人工智能的应用还需要高质量的数据。由于不同机构、不同平台的数据的质量都不一致，有可能会阻碍大数据智能分析算法。需要建立公共卫生大数据的质量评价标准，对不同来源的公共卫生大数据进行评价，建立可靠的数据基础。

3. 应用效果

（1）新冠自测评估系统

2020 年 1 月，随着新冠病毒感染疫情的不断演进，感染人群仍呈上升趋势，新型冠状病毒感染肺炎疫情防控形势严峻，全国多省市启动了突发公共卫生事件一级应急响应，各级医疗卫生机构全力展开疫情防控和诊治工作。但由于疾病本身具有极强的传染性，还有一定的潜伏期，再加上大量人群的流动，使疾病的传染链条无法跟踪无法切断，给社会公共卫生体系带来了极大的压力和挑战。另外，当时正处于冬春季节，是多种与新冠肺炎症状相似的呼吸道传染病的高发季，从医院接诊的实际情况看，存在大量人群涌入医院排查新冠病毒感染的现象，其中包括许多普通感冒，甚至不乏单纯因恐慌而就医的健康人群。这种就医行为极大地增加了非新冠病毒感染人群在医院里交叉感染的风险，反而加剧了疫情蔓延趋势；同时，导致医疗机构超负荷运行、诊疗效率降低、防疫物资严重浪费，给医院和社会造成极大压力。

传染病重在监测防控，所有人必须意识到疾病的威胁，学会防护自己和身边的人，才能切断疾病的传播链条。

清华大学与中国医师协会多个专委会构建了医工结合团队，基于医生专业知识以及疾病特征构建了命名为"新冠自测系统"的智能评价系统，可根据地区疫情变化、地区诊治能力变化、患者病情变化的信息、智能动态的调整策略，完成对测试者的智能建议及就医引导。

新冠自测系统基于医学专家知识，构建新型冠状病毒肺炎风险筛查及评估系统。系统智能生成流行病学史、发热症状、呼吸道症状、其他疾病症状以及既往史等方面的问题与测评人员进行交互，并智能化形成风险评估意见，给予其在家观察或入院检查等引导。系统给需要入院检查的疑似患者提供引导功能，并将其信息传递给相应医院，提醒相应医院做好接诊准备。系统还会定期与参加过测评的人员进行智能沟通，及时跟踪他们的健康信息，并基于用户健康大数据，智能分析及预测患者的地理分布趋势以及病情演化趋势。

经过中国医师协会以及北京清华长庚医院的多轮评测，在 2020 年 2 月 1 日正式上线。

居民用手机扫描二维码或者通过链接访问新冠自测系统，根据自身实际情况，在线回答问题后，系统将进行智能分析，做出患病风险层级评估并给出保健和就医指导意见。通过自测，可以强化大众对新型冠状病毒感染肺炎的科学认识，帮助大众做好就医前的居家分诊，让医疗机构有限的人力、物力资源更加精准地投入到确诊和疑似患者，尤其是重症患者身上，避免不必要的交叉感染，有效遏制新冠病毒感染疫情蔓延扩散。

新冠自测系统通过数据的智能流向管理，实现居民防护、社区防控、医院防治的综合健康闭环管理体系，有助于构建全方位的社区智能防控体系，减少社区居民恐慌，合理引导社区居民流向，降低社会防控成本，保障医疗救治工作精准、高效实施，精准匹配公共资源，为抗击新冠病毒感染疫情提供智能支持。

该系统可应用于社区中的居民以及重点关注人群的定期自测，也可用于机构的员工定期自测和外来访问人员的临时自测，还可用于医院普通门诊患者、患者家属、陪护人员等的提前自测等场景。系统可与地方政府或企业合作进行定制，嵌入网页中或者 App 中，帮助构建疫情智能防控体系。

新冠自测程序完成了汉语、英语、日语、韩语、意大利语、波斯语、法语、葡萄牙语、西班牙语以及斯瓦希里语 10 种语言版本，在全球 100 多个国家得到应用，总使用量超过 5000 万人次。

面向居民的智能新冠自测系统

引导和激励居民加强自我防护，配合面向社区医生和社区工作人员的大数据管理辅助系统，实现终端人口及疾病数据的多维度网格化精准采集，形成居民、社区、医院的三层防线。同时可利用政府协调疾控、电信、交通等大数据，对进出本区域的高危人群进行提前预警，可实现低成本的区域全覆盖，人群全覆盖的新冠风险监控。

（2）新冠康复智能护航系统

2020 年 3 月，武汉的新冠肺炎患者陆续出院，进入隔离点进行集中隔离。部分隔离点的隔离人群也陆续结束隔离走出隔离点，回归社区。疫情防控进入了新阶段。

清华大学董家鸿院士率领的国家远程医疗队深入武汉疫情一线，实地走访调研了武昌区多个方舱医院和隔离点，根据武昌区的管理服务需求，针对患者管控工作的实际难点，组织队伍应急开发了康复患者智能护航系统，通过智能手机完成患者健康需求监测，并精准对接管理服务资源，避免出现疫情的反复，为康复患者顺利回归健康生活，进行复工复产复学提供全程护航。

系统分为患者手机端、医护手机端以及管理端 3 部分。

患者手机端提供新冠自测，心理自测、定期上报、远程心理咨询、网络医生咨询等功能，允许患者利用智能手机通过症状自测自报其生理、心理变化情况，系统智能做出评价并引导其与相应的医务人员进行沟通，便于获得进一步的就医或者自我健康管理等指导意见。

医护手机端可以允许医护人员与患者直接沟通，回答患者咨询，并指导患者进行自我健康管理。同时还提供人员登记、巡查记录管理等功能，减轻医护人员统计工作。

管理端提供了大屏以及 PC 端的显示，可实现病区管理、医护人员管理、隔离人员管理、医生巡查记录管理、应急预警以及统计分析等多个功能。管理端统计数据还可输出实现可视化三维决策地图，为精准决策提供支撑。

通过康复患者智能护航系统，不仅可以让政府管理部门精准掌握全域各个隔离点的康复者健康情况、床位占用情况、医护人员工作情况，合理调配资源和安排工作，更重要的是打通了医护人员、智能系统与康复患者之间的信息交互。康复患者通过智能手机应用提出需求，由智能系统或者医护人员进行响应，实现医患之间的一对一沟通。同时结合医护的随机抽查，可实现对全人群的追踪管理。

医生指导下的患者应用智能手机主动进行自我管理模式，有助于实现疫情的精准防治和科学管控。

该系统首先在武昌区 95 个集中医学隔离点进行了应用，后续推广到湖北省全省，覆盖湖北省 17 个地市、630 家隔离点。截至 2020 年 12 月，累计收治 42 693 人，解除隔离 30 504 人（图 7-1）。

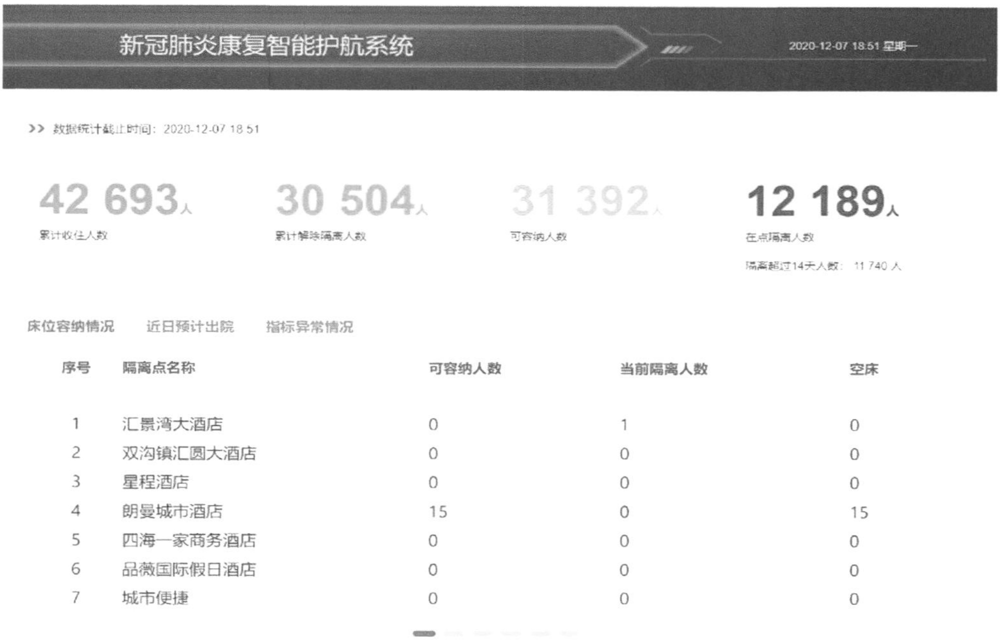

图 7-1　新冠康复智能护航系统

康复患者在回归社区后，可以与各级医务人员通过此系统保持联系和沟通。此系统作为居民健康管理的综合入口，为疫情后社区大健康管理服务体系打下良好的基础。

（7.2.1 节作者：杨斌　魏凌　王云姗）

7.2.2 公共卫生应急平台建设与创新应用

1. 领域发展背景

近年来，全球范围内传染病导致的突发公共卫生事件相比过去任何时期发生频率更高、传播速度更快、传播范围更广。同时新发现的疾病和许多长期存在的疾病可能产生致命的结合，需要所有国家做出紧急反应。其中做好疫情防控的规划和准备工作至关重要。

国外对危机管理的研究较国内要早。20 世纪 60 年代以前，国外应急管理主要面向自然灾害发生时可采取的有效行动或措施，但还没有科学完整的应急管理概念。到了 20 世纪 80—90 年代，研究重点从自然灾害领域演变到政治危机、经济危机、社会危机等范畴，该时期重点关注和研究危机的根源和应对的方法，再将其系统化形成应急管理体系。目前，国外关于突发公卫事件的研究主要集中在应急管理法制和机制。国外的应急主体较多，除政府外，还有非政府组织、协会和志愿者共同参与，社会对建立健全法律和机制抱有积极的信息和热情的态度，并认为这是未来的发展趋势。

20 世纪，我国学者主要从政治和国际关系的角度开展应急管理研究，"非典"事件后才将视角转回国内。在我国，疾病预防控制机构主要指疾病预防控制中心，从国家、省、地市、县区到社区（乡镇）级疾控机构的研究均有涉及，其中对市、县区级的研究最多。省级疾控中心相比，市、县两级多数疾病预防控制中心存在人员不足，财政拨款在经费中仅占小部分，工作经费仅能满足一般性常规工作等问题。

从全国整体情况来看市级和县级卫生应急队伍、处置、监测预警等能力水平仍有待提高，作为应急响应的一线基层在实际工作中存在很多操作问题。实际工作中，突发公共卫生事件的应急管理不仅限于医疗卫生服务，需要各方力量通力协作，这就容易造成政出多门、权责不清、管理分散等行政管理弊端。跨地区、跨部门协作机制受到职能壁垒等因素的影响，有效合作仍有困难，协调配合难以顺畅。加之，现有信息通报共享制度难免存在误报、漏报等问题，制度执行不力、信息研判等机制落实不到位等因素，各部门不能较好地配合处置突发公共卫生事件，应急处置结果受到负面影响。

2. 创新应用场景

针对这些现有问题，构建公共卫生应急管理平台成为重要解决方案。公共卫生应急管理平台运用大数据、人工智能、云计算等数字技术，提升疫情监测预警和应急响应能力。通过构建全域全局、关口前移的多点触发体系，平台能够实现对各级医疗机构、各类重点场所、社会舆论等重点渠道的数据采集，并利用人工智能技术实现风险提前预估、态势自动研判、预案自动匹配。同时平台还支持对接传染病网络直报系统，确保信息上达，落实资源下沉，开展数据联动，以改善基层防控水平，提升协同效率。珠海市建立全市公共卫生应急管理机制，落实基层"十控"分类管理和有效支撑的公共卫生应急体系，以大数据处理和人工智能技术为支撑，构建统一的公共卫生应急管理信息平台，实现公共卫生应急智能监测、智能调度和智能防控救治，从而提升珠海市突发公共卫生事件的应对能力，打造疫情防控珠海样板，为全国疫情防控及公卫应急管理提供有益的借鉴（图7-2）。

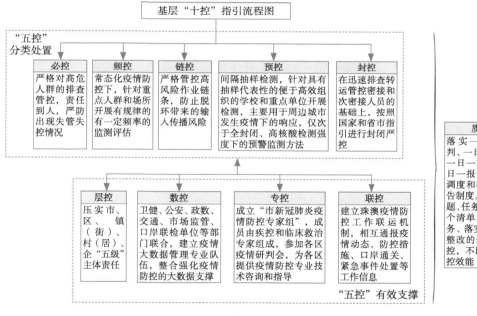

图7-2 基层十控指引流程图

（1）统筹全局深度支持，是推动管理运作和调动资源的关键

为什么要统筹全局？

突发公共卫生事件应急管理不是卫生健康行政部门单独的责任，需要多部门共同参与，各部门科学、高效、顺畅的协作机制必不可少。现阶段，

虽然突发公共卫生事件应急管理部门间协同联动机制已经建立，但受利益壁垒、协作机制不健全等因素影响，实际工作中，存在各部门部分职能任务重合、对接联络不够实时等问题，现有的协作配合机制难以有效运行。同时，虽然卫生健康行政部门在突发公共卫生事件应急管理工作中应起到主导和协调各部门的作用，但实际上，政府部门间数据不能共享，各自下发任务，基层面向各个政府部门，重复工作繁多，各部门更习惯并希望按所属部门垂直管理，或是按照属地管理原则采取行动，卫生健康部门凭一己之力难以统筹全局，容易造成各类资源调动不及时等问题。

（2）信息系统互联互通，是实现资源共享和预警研判的基础

为什么要有信息系统互联互通？

"信息孤岛"现象比较普遍，资源难以共享。现阶段，各个部门都有自己的信息系统，涵盖信息中心、独立数据库、操作系统等。这就导致发生突发事件后，相关信息不能第一时间共享，信息共享途径有待进一步畅通。有时甚至还需面对信息保密的情况，跨区域信息共享有待进一步发展。各级医疗卫生机构信息系统没有实现有效互联互通，这些因素都影响地区突发公共卫生事件预警监测。另外，目前，突发公共卫生事件应急管理信息化平台更注重事后管理和记录功能，针对突发事件的事前预警和事中处置存在功能不够完善、信息获取和报送不够及时等问题。现平台无法良好应对影响范围广、情况较严重的公共卫生事件应急处置，欠缺健全完善的信息预警系统和数据分析研判系统，具体工作中更依赖传统方法和人为判断。

（3）宣传精准有效到位，是利于公众参与和危急管理的推手

为什么要宣传精准有效到位？

应对突发公共卫生事件，不仅要提升危机管理意识和应急管理能力，还要注重发挥社会各界主体的力量共同应对公共卫生事件。由于公共卫生事件的突发特点，有针对性的相关宣传教育工作较少，信息传递常为单向传递，宣传手段较为单一，以发放传单、摆放宣传栏等传统低效的方式为主，无法激起社会公众和各类组织、团体对应急知识的兴趣和关注，也缺乏对公众卫生应急能力的培养。

3. 应用效果

（1）世界智慧城市大奖中国区"安平大奖"获奖项目 – 公共卫生应急管理平台

珠海凭借公共卫生应急管理平台项目成为世界智慧城市大奖中国区"安平大奖"最终获奖者。在公共卫生应急管理领域，为缓解困扰市民健康的揪心事，珠海市搭建公共卫生应急管理平台，以人工智能、大数据、区块链等技术和五大医疗健康数据库为依托，以实现"先知、先决、先行"为目标，覆盖重点监测渠道，搭建七大预警体系，建立市级传染病多渠道监测网格，该平台实现了系统内部互联互通和信息共享，促进跨部门业务协同，提高了卫生健康服务管理工作效率和决策水平，在深化医改、疫情防控等方面取得了显著成效。

创新应用 1　珠海市公共卫生应急平台

本项目利用使能技术，融合实际需求和实践经验，尤其针对应急响应阶段中的跨部门合作，丰富基层新冠肺炎防控策略与措施的落地经验，以信息化方式提升公共卫生应急管理水平。公共卫生应急管理平台可实现医防融合预防先行、平战结合能力储备、数据贯通分析预警、快速响应精准决策、联防联控救治协同。同时，珠海市还利用该平台打造疫情一线哨点，提升监测预警水平，有效汇聚诊疗信息，实现医疗大数据互联共享，实现卫生监管全面覆盖、医疗质量安全可控。该项目全面对接市属医院、疾控中心、120急救中心、核酸检测四大监测渠道，并基于知识库、数据库和人工智能技术，针对综合征、新冠多点触发上报、药品管理等任务搭建了七大预警体系，覆盖重点监测渠道，建立市级传染病多渠道监测网格。不但能够精准反映疫情状况，还提升了资源的动态跟踪能力和综合调配效率。

目前，公共卫生应急管理疫情防控存在三大难题：疫情防控监测预警难、预测调度难、防控救治难。为解决这三大难题，该项目基于珠海市疫情防控信息平台的数据整合和汇聚功能（图7-3），对分散在广东省流行病学专业调查系统、市公安社区防控 App、广东省涉疫人员健康服务"一码通"系统、粤康码系统、粤核酸系统、粤苗系统、省智慧药监系统、省冷库通系统等系统中的数据进行整合，并汇聚珠海市网格地址、人口数据和手工上报数据，建成统一的对外服务平台，通过大数据和人工智能技术实现数据挖掘与利用。项目运用可视化手段，直观展现全市疫苗接种、核酸检测、重点人群管理等情况，为监管督办提供清晰的数据指引，实现数据的统一查询、分析、下发等功能。同时，项目对社区疫情防控 App、流调任务管理系统、机器人流程自动

化系统和单位及个人申报系统进行的设计升级。基于融合、建立、利用的理念，该项目发挥先知、先决、先行的作用，在具体管理过程中，最终给出最优方案，真正做到给决策者提供科学的依据。

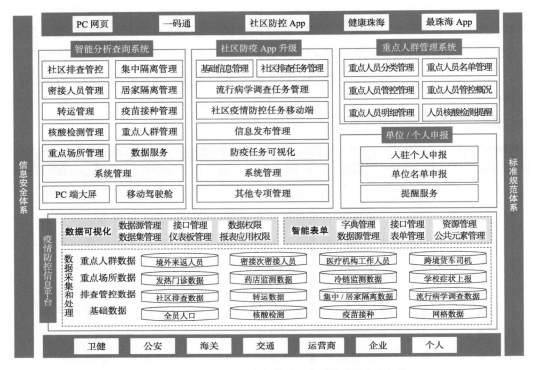

图 7-3　珠海市公共卫生应急管理平台疫情防控业务架构

闭环管理

　　未来，该平台将整合慢病防控需求，打造卫生健康局、疾控机构、医疗机构、基层医疗卫生机构、患者"五位一体"的全闭环管理模式，进一步加强医防融合、医卫融合，提升地区整体医疗卫生水平和服务能力。

　　珠海将市民个人健康信息与 AI 技术充分结合，实现居民个人健康画像，建立贯穿整个生命周期的健康档案，对个人疾病进行预测，促进市民自我健康管理。

创新应用 2　健康珠海申报系统

　　珠海市卫生健康局沿用 2021 年 9 月建设的"珠海市疫情防控信息平台

建设方案"建设成果（图7-4），在公共应急平台基础上启动项目建设，于2022年4月1日上线试运行健康珠海申报系统。系统从4月1日上线开始试运行，功能不断完善，截至2022年5月24日17时，共完成85.4万人次个人健康申报，全面提升了珠海市重点人群排查时效。

珠海作为广东省第二大口岸城市，与澳门毗邻，构建了口岸城市具有借鉴意义的外防输入系统－澳门等入境酒店预约系统，澳门返珠人员通过扫码、健康珠海微信公众号－疫情防控－健康申报或通过微信搜索"健康珠海"小程序3种方式进入健康珠海申报系统。进入健康珠海申报系统后，点击信息申报页签，选择"酒店预约"入口，即可进行入境酒店预约。口岸工作人员可根据返珠人员出示的澳门返珠人员酒店网上预约确认单进行初步确认。澳门返珠人员凭其本人的入住时间为当天的澳门返珠人员酒店网上预约确认单过关。这样对于调动全市的酒店资源把关外防输入第一道防线具有重要的意义。

创新应用3　珠海市流调任务管理系统

疫情阳性个案密接、次密的信息收集、录入及流转工作则凸显了"源头不准、流程不清、数据不精、反馈不明"等弊端，主要体现在部门间数据交互不便、任务无法跟踪等，流调、管控、转运、隔离各部门之间都通过线下表格数据转发，导致数据不准、不精、不及时，有可能会引起漏查漏管，影响珠海疫情防控效率。尤其在待甄别阶段无法实现公安和疾控间的数据流转；疾控无法给镇街下发任务；转运专班、隔离专班之间的数据不能流转；任务数据无法跟踪；省流调系统里没有查重和任务提醒功能，导致不同病例相同的密接和次密接在录入时无法被系统识别，产生多条相关记录，发送给镇街和社区执行时产生极大的工作困扰，重复劳动影响处置效率。为此，疫情防控领导组决定在省流调系统及一码通系统基础上建设流调任务管理系统（图7-5），实现市内各部门信息及任务流转，做到信息准确及时、职责明晰。

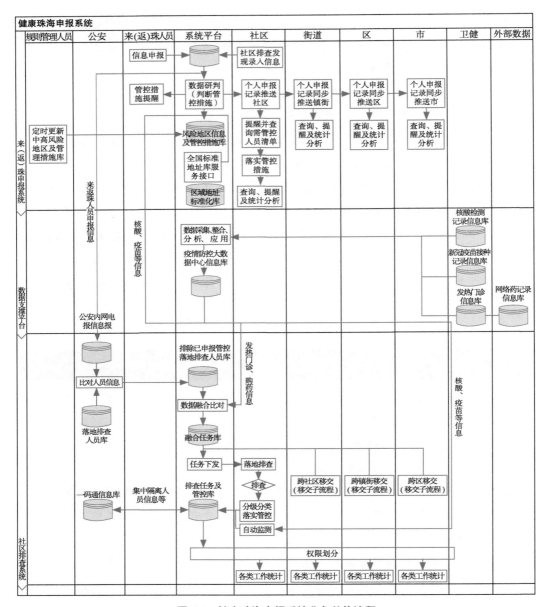

图 7-4 健康珠海申报系统业务总体流程

    根据实际应用情况，当前主要实现待甄别数据的完善，而待甄别数据的处理主要分为 3 个阶段。

    第一阶段，待甄别数据残缺不全，需要通过公安部门以及流调队进行补充完善，直至数据可以满足导入省系统进行赋码要求。

    第二阶段由流调队将待甄别的数据导入省流调系统进行赋红码，并确认将数据提交到市审核数据。

　　第三阶段由区疾控对审核数据进行管控任务的分发，由镇街确认集中隔离、居家隔离、解除管控；确认集中隔离名单后，镇街申请酒店资源；酒店专班确定酒店，推送转运安置单至转运专班分配车辆。同时流调队可以对已经完善的审核数据进行上传到省流调系统的正式库中。

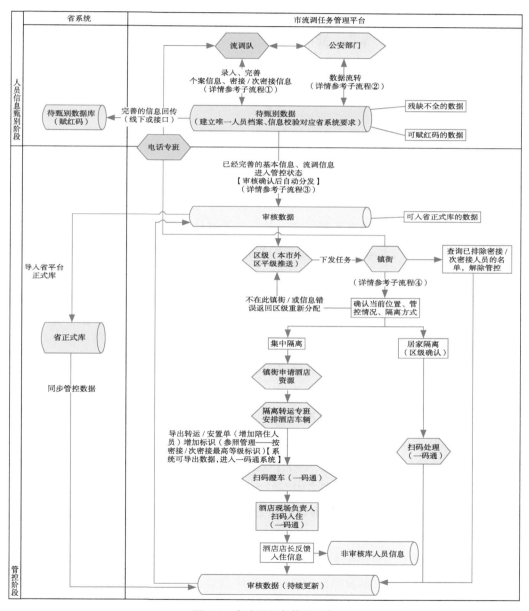

图 7-5　市流调任务管理平台

（ 7.2.2 节作者：陆骊工　刘军卫　任娜　江鸿　赵炜　刘沛昕 ）

7.3 出生缺陷筛查与风险预测

1. 领域发展背景

出生缺陷是指婴儿出生前发生的身体结构、功能或代谢异常，主要包括先天畸形、先天性代谢病、染色体异常等。我国出生缺陷的总发生率约 5.6%，该病可导致早期流产、死胎、婴幼儿死亡和先天残疾，严重影响儿童的生存和生活质量，是制约人口素质提高、威胁人口健康的重要因素。尽管北京市出生缺陷防治水平较高，整体出生缺陷率约 4%，接近发达国家水平，但全国医疗资源的不平衡和医生的水平差异使疾病的诊断效果不同。随着我国二胎、三胎政策的放开，高龄产妇及高危妊娠不断增加，每年新增约 90 万例出生缺陷儿，出生缺陷的筛查面临着新的挑战。当前智能医疗发展迅猛，并可以赋能出生缺陷的筛查。近年来，超声检查有效地推动了结构性畸形的产前筛查及诊断，为控制出生缺陷、提高人口素质做出了重要的贡献。随着超声影像技术的快速发展，超声机器分辨率不断提高，部分胎儿结构性畸形的产前诊断窗口期能具备提前的潜力，这可大大减少孕妇继续妊娠的痛苦和压力，同时为社会节约医疗花销及医保消耗，可产生巨大的社会经济效益。然而，现阶段我国尚缺乏高质量、规范化的出生缺陷数据平台。如能结合人工智能技术，充分挖掘超声图像中蕴含丰富的胎儿信息，再结合临床信息及生化数据进行分析，将对提高出生缺陷的检出率具有重要意义。

2. 创新应用场景

此前，出生缺陷的研究工作存在诸多短板，例如：①胎儿超声图像的质量存在较明显的操作者依赖性，医生经验水平不同，超声图像的质量也参差不齐，因此建立标准化的统一留存图像和收集资料标准至关重要；②部分医院因缺乏遗传学检查项目，致使阳性病例并未得到充分研究；③对于出生缺陷的非遗传因素的探究存在严重不足，致使出生缺陷的预防工作不能得到有效开展。

基于上述问题，建立基于全国多中心的出生缺陷数据平台势在必行。在此背景下，2017—2021 年，由首都医科大学附属北京妇产医院牵头、全国 20 个省市的 42 家医院共同参与，开展了国家重点研发计划"建立出生人口队列，开展重大出生缺陷风险研究"，共同搭建了出生缺陷数据库云平台，建立了 50 万出生人口队列数据。各参与单位使用统一的实施方案及操作流程，将临床信息、超声信息及生物样本上传至统一管理的电子数据采集系统及生物样本管理系统。

（1）出生缺陷数据库云平台建设架构

出生缺陷数据云平台旨在收集多时点出生缺陷危险因素数据、超声图像数据及生物样本，探究重大出生缺陷的危险因素，建立重大出生缺陷风险评估系统，制定出生缺陷监控方案及实施路径。入组人群需满足以下条件：①孕 6 ~ 13^{+6} 周；②在居住地稳定居住 1 年以上且无搬迁计划；③在各研究中心建档，能够在该中心进行孕期检查并分娩的孕妇；④同意入组并签署知情同意书。

出生缺陷数据库平台包含的胎儿结局包括：出生缺陷（先天性心脏病、颜面部异常、泌尿生殖系统异常、基因染色体异常、骨骼系统异常、消化系统异常、颅脑异常等）、正常活产、医学性人工流产、治疗性引产、死胎死产、早产、低出生体重儿等。具体涵盖了以下 4 个数据库：①基本信息数据库，包括孕妇遗传病史、服药史、慢性病、营养膳食、生活方式五大类信息；②标准化的孕 11 ~ 13^{+6} 周胎儿超声图像数据库和胎儿心脏超声图像数据库；③生物标本库；④环境样本库，包括膳食、饮用水、空气。

（2）超声产前筛查指南，实现信息归一化

出生缺陷数据库云平台内每个数据库的入库数据都有着严格的标准，以其中的超声图像数据库为例，在建立标准化的孕 11 ~ 13^{+6} 周胎儿超声图像数据库和胎儿心脏超声图像数据库之前，首先要制定规范化的操作流程和图像留存标准，对各参与单位的超声医生进行系统培训，规范其超声检查流程，在严格的质量控制下，收集超声图像及相关临床数据。为此，北京妇产医院吴青青教授团队牵头组织中华医学会超声医学分会妇产超声学组和国家卫生健康委妇幼司全国产前诊断专家组医学影像组的多名妇幼领域的权威专家对胎儿超声标准切面及技术要求进行了多番研讨，借鉴了国际指南和规范，制定了与临床工作紧密相连且可行性较强的图像留存标准的超声实用手册，并在中华超声影像学杂志上发布了《超声产前筛查指南》（图 7-6），该指南适用于开展产前筛查技术的医疗机构通过超声技术对胎儿进行常见严重先天性缺陷筛查，包括胎儿主要解剖结构检查及相关胎儿生长发育评估。

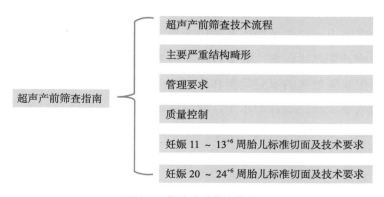

图 7-6　超声产前筛查指南

各参与单位严格按照超声实用手册的要求留存标准的超声图像并将图像和临床信息上传至出生缺陷数据云平台的孕 $11 \sim 13^{+6}$ 周胎儿超声图像数据库和胎儿心脏超声图像数据库。孕 $11 \sim 13^{+6}$ 周胎儿超声图像数据库目前已入库 8000 例标准化的胎儿超声图像。胎儿心脏超声图像数据库目前已入库先心病胎儿近 1000 例，具体的病种包括室间隔缺损、复杂先心病（同时存在 2 种及以上的心脏畸形）、房间隔缺损、法洛四联症、永存左上腔静脉、三尖瓣反流、先天性血管环、大动脉转位、房室间隔缺损、右心室双出口、左心发育不良综合征、永存动脉干、右心室发育不良综合征等。

（3）构建可靠的数据入库平台

出生缺陷数据平台对入库的样本和数据均有着严格的质控流程，只有通过最终质控的数据和样本才会被最终被确认入库。针对收集的现场数据和样本，采用以下方法进行了质控：①针对明显的错误和遗漏进行核查并优化流程；②针对未在云平台上填写的表单进行现场核查；③现场查看各单位针对入组、随访及各类结局的记录情况；④现场查看样本收集是否符合操作规范，以保证样本的质量；⑤针对样本的储存进行现场核查。

为保证云平台数据的可靠性，项目办定期对收集到的数据进行检查：①规范性检查，核查变量和数据文件是否符合标准、规范或要求；②完整性检查，识别并记录变量缺失及变量值缺失；③唯一性核查，核查不同研究对象的唯一标识码和有效记录是否存在重复问题；④一致性核查，评价基线数据集与随访数据集、结局数据集之间个体唯一识别码的一致性；⑤准确性核查，及时发现异常值；⑥逻辑性核查，评价数据的逻辑性，及时识别冲突值。

通过搭建出生缺陷数据平台，拟达到以下效果：①系统、全面地掌握我国出生缺陷的流行程度、表观学和环境等各项信息，为深化我国出生缺陷病因学研究、早期发现、减少和阻断出生缺陷的遗传及环境致病因素提供研究平台，为政府制订出生缺陷预防和治疗计划提供依据，减少致畸胎因素对育龄妇女的影响；②强化优生优育，减少由出生缺陷带来的家庭负担和政府相应的医疗支出；③通过远程筛查和会诊，培养并提高基层医生的诊断水平，减少患者的医疗费用支出，解决看病难、看病贵的社会问题；④制定产科超声图像标准，为国家出生缺陷防控的培训工作提供教材。

3. 应用效果

（1）孕 $11 \sim 13^{+6}$ 周 21- 三体综合征（唐氏综合征）预测模型的研发应用

21- 三体综合征又称唐氏综合征，是最常见的染色体非整倍体异常。孕 $12 \sim 40$ 周，约 30% 的患儿在宫内死亡，存活患儿临床表现主要为智力发育迟缓，此外，该病患儿还可能出现生长发育迟缓、先天性心脏病、面部发育异常、眼科疾病、胃肠道畸形、肾脏异常、头型畸形、指、趾畸形等。该疾病给患儿家庭及社会均带来了沉重的负担，现今对其尚无有效的治疗方法。如果能及早发现这种异常，对于提高产前筛查及诊断水平、加大筛查力度意义重大。

首都医科大学附属北京妇产医院团队长期致力于出生缺陷的早期超声筛查以发现胎儿畸形，团队基于已构建的孕 11 ~ 13^{+6} 周胎儿超声图像数据库，使用深度学习的方法，挖掘高质量的孕 11 ~ 13^{+6} 周胎儿超声图像的信息，并联合了临床信息及生物学信息，建立预测模型，探寻准确度高、经济、创伤小、易于普及的早期自动筛查技术方法，提高 21- 三体综合征的超声检出率。

21- 三体模型的建立中，纳入了 624 例妊娠早期胎儿数据，提取了 21- 三体综合征胎儿和相同时期正常胎儿的头颈部正中矢状面标准图像，按照 2∶1 的比例，将 21- 三体综合征病例及染色体正常病例（共 624 例）分为训练集和验证集。使用训练集中的病例数据，采用 LASSO（least absolute shrinkage and selection operator）方法和多变量分析的方法，自动选择出指标的最佳组合，采用 10 折交叉验证方法来确保所有对模型有意义的指标均被筛选出来。

最终筛选出胎儿 NT（颈项透明层厚度）和 7 个颜面轮廓标记，基于被筛选出来的指标，采用 Logistic 回归方法建立了 21- 三体综合征预测模型（以下简称第一代预测模型）（图 7-7）。为了方便用户使用，将该模型开发成为微信二维码免费提供给用户，用户只需扫描二维码，选择胎儿各指标的相应测量值，即可得到模型预测出的患 21- 三体综合征的概率（模型可见于微信小程序）。

当假阳性率分别为 1%、3%、5% 时，第一代预测模型在妊娠 11 ~ 13^{+6} 周对 21- 三体综合征的检出率均高于 90%，模型内包含的所有指标均可在同一个超声图像（胎儿头颈部正中矢状面）上进行测量，方便快捷。如果将该模型应用于日常超声工作中，血液中游离的 DNA（circulating free DNA，cfDNA）检测可以提供给更少的筛查人群，cfDNA 检测的阳性率将进一步提高，使得医疗资源合理利用。但该模型所用的超声指标需医生进行手动测量，这在一定程度上会增加医生的工作量，因此，团队又推进了第二代预测模型的研发工作。本团队使用深度学习的方法，提取出妊娠 11 ~ 13^{+6} 周胎儿头颈部正中矢状面超声图像中与 21- 三体综合征高度相关的信息，构建了第二代预测模型。该模型无须超声医生对超声指标进行手动测量，即可实现 21- 三体综合征的预测，目前正在对其进行优化。

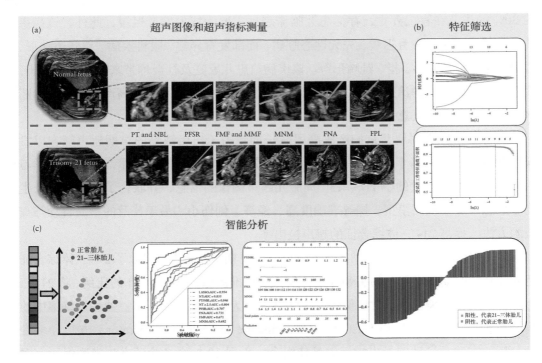

图 7-7 21- 三体综合征预测模型的构建过程

注：PT：鼻前软组织厚度；NBL：鼻骨长度；PFSR：前额空间比；FMF：额上颌角；MMF：上下颌面角；MNM：上颌 - 鼻根 - 下颌角；FNA：额鼻角；FPL：颜面轮廓线；d2：额骨下端额前皮肤前缘与下颌 - 上颌线之间的距离；NT：颈项透明层；Prediction：模型预测到的患 21- 三体综合征的概率

图片来源：SUN Y, ZHANG L, DONG D, et al. Application of an individualized nomogram in first-trimester screening for trisomy 21[J]. Ultrasound Obstet Gynecol. 2021, 58: 56-66. https://doi.org/10.1002/uog.22087.

影像组学

影像组学是计算机和医学的交叉研究方向，该方向通过对各类影像信息的高通量提取，构建疾病预测模型，为医生的临床工作提供帮助。随着科技的进步，影像和生物学数据飞速增加，基于影像组学构建的疾病预测模型正得到广泛应用。

（2）胎儿先天性心脏病数据库

先天性心脏病（以下简称先心病）是最常见的出生缺陷之一，我国现存先心病患儿约 150 万，国外资料显示先心病患儿占出生婴儿的 8‰ ～ 12‰。该病是新生儿致死致残的重要原因。部分患儿失去了早期治疗时机而长期处于患病状态，生活质量明显降低，给社会及家庭带来了沉重的负担。胎儿期和新生儿的先心病的早期诊断和预后风险评估是先心病的二级预防的关键。近年来先心病筛查及诊断技术的快速发展，发达国家已经能够对胎儿期的各种先心病做出准确诊断。但是我国在此方面起步较晚，医疗资源地域差别大，能够开展的医院不多，水平参差不齐，尚无统一的诊断操作流程与规范，与发达国家差距明显。

为提高我国先心病的整体防治水平，北京妇产医院建立了集预防、筛查、诊断一体化的先心病数据库。

先心病研究数据库整合了临床信息库、胎儿心脏超声图像数据库、病理尸检数据库、遗传学数据库及环境样本库，为我国先心病病因学研究、早期发现、减少和阻断先心病的遗传及环境致病因素提供了研究平台，为政府制定先心病的预防和治疗政策提供了参考依据，为降低我国先心病发生率提供了研究基础，为我国先心病三级防治网络奠定了基础。此外，针对中国医疗资源相对匮乏且严重分布不均的现状，搭建了胎儿心脏畸形远程会诊平台，覆盖先心病高发城市和地区，旨在推动先心病的研究进程，培训基层医院胎儿心脏产前筛查、诊断、危险分层诊断知识和技能，最终降低先心病新生儿的出生数量。

北京妇产医院吴青青教授团队基于已建立的先心病数据库，探究了先心病的危险因素（如孕妇高龄、吸烟、糖尿病等）、遗传信息（如染色体拷贝数变异）及超声软指标（如心轴异常）等。此外，标准化的胎儿心脏超声图像数据库还为先心病的筛查奠定了基础。基于影像组学技术，挖掘胎儿心脏超声图像中蕴含的海量定量图像特征，筛选出与先心病高度相关的影像组学标签，联合临床信息，创新性地构建先心病的筛查及诊断模型，探索影像组学辅助先心病诊断的新模式。

由于我国二胎、三胎政策的放开，先心病的超声图像质控工作面临着较大的压力，影像组学如能代替高年资医生对胎儿心脏超声图像进行质量控制并辅助低年资医生留取标准的超声切面，将在提高全国超声医生产前筛查及诊断水平的同时，大大节约医疗资源。

（7.3 节作者：吴青青　孙永清）

7.4　本章小结

1. 建设要素：民生需要，政府支持，专家牵头，各医院联合，指南或规范的制定，方案可行等。

　　2. 以临床问题为导向，制定统一的标准，构建集病例基本信息、临床信息、生物样本、遗传信息、影像学信息于一体的标准数据库。

　　3. 出生缺陷数据库云平台作为有力支撑，在我国出生缺陷的预防、筛查及诊断中具有重要意义。

思考题

　　1. 检索目前现有的出生队列数据库，总结其优缺点，提出你认为可以改进之处。

　　2. 以出生缺陷中的某种常见病为切入点，尝试设计一个集病例基本信息、临床信息、生物样本、遗传信息、影像学信息于一体的标准数据库建设方案。

参考文献

［1］詹思延 . 流行病学 : 供预防医学类专业用 [M]. 8 版 . 北京 : 人民卫生出版社 , 2017.

［2］凤凰网 . 全球智慧城市 "奥斯卡" 公布平安智慧医疗助力珠海市斩获安平大奖 [EB/OL]. https://i.ifeng.com/c/8ASoIXQ82Y0.

［3］羊城晚报 . "云端大脑" 联防联控！珠海市公共卫生应急管理平台上线 [EB/OL]. https://gd.news.163.com/zhuhai/21/0119/10/G0MTDKHT04179HV5.html.

第8章

健康医疗智能设备与大数据应用

8.1 引言

在人口老龄化、高龄化的背景下，围绕个人健康管理的技术和应用系统将成为现有医疗系统的自然延伸，"以治疗为中心"将转变为"以健康为中心"，健康管理从原来的治疗环节，延伸到预防、筛查、诊断、应急、治疗、康复，甚至包括慢病照护和高龄照护，实现全生命周期的健康管理，不仅可以极大地提高患者慢性疾病的治疗和管理效果，还可以实现有序就医以及精准治疗，有效缓解医疗资源的供需矛盾，并为持续改善全民健康水平提供更全面的支撑。我国医疗健康行业正在形成以患者需求为中心，加速数字化转型。利用大数据和人工智能技术来帮助提升健康管理的服务能力，改善健康管理的质量，可有效预防疾病、延长健康寿命。

8.2 大数据支撑健康促进智能设备应用

8.2.1 人工智能健康管理设备

1.领域发展背景

基于可穿戴设备、大数据、云计算、物联网、基因技术以及对海量生物数据、复杂居民生活数据的采集，人工智能持续推动健康管理向"三全"模式演变。一是全生命周期管理，每个人一出生即可依靠基因技术绘制个人基础健康画像，预判健康发展趋势，制定成体系、全过程的健康管理和防治预案，实时对个人健康状况的动态监控和系统干预，实现以预防为主、防治结合、尊重生命、关爱健康的终身服务目标。二是全病种预防管理，依靠先进算法逐步建立起各类疾病的智能化预警模型，能够实时对各类疾病风险进行精准评估，及时对健康隐患进行筛查、诊断和干预，防止和延缓从亚健康演变为疾病发生。三是全民健康管理覆盖，把健康管理普惠性地覆盖到每一个居民，自动收集居民日常活动、健康体检以及心理、营养、运动等多维度的健康数据，智能化形成个人动态健康档案和个性化健康综合指导模式；同时，人人都可方便廉价地通过健康管理终端，上传健康数据，准确得到健康教育和有效指导。一旦有突发状况，可以自动向医疗中心报警，并同步联系医生和家属，使患者第一时间能得到救治。

2. 创新应用场景

（1）"大数据＋人工智能"颠覆了健康管理模式

健康管理是指对个体或群体的健康进行全面监测，找出影响健康的危险因素，就如何避免或减轻健康危险因素的危害进行有针对性的健康咨询、指导和生活行为方式的干预，以此达到预防疾病的目的。

健康管理以现代健康概念（生理、心理和社会适应能力）和新的医学模式（生理－心理－社会）以及"治未病"思路为指导，通过采用现代医学和现代管理学的理论、技术、方法和手段，对个体或群体的整体健康状况及其影响健康的危险因素进行全面检测、评估、有效干预与连续跟踪服务的医学行为及过程。

目前我们对健康的认识还处于一个不断深化的过程，未来还需要把社会、环境、营养、运动、心理等健康要素与目前各项健康指标监测关联在一起进行深入的研究。

（2）"大数据＋人工智能"提升了健康管理能力

从"以治疗为中心"向"以健康为中心"转变，其中一个关键核心是要提升健康服务能力和健康管理能力，紧贴临床应用需求，服务管理可及化、便利化、同质化、主动化、及时化是研究和应用的方向。

面向健康医疗大数据，人工智能通过数据整合、数据共享和数据认知，把传统的固定就医模式转变为移动就医模式，被动健康管理模式转变为主动健康管理模式，实现了时时、处处、人人均可享有同质化便利的高水平健康医疗服务。

首先是便利，随着大数据和人工智能技术的应用，医院就医的流程实现了再造，使得预约挂号、医学咨询、导诊服务、远程医疗及网上诊治等活动移动起来和延伸出去，患者就医更加方便快捷，可以避免无序就医。

其次是高水平的健康管理。随着三级医疗体系人才资源联通融合，人工智能的应用可以将顶尖医学专家的理论知识、前沿技术和诊治经验快速复制，为广大基层医生提供实时、实效、多维、联动的医疗支持，跨地域、跨机构实现同质化诊疗，并为家庭和个人的健康管理提供高水平的知识支持。

人工智能的辅助诊断系统还可以提供个性化的健康管理方案，通过对患者基因组、蛋白质组、代谢组等相关内环境信息进行深度分析，提供针对性更强的个性化医疗解决方案，实现更精准、更多维、更高效的个性化健康医疗服务。

由于患者在任何地方都可以借助移动穿戴等感知智能设备，实时读取自身精准的医疗健康信息数据，使患者对自身生命体征重要指数多有了解，在健康医疗服务全过程中将大大增强患者的参与感，避免因为缺乏参与造成的恐慌。

人工智能使远程医疗和虚拟医院成为现实，医院的围墙被打破，患者可以在任何时间、任何地点实现对自身健康状况的实时动态观察，及早发出疾病预警并提出可能的预防方案，使跨地域限制实现了即时性治疗。

3. 应用效果

（1）THIS 清华健康医疗智慧系统

针对区域健康管理体系现存的问题，清华大学精准医学研究院、清华大学人工智能研究院分析了国内外的区域健康医疗服务模式，结合我国的实际需求，提出了一种新型的区域健康医疗服务智慧体系（tsinghua healthcare intelligent system，THIS）。目前在北京天通苑地区以清华长庚医院为中心建立第一个试点，服务周边 100 万群众。

THIS 清华健康医疗智慧系统面向区域全人群健康服务和智慧应用，以个体化健康服务为中心，以线下实体健康医疗机构为支撑，以区域化信息平台为基础，整合清华医工交叉技术和健康科技产品，运用移动互联网、生物传感、物联网、大数据和人工智能等技术手段，构建覆盖全人群、全生命周期、集预防 – 诊疗 – 康复 – 慢病照护于一体的智能化整合式区域智慧健康医疗体系（图 8-1）。

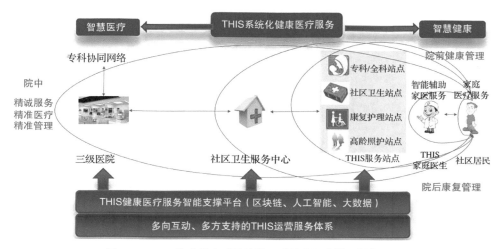

图 8-1　THIS 构建整合式连续性区域健康医疗协同服务网络

THIS 将整合区域三级实体健康医疗机构，实现分级诊疗、双向转诊、系统整合、多级联动，形成科学有序的就医格局，有利于合理分配医疗资源，让各级医疗机构充分发挥最大效用。社区卫生站和家庭医生是第一环节，解决社区慢性病管理以及健康教育、疾病的初步诊断及转诊，以及患者急性期后康复照护，减轻上级医院的大量基础医疗工作负担。社区医院提供一般常见病和多发病诊治、常住居民的疾病谱分析等。而中心医院既可集中精力开展危重症、疑难病的诊治与创新，重大突发事件医疗救护及技术指导，以及重点学科建设与医学人才培养。各级医疗机构职责清晰、分工明确，构建起社区卫生站、社区医院、中心医院为主体的有序分级就诊机制。从而让整个区域的医疗资源在分工协作的环境中得到充分利用。

居民可以通过各种智能疾病自测程序，帮助自己或家庭成员完成自我健康评估及管理。THIS 家庭医生在智能程序的辅助下，能应对大部分居民的日常健康管理需求。在 THIS 健康医疗服务智能支撑平台的支持下，THIS 服务站点、社区卫生服务中心、三级中心医院可根据社区居民需求进行导诊对接，提供同质化的高水平诊疗服务。多级站点之间可以通过协同服务网络实现互相远程支持。必要时可将患者分转至不同级别的站点或者医院进行救治。患者在接受完治疗以后，又可以转回对应的 THIS 站点或者是回到家中进行康复。区域中心医院解决不了的疑难病症，也可以与上级医院对接，或者申请专科协同网络支持，与国内外专家共同解决。

在这个过程中，THIS 系统应用人工智能、区块链以及大数据等技术，实现了分级诊疗体系，完成了全生命周期的健康管理，同时也协助居民实现有序就医，为医院建设智慧医院，实现精诚服务、精准医疗、精益管理、高质量发展提供了有效支撑（图 8-2）。

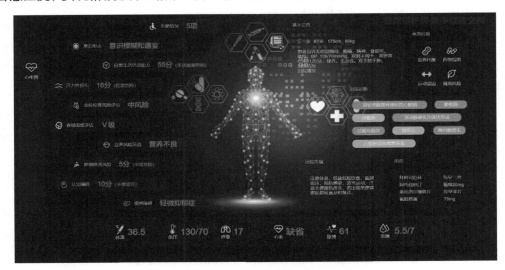

图 8-2　基于个人健康档案构建的个人数据健康空间

这个体系横向连接了健康管理的全产业要素和服务机构，形成了区域健康管理中心，纵向连接了国内国际的高水平医疗资源，形成了高水平的多学科协同网络。

THIS 系统将推出服务标准，实现数字信用体系，通过居民签约服务实现居民健康全生命周期管理，通过区块链、人工智能等技术应用实现创新的监管模式，与临床经验结合推出地区特色的智能系统，最后形成创新的建设运营模式以及创新的产业模式。

（2）女性盆底智能修复

女性盆底功能障碍性疾病是指盆底组织因分娩损伤、衰老等病因造成盆底组织结构发生病理改变，主要表现为尿失禁、盆腔脏器脱垂、女性性功能障碍、慢性盆腔痛、便秘及大便失禁等。其中分娩对于女性盆底损伤会严重影响女性的生活质量及身心健康，越来越引起广泛关注，产后盆底康复针对妇女产后这一相对特殊时期的生理及心理变化进行主动、系统的康复指导和训练，产后盆底组织的康复对防治盆底功能障碍性疾病有特殊的意义。但是产妇受哺乳、需要看护婴儿等条件制约，来医院进行盆底康复的人次有限，多数产妇不能完成按需康复。

在"5G+ 医疗健康"的大背景下，医疗服务模式正在发生变化，健康数据管理和院外服务延伸逐渐成为医疗的一部分重要形式。利用基于互联网的智能盆底康复系统，将远程管理、盆底康复、5G 数据分析和就诊咨询整合到一起，将产后盆底康复工作从医院延伸到家庭，从短期康复转变为长期锻炼，从而形成患者主动参与、医生定期指导、数据实时反馈、方案随时调整的数字康复体系。

智能盆底康复系统的核心是数据平台，包含 3 个部分：①基于专家知识的智能测量，智能评估，智能康复方案；②盆底疾病知识数据库；③智能盆底康复终端的数据反馈。智能盆底康复终端可以实现快速评估盆底肌功能，并进行盆底治疗，包括神经肌肉电刺激、肌电触发电刺激、Kegel 模板训练、多媒体游戏训练。通过数据平台对智能康复终端的管理，患者康复训练数据可以实时反馈到专家端，专家根据患者训练情况，提供调整方案或指导建议。

基于互联网的智能盆底康复系统，可形成一种新的诊疗和服务保健体系。即经过培训的专业技能照护人员，利用智能盆底康复终端，为盆底康复对象提供上门式服务。①可以改变传统的医院就诊模式，方便女性在家即可享有安全且简单的治疗方案，减少妊娠对女性盆底功能的影响，提高生活质量，促进机体功能恢复。数字信用体系以及声纹＋智能安全技术的应用，可保障上门服务模式的顺利实施。②可以实现医生对患者的远程服务，实现数据多跑腿，患者少跑路，提升患者的幸福感和满足感。③智能化的应用让每个患者在家都可以享受安全、可靠、便捷、同质化的高水平服务。

通过便携的智能盆底康复终端，女性在家即可享有安全且简单的盆底治疗。这种模式可延展至其他的监测治疗设备，可在安全的环境下实现更多的居家服务，如心理服务等。

（3）"互联网 + 糖尿病健康照护"

数字疗法（digital therapeutics，DTx）是基于证据的软件形式的治疗干预措施，用于预防和管理身体不适和疾病。是以智能手机应用程序（App）、可穿戴设备（跟踪传感器）、用于研究或训练的网页、社交网络、行为科学和远程医疗平台等多种工具为技术基础的数字医疗（或健康）解决方案。DTx 的概念提出在 2013 年前后，但是最早的 DTx 实践则可以追溯到 1995 年美国波士顿 Joseph Kvedar 博士的一个项目，该项目研究建立一套与传统的医院和诊所就诊方式明显不同的"一对多"的医疗服务技术系统。近年来，DTx 在慢性呼吸系统疾病和药物滥用引发不良作用等多种疾病的治疗中取得了较大发展，相关临床研究也证实了其在糖尿病管理领域的临床疗效和安全性，如 Livongo 公司、WellDoc 公司是美国 DTx 领域在糖尿病管理方向的头部企业，开发适用于糖尿病患者或有糖尿病风险人群的数字健康应用 App，其应用激增并开始渗透到临床护理、研究和健康产品开发。

数字疗法的实践，需要患者和专业人员的共同参与，目前普遍存在以下共性问题：

①患者依从性。数字疗法的效果受到年龄、数字文化、技术接受程度影响，依从性是最大痛点。

②数据安全性、有效性。设备是否可靠及患者是否正确使用设备决定了原始数据是否准确，直接影响对应采取的干预措施。

③服务团队，数字疗法不能单靠患者，需依靠专业人员共同完成。但仅仅依靠机构内医生、护士团队不能解决所有的管理、照护问题。

借鉴国外先进的糖尿病数字化管理模式，结合我国医疗卫生行业实际情况，在糖尿病数字疗法的应用实践方面，形成了"互联网 + 糖尿病健康照护"的新模式（图 8-3）。利用可穿戴设备、App、云端 Web 管理系统，促进患者相关数据的无缝传输和智能分析，结合健康照护师在线和线下监测，进而帮助或指导患者实施专家制定的个性化数字管理方案，对需要专业医生处理的问题及时反馈到专家，做出进一步处理。

①实现检测及相关数据采集功能：包括但不限于血糖数据，如连续监测数据、患者自我报告数据、健康照护师床旁评估数据等，为研究提供多维、横截面及纵向结合的精准数据。

②实现自动的生态实时评估、基于筛查量表的自动评估、基于专家知识的患者状态及事件评估，为研究提供科学的评估、分类和分析预测提示。

③支持专家制定、修改干预方案（用药处方、运动处方、膳食处方等），并支持健康照护师和患者基于系统执行方案，同时通过数字行为改变干预的方式实现即时适

应性干预，为研究提供数字医学干预工具。

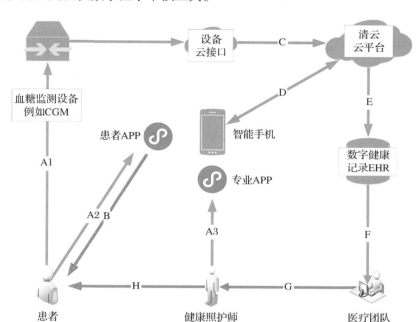

图 8-3　互联网＋糖尿病健康照护系统

注：A：患者数据收集

A1：通过血糖监测设备，例如 CGM 和 BGM 设备采集的血糖连续监测数据

A2：用户自我报告（饮食、体重、锻炼、血压、睡眠、药物等）

A3：健康照护师评估与随访数据

B：根据患者数据、专家知识进行实时反馈、事件提醒

C：设备数据经过设备云接口标准化后接入云平台

D：患者数据接入云平台，并根据设定策略向患者实施反馈 EMA 及自动提醒信息

E：基于清云信用体系区块链系统，生成标准化电子健康数据（EHR）

F：医疗团队阅读格式化 EHR 报告与照护执行报告

G：医疗团队向健康照护师发送干预方案修改指令

H：健康照护师协助患者调整干预方案、远程随访、线下服务等

④通过包含培训、考核、派遣、服务、持续继续教育等全生命周期的平台系统，支持研究所需健康照护师人才的培训、管理与服务支持；通过基于区块链技术的信用体系平台系统保障数据安全及隐私保护等合规性，继而在此基础上提供数字医疗管理工具及质量控制体系。

"互联网＋糖尿病健康照护"在模式创新、技术应用、临床验证、人才培养方面形成了新的糖尿病数字化管理模式，能够改变传统的医院就诊模式，实现延缓糖尿病的进展，减少并发症的发生。这一探索实践也为数字疗法以及相关的健康监测设备、治疗设备在疾病预防和疾病治疗中发挥最大价值提供了新的研究、发展方向。

（4）通过动态超声实现颈动脉斑块实时识别

颈动脉斑块是反映动脉粥样硬化的早期指标之一。超声检测颅外段颈动脉斑块是目前公认并已广泛应用的颈动脉粥样硬化重要影像学评估手段之一。颈动脉斑块的超声定位及定性诊断受到不同医生超声扫查方式、测量切面、判断标准、诊断经验和仪器成像条件选择等差异的影响而同质性较差，主观依赖性较强导致斑块诊断准确性受到医生医疗水平的显著影响，无法避免误诊、漏诊等问题。

在计算机辅助诊断的帮助下，医生在诊断过程中可以通过一些参考数据更直接、清晰地观察病变区域。现有智能筛查方法，依靠人工智能技术，可以较清晰地辅助医生筛查判别斑块，但识别率参差不齐，更受到"非实时"识别方法的影响，极大地削弱了真实使用环境下的辅助筛查效果。新的技术方法不但可以通过先进的人工智能技术提高诊断的准确性，更能基于 5G 技术实施反馈医生，充分体现超声影像的实时性，达到更佳的辅助效果。

颈动脉斑块智能筛查系统通过开发人工智能程序系统（图 8-4），提高筛查的识别率；超声影像可在低延迟下经过人工智能识别、返回显示，实现对操作者的实时反馈；支持对多种超声设备的兼容，能够通过硬件设备接入大部分主流超声设备；硬件设备支持 4G、5G、WiFi 等多种网络信号，5G 通信条件下能够满足实时要求。

其中 AI 服务器部署人工智能程序，实现对影像关键帧图像数据的数据增强、预处理，达到对不同硬件设备图像的标准化处理和关键特征值的提取与增强；人工智能程序基于前期训练获得的高执行度深度学习算法，在短时间内完成对血管的阳性、阴性判断，对疑似颈动脉斑块的识别和框选，并形成返回终端实时显示的结果图像（图 8-5）；终端设备获得反馈显示图像数据，在显示界面上同时显示原始动态影像与识别结果图像，通过极低延迟最终实现传输、分析、显示的实时效果。

通过上述软硬件架构及方法，最终可实现 98% 及以上的颈动脉斑块识别率；实现 150 ms 及以内的完整动态影像实时截取、传输、分析、显示全流程；实现对大部分超声设备的兼容。

我国心脑血管风险人群接近 3.3 亿，心脑血管疾病已成为第一大死亡因素。颈动脉斑块的低成本快速检测，可以实现心脑血管风险人群的快速筛查及日常管理。

（5）智能银屑病管理

全国银屑病患者达 650 万人，清华长庚医院所覆盖的天通苑地区有 3000 ~ 5000人。银屑病难以治愈，并普遍伴随心理疾病、带来更严重后果的关节炎，其防治已经成为皮肤科乃至整个医疗系统的"大战略"。

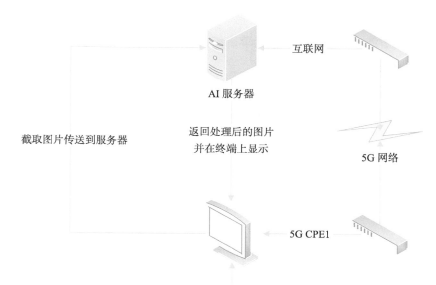

图 8-4　整体架构图

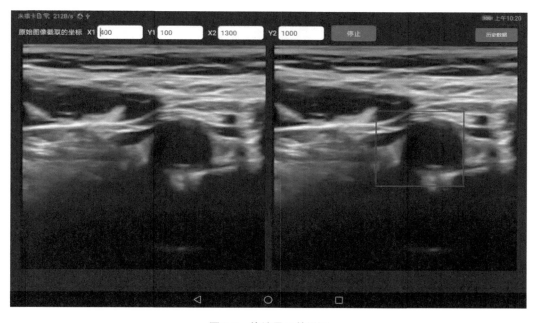

图 8-5　终端显示效果图

智能银屑病管理系统以银屑病为蓝本建立慢性皮肤病筛查和监测的人工智能平台，并评估其效能；随后拓展至慢性荨麻疹、特应性皮炎、痤疮、玫瑰痤疮等其他慢性皮肤疾病领域，逐步实现相关模块。

皮肤病种类繁多，采用机器学习、计算机视觉等人工智能技术可实现自动、快速分类及特征识别，提高诊断效率，降低误诊率。

智能银屑病管理平台搭建分为客户端、云平台和大数据及人工智能3部分（图8-6）。

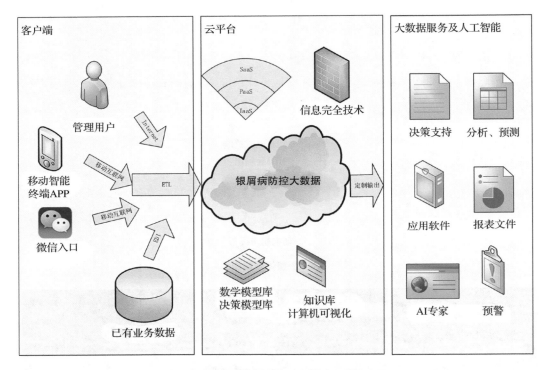

图8-6　移动互联智能云平台搭建架构示意图

其中客户端采用成熟先进的移动互联网开发技术，开发基于微信小程序的快速入口，实现扫码后第一时间进入评测程序的功能；通过微信公众号作为维系医疗机构与用户之间的通讯工具；通过模板消息、实时提醒等技术基础，进行定制开发，实现医疗机构与用户间的实时或定时交互交流。

云平台实现以下功能：基于私有云架构实现医疗知识及数据、研究成果、临床经验等医学知识、用户数据与疾病信息、诊疗信息等所有系统产生的业务数据的存储；通过信息安全相关技术手段保障系统数据、程序、系统、网络安全；通过成熟的MIS系统开发手段实现基于Web的管理信息系统。通过大数据管理技术，为后续智能部分提供数据清理、格式化支撑。

基于人工智能深度学习技术提供预测、预警、AI 专家等功能。其中，通过对银屑病临床表现数据的学习，基于长短期记忆（LSTM）等对周期进行预测分析的成熟算法，实现对患者疾病症状周期预测、预警的功能；通过成熟的卷积式神经网络技术（CNN），对用户自上传的照片图片进行学习和分析，实现智能评测银屑病程度的功能；基于成熟的自然语言处理（NLP）技术与大数据深度学习算法，实现对患者自述症状的分析和病情预测；基于 NLP 技术实现模拟专家的智能推荐与问答系统，提高系统效率，提升用户体验。

临床诊断使用的皮肤病图像主要包括皮肤镜图像以及皮肤组织病理图像等，所使用的方法与样本数量及质量直接相关，针对海量皮肤镜图像，采用卷积神经网络迁移学习可实现疾病类型的分类。通过与皮肤镜等硬件的集成，智能银屑病管理可实现人工智能健康管理专用硬件智能化、审核赋能用户智能终端通过 AI 软件实现长期监测、检测并对风险进行实时反馈（图 8-7）。

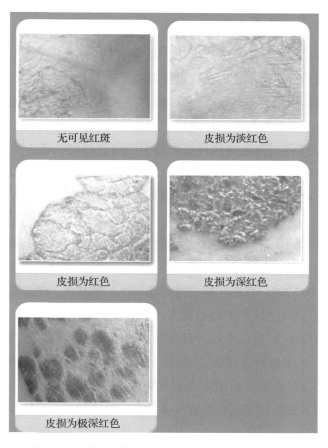

图 8-7 通过 AI 对用户自上传皮肤照片进行智能分型

通过这个体系可以实现其他皮肤疾病患者的自我健康管理，银屑病同时也与内分泌系统息息相关，通过皮肤的变化也可分析出其他与内分泌系统相关的疾病，这对构建人体健康的综合防治体系非常有意义。

（6）无创健康智能监测系统

随着人们生活水平的不断提高，人们对健康的意识和追求也越来越高。健康监测作为健康管理最重要的一环，对设备与系统提出了更多更高的要求。

快捷：能在短时间内完成检测并现场出具检测报告；方便：能随时随地可以进行检测；全面：能检测全身多种生理指标的实时情况；精准：检测结果与身体情况吻合率较高；无创：不能违反卫生监督要求，必须采用无创伤性检测。

人工智能技术的发展与应用为更加先进的智能无创监测及分析提供了极佳的解决方案。

智能无创健康监测设备综合了来自苏联的航天科技、清华大学的人工智能技术，以血液成分为测量对象、以人体体温为测量媒介、以大样本、大数据和云计算为物理支撑、以功能性异动和结构性风险为评估重点，通过人体表面的5个生物活性点即可自动得出人体实时相关国际医学临床数据生理指标及自动分析报告。

经过多家医院等分析测试证明，该设备能够实现长期健康监测及管理，预测疾病的发生概率，给予健康生活方式建议；并能与医院专业科室实现信息对接，完成院前筛查、院中治疗以及院后康复的全生命周期健康管理。

最初该设备专门针对航天员执行任务前不能通过任何有创方式检测生理指标的特定要求而研制，随着技术的不断成熟，尤其是人工智能技术在算法上的进步，目前已在首长保健、企业高管健康、基层疾病筛查、社区居民生理指标检测等领域具有多个成功案例。

智能无创健康监测设备可对血脂代谢异常、血糖代谢异常、高血压风险、血栓形成风险、激素代谢异常、免疫代谢异常、炎症形成风险、肿瘤形成风险、生殖系统、肺功能、肝功能、肾功能、胃肠功能、神经功能、生殖功能、免疫功能、基础代谢、水电解质18大类，共计125项生理指标实现无创检测（图8-8）。

通过基于大数据的AI算法及医疗健康知识图谱，系统可以为终端用户提供实时、准确的报告分析、风险预警及预测，通过"智能数据化＋中西医结合"的智能健康管理服务，最终实现早发现、早预防、早干预的健康管理目标。

无创健康监测方式可用于高频次监测各种身体健康指标，并与健康行为，如营养、运动、心理、服药等，进行关联分析，由此可实现精准健康干预模型。

参考项目: 血常规		
参数	正常值	检测值
血红蛋白 HGB g/l	120 - 160	141.17
红细胞 RBC x10¹²/l	4 - 5.5	4.58
淋巴细胞 %	17 - 40	27.91
白细胞 WBC x10⁹/l	4 - 10	15.64
中性分叶粒细胞 %	50 - 70	57.47
血沉 ESR mm/h	0 - 15	12.21
嗜酸性粒细胞 %	0.5 - 5	2.68
单核细胞 %	3 - 8	7.86
中性杆状核细胞 %	1 - 5	4.08
血小板计数 x10⁹/l	100 - 300	186.51

图 8-8 检测报告示例

（8.2.1 节作者：杨斌 魏凌 王云姗）

8.2.2 柔性可穿戴医疗电子技术支撑新医疗模式生成

1. 领域发展背景

柔性可穿戴电子技术在医疗行业具有巨大的应用前景。柔性健康监测系统可以替代目前医院和家庭中使用的大体积、难携带的医疗电子设备，以植入、粘贴、共生等方式融入生物体，推动电子系统和生物系统的深度融合。柔性可穿戴电子系统不但能够替代现有的大型医疗仪器和可穿戴医疗设备，还有希望催生出颠覆性的医疗器件和新型诊疗方式，乃至具有疾病自诊断自修复的人机混合生物体。基于柔性电子技术的植入式健康医疗设备可以在不影响人体正常活动的同时保持良好的工作状态，通过集成识别、监测、无线传输等系统可以做到实时监测人的生理状态，及时发现问题，做出正确的诊断和治疗，甚至做到"足不出户、看病就医"，这将在很大程度上缓解现代社会日益紧缺的医疗资源，使诊疗模式由被动防治转变为主动干预调控。

2. 创新应用场景

伴随着越来越多的柔性可穿戴电子系统如柔性脑机接口、人工视网膜、人造肌肉、

251

人造神经和表皮传感系统等技术的出现，柔性电子技术将进一步推动我国的医疗水平和国民的健康程度。在基础医学研究方面，由于柔性电子系统具有传统刚性系统无法实现的诸如组织器官的共形贴附、可逆形变、大面积覆盖和环境适应性等优点，使柔性电子系统能够实现更加丰富、全面和深入的生理信息获取，从而为基础医学研究提供强大的测量工具，为更好地解释疾病的成因、发展、控制和治疗提供重要的数据支持。

柔性可穿戴技术在健康医疗领域具有迫切的应用需求和巨大的市场潜力。目前柔性可穿戴设备主要用于健康监测、慢病治疗、康复护理等应用场景，具有实时监测体温、心电等人体健康指征参数，进行闭环反馈微量给药等功能。未来的可穿戴设备将实现高端医学诊疗设备的便携化和穿戴化，替代目前医院和家庭中使用的大体积、难携带的医疗电子设备，以植入、粘贴、共生等方式融入生物体，推动电子系统和生物系统的深度融合。柔性可穿戴系统还有希望催生出颠覆性的医疗器件和新型诊疗方式，实现用于肿瘤、慢病、心血管疾病、神经系统疾病等的示范性应用。除了在医疗领域的直接应用，可穿戴健康监测设备还将引领公共安全、消防、运动、工业、JS等多个领域的变革。

目前可穿戴设备能够提供患者的心率、血氧等生理信号，然而数据准确度有待提高，以满足医疗级的数据需求，辅助医生做出正确的诊断或治疗决策。发展具有多导联心电监测及预警功能的可穿戴心电监护仪，在紧密贴合皮肤的同时不影响患者日常活动，能够实时记录和分析患者的心电信号，并基于人工智能算法实现实时预警，将有助于保障心脏病患者的健康。可穿戴连续无创血糖监测设备同样具有重要的应用价值和市场潜力，将极大地改善糖尿病患者的用户体验。发展基于新原理和新技术的可穿戴连续无创血压监测设备，替代间歇式、不便捷的袖带加压式测量设备，将极大地改善心血管疾病的诊疗和监护模式。

柔性可穿戴设备不仅可以应用于健康医疗场景，还可以为生命科学的研究提供新的技术和手段，丰富、全面和深入地获取生理信息，从而为基础生命科学研究提供强大的工具和平台，为更好地解释疾病的成因、发展、控制和治疗提供重要的数据支持。发展可穿戴的多通道高通量神经活动记录与调控系统，为多模态感知、情绪与情感、睡眠与节律、记忆存储与提取等神经机理研究以及阿尔茨海默病等疾病的病理研究提供更有效的技术手段。发展基于可穿戴和柔性电子技术的基因测序仪，应用于传染性疾病快速检测筛查、野外动植物调查、环境污染分析、太空微生物学研究等领域。

柔性可穿戴医疗监测技术基于可穿戴技术，并结合柔性电子技术，针对不同生理参数的监测，开发了各种具有体积小、重量轻、柔性、便携、无线的监测设备，针对心电、体温、血压、血氧、血糖、乳酸、血流速度等关键生理、生化指标可实现连续、无创监测，并通过结构、传感器、材料的设计和优化，可达到医疗级的测量精度，供医生进行参考和辅助判断。

对柔性可穿戴医疗监测的需求源于何处？

随着我国老龄化程度的加剧以及现代人对健康医疗日常化需求提升，针对个人健康状态、疾病状态等的日常、连续性、长期监测日益成为一项重要的技术需求。传统对于健康和疾病的监测管理与医疗机构直接相关联，定期体检、医院就诊等是主要方式，这样的方式在现阶段移动医疗、分级诊疗、智慧医疗管理等形势的发展下不再完成适用，没法填补健康医疗监测的全流程。医疗机构中的大型医疗检测设备如心电图机、生化分析仪等虽然能够提供精准的测量和诊断，但是其体积比较大、需要专业人员操作、数据无法实时反馈等问题，限制了其走出医院、走进家庭和社区的推广使用。另外，对于许多慢性疾病如糖尿病、高血压、慢阻肺等，对于关键指标参数如血糖值、血压值等对动态连续监测要求迫切，而传统的医疗监测设备也是无法实现动态实时的指标监测的。

3. 应用效果

（1）国内第一款柔性心电监测贴片产品及应用

心电图监测是心血管疾病患者诊断、治疗效果评估和康复监测必要的项目，在医院中多导联心电图监测需要使用心电图机，被测者平躺状态下，体表贴附多个有线电极进行测量。随着柔性可穿戴电子技术的发展，出现了单导联柔性可穿戴心电监测贴片，可以在一定程度上代替心电图机对患者进行任意环境和状态下的心电图连续监测。

目前市场上有多款可穿戴心电监测贴片，且部分获得了二类医疗器械注册证，能够实现医疗级心电监测。其中浙江智柔科技有限公司研发和生产的"心柔"柔性心电贴（心电记录仪）是目前市面上最薄、最柔的一款（图 8-9），代表了该技术的领先水平。该心电贴片的厚度仅为 2.2 mm，重量约为 9 g，具有柔性，可以弯折而不会损坏。该产品使用寿命可达 3 年，具有重复充电功能，一次充电完成后可实现 72 h ~ 7 d 的连续单导联心电记录，并可通过蓝牙将采集数据发送到手机上，在 App 端进行显示和分析。该产品具有防水特性，能够在运动、洗澡、游泳等情况下正常使用。在使用过程中，首先将一片可更换的水凝胶双面胶贴安装在柔性心电贴的背面，然后整体贴附在人体左胸口处，位置与人体中轴线角度为 45° ~ 60°。启动设备后，即可以开始测量，数据可直接在配套的 App 上进行显示，显示界面上可直接呈现所测量的实时单导联心电图曲线、计算获得的实时心率等，一段时间的记录中，还可以通过 App 中内嵌的心电分析算法自动识别房颤、早搏等异常情况，结束测量后自动生成心电采集和分析报告，如遇异常情况，可在 App 中直接选择人工判断服务，由心电判断平台后台的医生进行详细判断，并给出指导建议。

使用这样的柔性可穿戴心电监测贴片，可以在日常生活、工作中不间断地采集、记录和实时分析心电结果，并给出预警，同时因为其轻薄柔软的特点和材料的良好生物兼容性，使用佩戴舒适无感、不干扰日常生活、长期使用也不会引起皮肤过敏等异常反应。

除了个人心电动态监测功能外，通过蓝牙网络构建，还可以实现在病区内、一定空间范围内的心电遥测，并可以在云平台端进行重点人群的监督和管理照护，为医院、社区、养老院等应用提供数据采集的支撑。

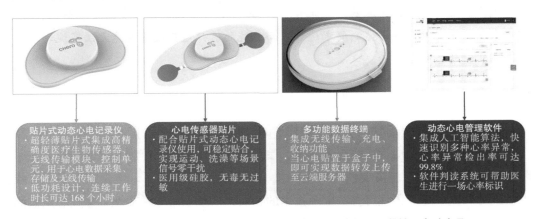

图 8-9　由清华大学、北京清华长庚医院共同研制的国内第一款柔性心电贴产品

柔性可穿戴监测技术利用柔性结构、柔性材料、柔性传感器、柔性电路，甚至柔性芯片等设计应用，将传统的硬质、不可变形、不可弯曲、体积大、重量重的电子设备形态和功能上进行改变，使可穿戴设备具备轻薄柔软的特点，当其具有柔性等特性时，可以与人体的皮肤实现很好的共形贴合，在皮肤表面上形成稳定的测量和采集界面，对于电生理信号、光电等信号采集时具有高精度、高稳定、抗运动干扰等能力。

柔性可穿戴医疗监测技术如何实现医疗级参数监测？

以智能手表、智能手环等为代表的可穿戴电子设备功能日益强大，越来越多的可穿戴设备具有心率、血氧等生理参数监测功能，但是目前基于硬质电路、硬质芯片等电子信息技术的可穿戴设备，因为其体积较大、佩戴形式单一和皮肤贴合度差等问题，其具有的生理监测功能模块所实现的测量精度不高，无法达到医疗级的监测精度，因此无法作为医疗器械进行健康疾病的监测和诊断。

（2）柔性无袖带连续血压监测

借助柔性超薄光电传感器件与电路，研发出一种类皮肤可穿戴连续血压监测系统（图8-10）。这种柔性电子系统像一片又薄又柔的"创可贴"，能够自然贴附在人体皮肤上，实现医学意义上的连续血压和血氧测量，并实时无线传输数据到智能设备终端。这为解决血压和血氧长期动态监测提供了新途径。相关研究结果日前在《国家科学评论》在线发表。

该研究发展了基于光学原理的血压监测方案，利用生物兼容性材料制备出可与人体自然共形贴附的类皮肤光电子器件。这种系统可通过测量血液对不同波长的光波吸收情况，判断血液的容积和流速变化，从而测量出人体的血压变化。使用时，仅需将它贴附在手腕处，便可连续测量人体血压和血氧，并通过集成的蓝牙芯片将测量值实时传输到智能手机等终端。值得一提的是，该系统可抑制运动带来的噪声干扰，在运动状态下也可使用。临床试验表明，新研发的柔性电子系统测量的血压值，绝对误差小于 10 mmHg，能够达到医疗级监测标准。

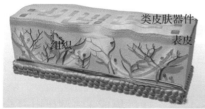
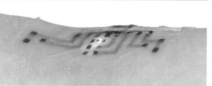
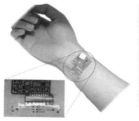
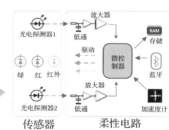

器件特点：

■ 器件厚度小于20 μm，舒适贴附于人体皮肤

■ 医用敷料封装，无刺激性

■ 连续血压监测，高/低血压及时预警

通过集成在不同位置的探测器和光电二极管，测量脉搏波波速（PWV）和光电容积脉搏波信号，计算血压值

图 8-10 柔性无袖带连续血压监测贴片研究成果

图片来源：LI H. Wearable skin-like optoelectronic systems with suppression of motion artifacts for cuff-less continuous blood pressure monitor[J]. National Science Review 7.5 (2020): 849-862

（3）类皮肤柔性无创血糖监测

针对糖尿病患者血糖监测中有创、无法连续测量、患者依从度差的问题，科研人员基于柔性电子技术发展了新的无创血糖测量原理和柔性无创血糖监测器件与系统（图 8-11），创新性地发展了电化学双通道血糖测量原理，柔性血糖测量器件通过对皮肤表面施加电场，驱动生物离子从表皮导入皮下改变组织液渗透压，驱使血管中的葡萄糖定向渗流到皮肤表面，通过超薄生物传感器（厚度低至 3.8 μm）表面的酶化反应实现葡萄糖含量测量。临床实验表明，该无创血糖测量系统与有创指尖毛细血管血糖及静脉血糖（金标准）测量结果相关性大于 0.9，达到医疗级监测和诊断的标准。

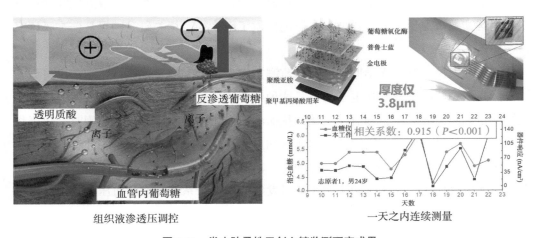

图 8-11　类皮肤柔性无创血糖监测研究成果

图片来源：CHEN Y. Skin-like biosensor system via electrochemical channels for noninvasive blood glucose monitoring[J]. Science advances 3.12 (2017): e1701629.

（4）柔性多普勒超声血流监测

科研人员研发了一种柔性压电换能器阵列（图 8-12），通过集成 1-3 型压电复合材料、蛇形导线和低模量弹性硅胶，使得器件具备柔性与可拉伸性，可共形贴附于皮肤表面，与皮肤声耦合良好，克服了现有超声器件无拉伸性、无法与皮肤贴合、需要耦合剂等难题。多阵元设计有助于尽可能覆盖待检测的血管，确保超声束穿过血流，减少手动操作，自动化寻找位置。超声波发射频率影响探测深度及多普勒散射强度，研究者采用 5 MHz 压电换能器，以实现对颈动脉血流具有最佳探测信噪比。

临床实验表明，柔性多普勒超声器件准确地捕捉到志愿者颈动脉血流特征，其准确性与商用彩超设备一致，并且可实现长期连续监测，无须中途校准。实验证实超声的穿透性能使器件能够检测到至少 25 mm 深的动脉血流，远超过以光、热为技术的传统柔性电子器件探测深度。器件极低的重量使得其相比于传统探头，对皮肤的压强降低了 2 个数量级（仅约 15 Pa），避免了可能对患者造成的伤害，揭示了柔性器件在血管疾病等领域的巨大潜力。

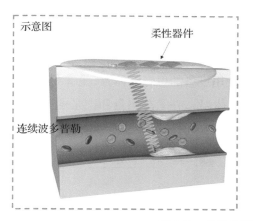
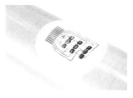
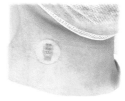

图 8-12　柔性多普勒超声血流监测研究成果

在紧急状态过去之后，建设智慧医疗体系势在必行，也是解决这些痛点的有效措施。智慧医疗的建设，必须加强院内信息化互联互通平台，以病人为中心进行医疗信息管理，充分利用物联网技术升级医疗服务体系，充分实现互联、共享、协作。

与传统医疗服务模式相比，智慧医疗具备诸多优势：

利用多种传感器设备和适合家庭使用的医疗仪器，自动或自助采集人体生命各类体征数据，在减轻医务人员负担的同时，能够获取更丰富的数据。

采集的数据通过无线网络自动传输至医院数据中心，医务人员利用数据提供远程医疗服务，能够提高服务效率，缓解排队问题，并减少交通成本。

数据集中存放管理，可以实现数据的广泛共享和深度利用，有助于解决关键病例和疑难杂症，能够以较低的成本对亚健康人群、老年人和慢性病患者提供长期、快速、稳定的健康监控和诊疗服务，降低发病风险。

柔性可穿戴医疗监测技术如何支撑智慧医疗应用？

新冠病毒感染疫情暴发，打破了医疗系统运行常态，使其进入一种紧急状态之中。在这种状态下，一些医疗行业的痛点突然被急剧放大，例如医疗资源供不应求、医护人员供给不足、初级卫生保健体系欠缺、医疗系统数据碎片化、存在比较严重的"数据孤岛"现象等。

（5）新冠病毒感染疫情期间的科研抗疫

2019 年新冠病毒感染疫情期间，医院内隔离病房出现医护感染等情况，急需非接触式生理监测技术和设备。董家鸿院士组织了国家远程医疗队，以清华大学的名义向武汉中南医院、天佑医院等疫情重点收治医院捐赠超过 3000 套柔性可穿戴体温、心电监测贴片，并实地指导和部署使用（图 8-13）。柔性可穿戴设备，可以对隔离病区内的患者进行体温、心率等疫情相关关键参数的实时连续监测，监测精度达到医疗级，通过患者自己的手机将数据直接上传云端，配合着所应急开发的医生端生理参数监测管理平台软件，可以随时显示病区内所有使用设备的患者的体温、心率等情况，极大减少了医护人员反复进入隔离病区对患者的体温、心率等测量和记录的工作过程，降低了医护人员的感染风险。

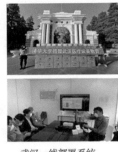

捐赠医院	体温监测系统	心电呼吸监测系统
武汉天佑医院		
武汉大学中南医院	1000	50
武汉雷神山医院		
海南301医院	400	80
武钢体育中心方舱医院	80	
武汉火神山医院	80	40
海南定点支援湖北医生	920	
合计	2480	170

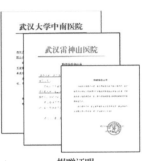

武汉一线部署系统　　穿戴式心电、心率连续监测人数统计　　捐赠证明

图 8-13　清华大学、国家远程医疗队支持新冠病毒感染疫情武汉多家医院

2020 年 5 月，随着全国疫情发展得到控制，各地复工复课，在此期间，对于已复工复课人员的体温持续监测成为一项重要的工作，一般情况下需要早、中、晚多次对单位、工厂、学校内人群进行体温监测，工作量巨大。在浙江省杭州市文海中学，率先搭建了应用基于柔性可穿戴体温贴片的群体体温无线测量系统（图 8-14），学生每人佩戴柔性体温贴，个人的全天体温都可以实时通过设置在学校教室内的无线网关进行上传，在校医室中安置的监控大屏幕上显示，如果发现体温异常的情况，可以快

➤ 在杭州文海中学搭建校园体温监测无线系统开展复课体温监测，减少人工测温次数约1000次
➤ 科技抗疫活动获得浙江省科技厅"科技创新专报"通报

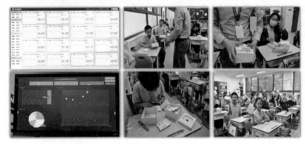

校园群体体温监测系统（杭州文海中学，100人）

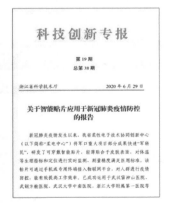

图 8-14　柔性可穿戴设备支持疫情后杭州文海中学复课

速进行识别和复测，大大降低了老师的工作量，也有效保障了学校复课过程中的疫情精准防控工作。

（6）国内首个柔性可穿戴技术心血管智慧病区

疫情后期，在新冠肺炎无线生理监护系统的基础上，医院合作建立可穿戴医疗设备研究型智慧病房，开展了病区内多人生理参数无线连续监护；基于可穿戴生理监测数据的临床诊断和评价新指标研究；可穿戴医疗电子设备临床有效性和超适应证研究。基于柔性传感技术、心电体征监测技术和物联网技术，智慧病区集中监测管理系统可实现对病区患者们远程、实时、连续、无接触的心电体征数据采集，助力医疗机构加强对心血管患者或高危人群的集中监护和远程管理。目前第一批智慧病区已经在北京清华长庚医院心内科落地运行（图 8-15）。同时，以此为基础的柔性可穿戴生理监测方案，作为"智慧健联体"北京市工程技术中心的重要组成部分，将在北京市天通苑社区服务更广泛的人群。

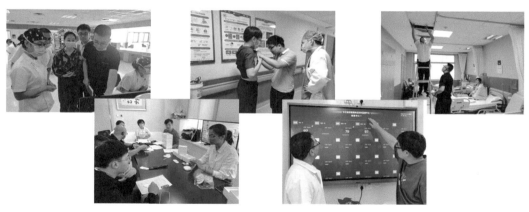

图 8-15　建设在北京清华长庚医院心内科的国内首个柔性可穿戴医疗智慧病区

（8.2.2 节作者：冯雪　陈毅豪）

8.3　本章小结

1. 人工智能将健康的管理要素向数字化、网络化、可视化、智能化转变，实现了人与人、人与物、物与物的有机联系，通过多源多模态大数据，充分挖掘健康管理资源潜能，聚合健康管理要素功能，健康管理的效能得以全面提升。

2. 基于柔性电子技术的植入式健康医疗设备可以在不影响人体正常活动的同时保持良好的工作状态，通过集成识别、监测、无线传输等系统可以做到实时监测人的生理状态，及时发现问题，做出正确的诊断和治疗，甚至做到"足不出户、看病就医"，这将在很大程度上缓解现代社会日益紧缺的医疗资源。

思考题

1. 以 THIS 清华健康医疗智慧系统为例，为某百万人口社区设计出一套实用的健康管理系统。

2. 请思考在居家环境下，柔性可穿戴设备在健康监测与慢病管理中如何做好数据管理、分析与应用。

参考文献

［1］秦银河. 研究型医院的人工智能思考 [J]. 中国研究型医院 , 2019, 6(6): 1-6.

［2］陈杰 , 李雪梅. 数字疗法的现状发展与挑战 [J]. 中国数字医学 , 2021, 16(11): 94-98.

［3］傅裕 , 鲍迎秋 , 谢沂伯 , 等. 人工智能技术在皮肤病辅助诊断的应用研究 [J]. 中国数字医学 , 2018, 13(10): 29-31, 38.

［4］李昆临 , 于乐 , 刘欢 , 等. 乳腺癌影像学诊断进展 [J]. 济宁医学院学报 , 2019, 42(5): 315-320.

［5］人工智能在肺结节诊治中的应用专家共识 (2022 年版)[J]. 中国肺癌杂志 , 2022, 25(4): 219-225.

第9章

"互联网 +" 健康医疗大数据应用

9.1　引言

　　健康中国战略实施的关键，是医疗卫生系统由过去以治病为中心向以健康为中心的观念转变，重塑以全民健康为目标的新型健康医疗服务体系，成为我国深化医疗改革的迫切要务。"互联网 +"和健康大数据等技术推动医院信息化快速发展，为智慧医疗的发展做出重要贡献，从而促进互联网医疗产业的健康发展。

9.2　全息个人电子健康档案的追求与探索

1. 领域发展背景

　　电子健康档案（electronic health record，EHR）又称电子健康记录，是居民健康管理（疾病防治、健康保护、健康促进等）过程的规范、科学、深度数字化记录。以居民个人健康为核心，贯穿整个生命过程，涵盖各种健康相关因素、实现多渠道信息动态收集，是满足居民自我保健和健康管理、健康决策需要的电子信息资源，能够被医院范围之外的各级授权用户访问。因此，全息个人电子健康档案是健康医疗大数据建设的源头和基础。

2. 创新应用场景

　　电子健康档案的系统架构是以人的健康为中心，以生命阶段、健康和疾病问题、卫生服务活动（或干预措施）作为三个维度构建的一个逻辑架构，用于全面、有效、多视角地描述电子健康档案的组成结构以及复杂信息间的内在联系。通过一定的时序性、层次性和逻辑性，将人一生中面临的健康和疾病问题、针对性的卫生服务活动（或干预措施）以及所记录的相关信息有机地关联起来，并对所记录的海量信息进行科学分类和抽象描述，使之系统化、条理化和结构化。

第一维为生命阶段：按照不同生理年龄可将人的整个生命进程划分为若干个连续性的生命阶段，如婴儿期、幼儿期、学龄前期、学龄期、青春期、青年期、中年期、老年期8个生命阶段。也可以根据基层卫生工作实际需要，按服务人群划分为儿童、青少年、育龄妇女、中年和老年人。

第二维为健康和疾病问题：每一个人在不同生命阶段所面临的健康和疾病问题不尽相同。确定不同生命阶段的主要健康和疾病问题及其优先领域，是客观反映居民卫生服务需求、进行健康管理的重要环节。

第三维为卫生服务活动（或干预措施）：针对特定的健康和疾病问题，医疗卫生机构开展一系列预防、医疗、保健、康复、健康教育等卫生服务活动（或干预措施），这些活动反映了居民健康需求的满足程度和卫生服务利用情况。

电子健康档案记录内容：①居民健康档案内容，包括个人基本信息、健康体检、重点人群健康管理记录和其他医疗卫生服务记录。②个人基本情况，包括姓名、性别等基础信息和既往史、家族史等基本健康信息。③健康体检，包括一般健康检查、生活行为方式、健康状况及其疾病用药情况、健康评价等。④重点人群健康管理记录，包括国家基本公共卫生服务项目要求的 0～36 个月婴幼儿、孕产妇、老年人、慢性病和重性精神疾病患者等各类重点人群的健康管理记录。⑤其他医疗卫生服务记录，包括上述记录之外的其他接诊记录、转诊记录、会诊记录等。⑥农村地区在居民个人健康档案基础上，可增加家庭成员基本信息和变更情况、家庭成员主要健康问题、农村家庭厨房、厕所使用、禽畜栏设置等社会经济状况等信息。电子健康档案数据主要来源于医疗卫生服务记录、健康体检记录和疾病调查记录，并将其进行数字化存储和管理。根据 2009 年 5 月，卫生部印发的《健康档案基本架构与数据标准（试行）》（卫办发〔2009〕46 号）和《基于健康档案的区域卫生信息平台建设指南（试行）》的标准规范，我国电子健康档案的主要内容包括个人在基层医疗卫生机构的诊疗信息，电子病历的摘要部分以及疾病预防控制、妇幼保健、卫生监督等公共卫生服务记录。

电子健康档案是居民健康数据的数字保险箱，在疾病防治和健康管理方面，能够发挥以下几个方面的积极作用：

第一，满足自我保健的需要。居民可以通过身份安全认证、授权查阅自己的健康档案，系统、完整地了解自己不同生命阶段的健康状况和利用卫生服务的情况，接受医疗卫生机构的健康咨询，提高自我预防保健意识和主动识别健康危险因素的能力。促进民众更加全面地了解自身的健康状况，实现从"被动健康管理"向"主动健康管理"的转变。

第二，满足健康管理需要。持续积累、动态更新的健康档案有助于卫生服务提供者系统地掌握服务对象的健康状况，从维护健康的视角做出临床决策，克服治疗过程中对健康因果关系的信息不对称问题。尤其是在发生意外、急诊的情况下，医生可以立即查阅其中的急救信息，了解急诊患者的血型、药物过敏和患病等情况，以此采取合适的急救措施，节省时间、提高医疗效率。还有助于及时发现重要疾病或健康问题、筛选高危人群并实施有针对性的防治措施，从而达到预防为主和促进健康的目的。

第三，满足健康信息共享的需要。医生通过共享信息，可以快速了解患者情况和已进行的检查，减少重复诊断，避免不必要的昂贵重复体检或处方，从而降低整体的成本、节约医疗资源、缩短患者看病需要的时间。减少因遗忘药品过敏史而引发的医疗意外事故，同时也可避免接受不必要且可能存在危险的医疗行为，更好地保证患者的安全。促进医疗人员之间的协调合作，有助于提高医疗质量。基于知情选择的健康档案共享还将使居民跨机构、跨地域的就医行为以及医疗保险转移逐步成为现实。

第四，满足健康决策的需要。完整的健康档案能及时、有效地提供基于个案的各类卫生统计信息、帮助卫生管理者客观评价居民健康水平、医疗费用负担以及卫生服务工作的质量和效果，为医疗研究提供数据上的支持，为区域卫生规划、卫生政策制定以及突发公共卫生事件的应急指挥提供科学决策依据。

电子健康档案的使用者主要包括政府卫生部门、医院和居民等主体。各相关主体需求的最直接动力来自电子健康档案的价值，即前文所提到的电子健康档案的各项积极作用。这也是推进电子健康档案建设的目的所在。这3类使用者的目标、关键点和前提如表9-1所示。

表 9-1　居民电子健康档案使用者的目标、关键点和前提

使用者		目标	关键点	前提
医疗机构	医生	紧急就医，加快响应速度减少重复诊断，节约医疗资源	医院愿意共享医疗信息，医生愿意使用其他医院提供的医疗信息，医疗信息能够实现适时共享	医生知识产权保护，医疗信息互认制度，电子证据法律基础，信息化基础设施
		提升医疗质量和效率	医生愿意使用和丰富电子健康档案信息	基于医院管理的医生绩效评估体系
		为双向转诊提供便利，促进实现社区首诊制	医院和医生有动力转诊，医疗信息能够实现适时共享	双向转诊制度，社区首诊制度，信息化基础设施
	医疗管理者	加快推进医疗信息化进程	医院的信息化意识足够强，有足够的动力投入	医院信息化意识引导，医院信息化绩效评估和激励体系

续表

使用者		目标	关键点	前提
医疗机构	医疗管理者	提高医院管理水平	信息化能够与医院各项管理职能密切结合	医院信息化基础,包括硬件和软件
	研究人员	医疗研究数据贡献于医疗研究	完整可靠的数据真正应用于医疗研究	隐私保护
卫生管理部门		推动实现预防医疗	各级医疗机构有效配合和卫生管理部门的宣传、激励和惩罚措施	医院信息化绩效评估和激励体系
		推进整个医疗体系的信息化进程		
		监控和规范治疗,减少过度医疗		
居民		为就医提供便利	上网能力,愿意使用电子健康档案	居民素质提高,电子健康档案推广
		方便其了解身体状况	上网的能力,自我保健意识	保健知识普及教育制度

3. 应用效果

我国电子健康档案建设开始于 20 世纪 90 年代末,伴随着社区卫生信息化和区域卫生信息化的发展而兴起,经历了从无到有、从零散到系统、从局部到整体的过程。2009 年 3 月,《中共中央国务院关于深化医药卫生体制改革的意见》把卫生信息化建设作为"新医改"的重要内容,要求建立实用共享的医药卫生信息系统,整合资源,逐步实现统一高效、互联互通。我国自 2009 年起逐步为城乡居民建立电子健康档案,通过建设基于电子健康数据的区域卫生信息平台,将分散在不同医疗卫生机构的健康数据整合为一个逻辑完整的信息整体,建设一个基础资源数据库,满足医疗机构和群众健康需要。2009 年 5 月,卫生部组织制定了《健康档案基本框架与数据标准(试行)》,并提供标准文本以供下载,这是我国首次发布居民电子健康档案的基本框架与数据标准。2016 年 6 月,《国务院办公厅关于促进和规范健康医疗大数据应用发展的指导意见》(国办发〔2016〕47 号)提出:"加快建设和完善以居民电子健康档案、电子病历、电子处方等为核心的基础数据库。""到 2020 年,基本实现城乡居民拥有规范化的电子健康档案和功能完备的健康卡。"电子健康档案的有效利用,既是国家非常重要的战略信息资源,又是全民提高健康水平的重要途径。

我国部分地区如北京、上海、厦门、杭州等地,分别建立了专门的健康档案管理信息系统,取得了一些成效。以深圳市罗湖医院集团为例,在参保人签约后 1 个月内建立动态电子健康档案,在不同社康中心或集团医生团队间可以横向联通,签约人员可以通过"社康通"App、"健康罗湖"微信公众号查询自己的健康档案和全市各医疗机构的就诊信息。电子健康档案基本实现了动态更新和维护,主要依托患者挂号和候诊时与他们核实相关信息并做更新，社区护士定期随访时也会更新电子健康档案。

根据《全民健康信息化调查报告——区域卫生信息化与医院信息化（2021）》调查结果显示：省、市、县三级平台居民电子健康档案库建档率主要集中在 70% 以上。东、中、西部省级平台建档率达到 90% 以上的，分别占比为 18.2%、37.5% 和 80.0%；44.8% 的省级平台建档率达 90% 以上。东、中、西部市级平台建档率达到 90% 以上的，分别占比为 34.3%、35.5% 和 50.5%；39.2% 的市级平台建档率达 90% 以上。东、中、西部县级平台建档率达到 90% 以上的，分别占比为 31.1%、38.7% 和 55.7%；40.0% 的县级平台建档率达 90% 以上。从以上数据可见，省、市、县三级平台中，建档率达到 90% 以上的均为西部最高。此外，调查数据还显示，省、市、县三级平台居民电子健康档案库的主要数据来源是基层机构信息系统，分别占 83.3%、83.5% 和 83.6%，其次是下级区域卫生信息平台和平台电子病历库。

当前我国电子健康档案建设取得一些成效，但是其普及应用还存在一些障碍，具体表现在以下几方面：

（1）全国统一或区域统一的健康数据共享平台尚未建立。个人健康档案多以不同形式、不同内容、不同标准存在于众多医疗机构中。规范和完整的电子健康档案标准是电子健康档案快速推广应用的基础，我国 2009 年已出台《健康档案基本架构与数据标准（试行）》，但是由于地缘性差异和经济社会发展水平的差异，各地在实际采用该标准时，往往根据当地实际情况做出针对性的补充，导致各地标准存在差异。

（2）缺乏相应的法规。电子健康档案体系建设的核心和首要任务就是如何保证电子健康档案信息的安全性、合法性。当前，我国缺乏电子健康档案建设相应的法律和标准，也没有制定相应的法律来规范和约束电子健康档案使用者的违法行为。对档案的安全性和存储，监管面临法律盲区。此外，档案与监管者之间的法律关系和职责不清晰，十分容易造成个人隐私信息从其源头上丢失和外泄。

（3）碎片与孤岛问题。电子健康档案需要联通的系统较多，基于档案交互共享条件下的业务协同机制尚未建立，在区域卫生信息平台尚未有效运行的情况下，不能及时、准确、有效地获取支撑电子健康档案的数据。一些地方原有的电子健康业务信息档案系统管理结构存在条块分割的现象，业务纵向系统之间不开放，横向系统之间缺乏相互协作，多项卫生健康业务系统线上的数据和工作信息汇集至一个基层时，基层的数据库软件需要反复地处理和录入，软件与业务系统、数据库之间的业务系统关联性差，难以实现互联、互通和互操作，基层卫生健康机构不堪重负。其主要原因在于居民健康档案及电子信息化卫生计生业务系统的开发和项目建设存在重市场需求、轻国家标准，重项目建设、轻资源整合的问题，卫生健康国家标准在卫生业务系统研究和开发过程中执行力度不强，应用层次不高，存在"信息孤岛"。

（4）利用率低。很多地区电子健康档案存在"建而不用"的情况。一方面，居民知晓率低，无法获取通过电子健康档案提供的服务；另一方面，部分医疗机构在业务开展过程中，对电子健康档案的应用不够重视，健康数据在健康研究、绩效评估、决策分析、居民调研等方面使用率不高，没能真正做到"记录一生，服务一生，管理一生"的效果。当前，电子健康档案的应用以简单查询为主，智能化服务和深度分析不充分。

（5）数据可靠性有待提高。由于缺乏相应的法律法规规范电子健康档案的建立及利用，而电子健康档案中记录了大量的个人隐私和健康信息，一些居民对电子健康档案建立持保留态度，不愿意留下自己的电子健康档案信息，即使医院只是录入电子健康基本信息，居民也会对一些重要和关键的信息隐瞒不报，甚至虚报乱报，这对于电子健康的可靠性、可用性提出了挑战，致使电子健康档案能发挥的作用大打折扣。

（9.2 节作者：杨燕绥　于淼）

9.3　区域性健康管理与医疗服务提升应用

9.3.1　数据互联与医疗联合体的发展

1. 领域发展背景

互联网时代的就医模式从找医生（see doctor）、去医院（go to hospital）到进体系（in to a system），基于健康医疗大数据实现生命周期维护健康。为实现健康医疗数据互联，我国《中华人民共和国基本医疗卫生与健康促进法》第三十条规定："县级以上地方人民政府根据本行政区域医疗卫生需求，整合区域内政府举办的医疗卫生资源，因地制宜建立医疗联合体等协同联动的医疗服务合作机制。"优质高效的卫生医护体系由自上而下的专医专科联盟和区域紧密型医共体构成，由此决定医院单体发展的时代结束了。

2. 创新应用场景

（1）专科专医联盟

在专科专医服务和教学中，基于信息技术改进预防、保健、诊断、治疗、护理和康复的技术、设备与服务，提升基层、边远地区服务能力和提升医疗体系整体效能的多机构联合组织，即专科专医联盟。2017 年 4 月，国务院办公厅发布的《关于推进医疗联合体建设和发展的指导意见》要求："优化医疗资源结构布局，促进医疗卫生工作重心下移和资源下沉，提升基层服务能力；有利于医疗资源上下贯通，提升医疗服务体系整体效能。"主要特征如下：①基于信息技术平台建设实现多机构联合的松散型组织；②在专科专医领域改进技术、教学和服务，甚至解决卡脖子的难题，自上而下的支持基层发展和体系建设；③以患者需求为中心，实现专家、专科、全科协同的整合式医疗运行机制（图9-1），实现个体信息共享和健康医疗数据互联。

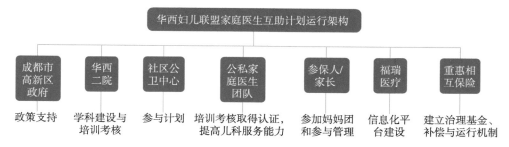

图9-1　华西妇儿联盟家庭医生互助计划合作模式示意图

（2）紧密型区域医共体

在区域、县域内依托全民健康信息平台和数据共享，以县级医疗机构为纽带，向下辐射乡镇卫生院和村卫生室，实现医疗服务、公共卫生服务、财政管理、人事管理和绩效管理统一的法人型组织，即紧密型区域医共体。我国先从县域紧密型医共体做起，向上与城市三级医院建立专医联盟和对接远程医疗系统。2019年5月28日，国家卫健委发布的《关于推进紧密型县域医疗卫生共同体建设的通知》和《关于开展紧密型县域医疗卫生共同体建设试点的指导方案》要求："医共体实行药品耗材统一管理，统一用药目录、统一采购配送、统一支付货款。有条件的地区，要打破县域内不同医共体之间的区别，探索县域内药品耗材的统一管理和采购配送等。"主要特征如下：①基于信息技术平台建设整合区域、县域内各级医疗机构的法人型组织；②构建全专融合、医防融合的卫生医护体系和整合式就诊模式，支持医养结合和居家养老；③是以居民健康为中心，提供全生命周期维护健康服务的新体制、新机制和新业态。以英格兰为例，2014年开始发动五年行动方案，选取了44个先行地区，基于电子病案、资源共享、互通互认的信息共享平台，建设紧密型医护社区（integrated care community，ICC），居民健康状况得到改善，减少了医疗资源消耗。2017年，英联邦一项研究报告显示，通过对5个关键领域（护理过程、普及程度、行政效率、公平和医疗保健效果）的绩效评估，英国排第一位。

3. 应用效果

（1）华西妇儿联盟和相互保险创新

2017 年，成都高新区管委会立足全区 9 万儿童的医护需求，支持四川大学华西第二医院联合社区卫生服务中心、家庭医生、参保人或家长、众惠相互保险和福瑞医疗七方共同建立儿科专医联盟，是全国首个嵌入相互保险支付机制的半紧密型专医联盟。截至 2022 年 8 月，华西妇儿联盟儿科医生认证已覆盖成都 16 个行政区，包括妇幼保健院 8 家、基层医疗机构 188 家、认证家庭医生 212 名，并向达州、巴中、眉山、资阳、西昌等地数十家医疗机构拓展，合计 10 025 名儿童参加了计划。家庭医生提高了儿科首诊能力，基层就诊率达到 98%。

健康医疗大数据创新。医疗信息公司搭建了培训、转诊的"华西妇儿联盟绿色就医转诊系统"。①开发了联盟家庭医生认证 App，为有意向加入联盟的基层医生提供线上报名、培训、认证、培养等服务。华西二院有 19 名儿科专家共同制定《华西妇儿联盟培训及考核体系》《华西妇儿联盟社区儿科医生结构化病历填写规范制度》《华西妇儿联盟社区儿科医生规范化转诊和处置制度》等，制定 50 类幼儿普通常见多发病诊疗手册，规范用药、诊疗、转诊、随访等标准，向经过培训与考试达标者赋予"联盟考核资格认证书"，通过率约为 10%。组建联盟质量控制委员会，对联盟医生问诊、检查、用药等诊疗行为开展病案分析和个性化评价指导，根据转诊率、处方异常率等淘汰不合格联盟医生。加盟家庭医生认为，诊疗标准、病案信息与医疗数据的共享十分重要，满意度达到 96%。②打造转诊绿色通道，向上连接华西二院 HIS 系统，向下连接各社区卫生服务中心诊疗信息系统，在华西二院挂号池中预留"华西妇儿联盟"专号，对联盟疑难危急重症患儿就诊、住院提供优先服务。③支持运营"超级妈力"微信公众号，为患儿家长提供家庭医生签约、社区门诊预约、线上看诊咨询、健康档案管理、诊后社区随访等服务，参保人满意度在 95% 以上。

华西妇儿联盟是专医联盟嵌入相互保险的双重价值成功案例。华西妇儿联盟在全国复制和推广面临 3 个挑战：①华西妇儿联盟编制的基层儿科常见病诊疗手册需要依法得到认可；②需要创新商业健康保险的传统理念、管理体制和运营模式，出台支持相互保险的法律法规和政策；③华西妇儿联盟信息平台在其他地区推广需要与国家卫健委和医疗保障局的相关信息平台对接。

（2）深圳市罗湖区医院集团

2015 年 8 月 20 日，深圳市罗湖区组建了一个法人治理的紧密型城区医院集团。实行党委领导、理事会决策下的集团院长负责制，一个法人代表对外。截至 2021 年，24 家社康中心和 12 个功能中心院办院管，5 家区属医院实行统一管理、独立核算；

14 个资源中心独立核算，在医院集团内实行互认互通、资源共享（图 9-2）。

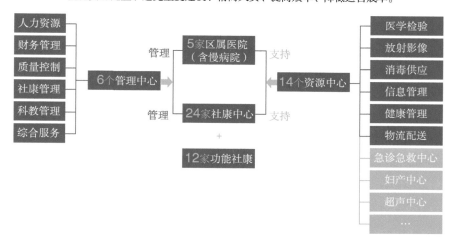

图 9-2　罗湖紧密型医院集团组织架构

（3）健康医疗大数据创新

①在集团内部有三级医疗机构一体化诊疗信息系统。家庭医生按照 1+x=3 的模式签约服务，1 个具备与专科医生对话的全科医生，配备医务社工，组合公卫医生、护理师、康复师、中医师、药剂师等，必要时请专科医生加入的 x 组合，提供首诊与常见病和慢性病管理、维护健康和公共卫生 3 项服务，组织疾控功能小组深入学校、商场和居民楼，与社区诊所、医院和区人民医院、中医院等融为一体，全专融合、医防融合。②医疗集团内各医院和各社康中心之间有"社康通"App，家庭医生和签约居民可以通过"社康通"App 在"健康罗湖"微信公众号查询自己的健康档案和在集团内、全市各医疗机构的就诊信息，形成个人型和群体性健康医疗数据。③集团互联网医院在 2020 年 2 月 4 日正式上线运行，29 日开通医保在线支付，在线注册医生 2500 名、115 个科室，提供 24 小时"在线问诊咨询"，还有检查预约、药品快递到家等服务。截至 2021 年 2 月，累计提供线上咨询 11.3 万人次，配送处方 3.4 万人次，互联网检验 29 万人次，单日最高服务 860 人次，约占罗湖医院门诊量 20%。④深圳市医疗保障基金基于居民签约和就诊数据，实行总额预算管理和结余留用的支付政策，医院集团可以通过增加居民健康和减少医疗资源消耗提高运营绩效，从以治疗为中心向以健康为中心转移。

截至 2021 年底，经过国内外招聘实现每万居民全科医生达到 5.48 人，建设家庭医生团队 339 个、开设家庭病床 6321 张。签约居民从改革前的 13 万人达到 58 万人，占常住人口的 51%，在参保人签约后 1 个月内建立动态电子健康档案，社康中心平均首诊率为 70% ~ 80%。慢性病防治一体化，高血压、糖尿病、重性精神病等慢性病防治一体化，癌症患者的 5 年生存率超过 60%，为 1031 户老人免费安装防跌倒扶手，为 3.9 万名学生完成口腔健康检查。抑制晚期阿尔茨海默病，认知障碍筛查 4 万例，确诊 120 例，引进瑞典卡罗琳斯卡医学院阿尔茨海默病治疗团队，建立阿尔茨海默病诊断指南及标本库。

　　未来展望或面临挑战。城区医疗体系更为复杂，建设紧密型医疗集团尚存争议。以下健康医疗数据显示，罗湖医院集团的基本保健和疫情防控是成功的。2020 年 1 月 28 日，罗湖医院集团获得新型冠状病毒核酸检测资质，现有 5 大核酸检测实验室，运用实时荧光定量 PCR 方法最快 4 ~ 5 小时可出结果，日承担检测量可达 50 万人份，累计核酸检测超 1088 万例（广东省医院第一）。2015—2020 年的大数据显示，药品占比从 33.16% 降至 21.81%、耗材占比从 8.03% 降至 7.79%。2020 年，罗湖试验组和对照组血压控制满意度累计提高 7.86%（对照组为 3.75%）。在接受 8 次及以上随访的人群中，进一步校正职业、基线的收缩压、舒张压、体质指数（BMI）、吸烟、饮酒和食盐摄入量后，罗湖试验组新发心血管疾病的风险降低了 16%、发生冠心病的风险降低了 22%。糖尿病患病标准化率和办管理卡率全市居高，健康素养水平从 13.57% 提升到 53.12%，早干预促使水痘发病率降低了 70.6%、幼儿园手足口聚集性疫情数从 58 例降至 9 例、恶性肿瘤发病死亡率从 40.58% 降至 12.85%、平均死亡年龄从 61 岁提高到 71 岁、严重精神疾病患者规律服药率从 46.37% 升至 80.84%。

（9.3.1 节作者：杨燕绥　于淼）

9.3.2　区域健康医疗服务体系的数智化试点

1. 领域发展背景

　　我国新型健康医疗体系将布局在"强基层""建高峰"两个维度上。"建高峰"是针对复杂疑难疾病诊治和重大医学问题研究，由国家医疗中心、区域医疗中心，及其牵头联合三级医院所组成的专科、专病医联体来承担。"强基层"则是由区域三级医院牵头整合城区和县域基层医疗机构，形成区域健康医疗联合体，提供集预防 – 诊疗 – 康复 – 慢病管理 – 高龄照护于一体、覆盖区域全人群、全生涯、全维度的健康医疗服务。

　　区域健康医疗服务体系以"防大病、管慢病、治急病"为区域医疗的主要服务内容，以卫生服务站、家庭医生作为触达基层社区居民的终端触角，以智慧监测哨点、智能诊断设备、远程医疗网络等为健康服务手段，为基层社区居民提供高质量、同质化的健康管理服务。通过搭建"智慧健联体"，实现居家健康自我监测、社区健康哨点监测、门诊及住院个性化健康定制等一体化健康医疗服务，最大化基层社区居民整体健康水平。智慧健联体还能为妇幼人群、慢病患者、大病人群等特定人群提供针对性的健康促进服务，随着区域居民健康档案建设工作的不断完善，各类基于健康档案的智慧健康医疗应用层出不穷，智慧健联体将为基层社区居民提供越来越个性化和精准化的健康医疗服务。

从全球范围发展现状来看，无论是在分级诊疗制度完善的发达国家，如日本、英国和美国，还是在医疗卫生资源供需矛盾突出的国内，健联体都是社区健康模式的主流趋势。例如，英国构建了三级医疗体制，通过家庭医生提供健康服务，并涌现了Deepmind、Babylon Health等多家独角兽，其中，Deepmind与NHS旗下的医院合作开发了眼部疾病、头颈癌等诊断工具，NHS公立医院的医生们在Babylon的平台上提供在线诊疗服务。美国以完善的保险制度，推进居民健康管理，美国最大的商业健康保险公司联合健康集团借助信息化手段，帮助政府、医疗机构和保险公司实现医疗资源整合。日本通过三级医疗圈的建设，提高了病床周转率，并重点发展医疗机器人、辅助诊疗系统等技术，实现了医疗资源的优化分配。

2. 创新应用场景

2021年，北京市十五届人大四次会议提出，实施健康北京行动计划，启动健联体试点，推进以治病为中心向以健康为中心转变。北京市作为全国医疗资源、科技资源、创新资源最密集和活跃的地区，将有望为全国范围内的智慧健联体建设树立新标杆、探索新范例，激起新一轮的智慧健联体建设热潮。作为"十四五"开局之年，在基于智慧健康医疗技术大发展的背景下，推动以医疗为中心的医疗联合体向以预防和健康管理为中心的智慧健联体转变，助力"健康中国2030"目标实现，正成为题中应有之义。

区域健康医疗体系是整合区域健康医疗资源，促进全民健康的必然选择（图9-3）。通过区域健康医疗体系建设，能够在一定程度上解决医疗资源总体分配不均的问题，促进区域医疗均衡发展。随着智慧医疗的发展，相关的新技术和新应用也层出不穷，为区域健康医疗服务提升注入了不竭动力。以区域三甲医院为中心，借助现代信息技术与人工智能技术，向周边基层辐射医疗资源，实现紧密协同效应，是实现区域医疗整体发展的重要思路。

截至2019年，全国所有三级公立医院都已参与医联体建设，分级诊疗成效逐步显现。按照相关部署，在不久的将来，所有二级公立医院和政府办基层医疗卫生机构也将全部参与到医联体建设中。区域医疗健康机构联系日益紧密，为患者提供多层次、全维度的区域健康医疗服务已经成为必然趋势。随着人民生活经济水平的不断增长，健康需求也在不断增长。区域健联体在医疗机构的基础上，整合了疾病预防机构、体检机构、保险公司等，为区域内人民群众提供全维度健康医疗服务。

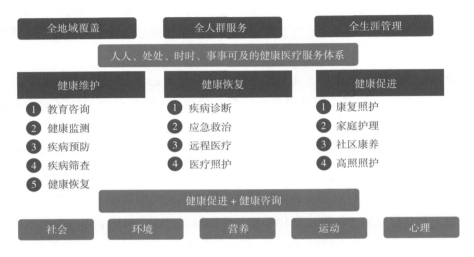

图 9-3　区域健康医疗服务体系需求

区域健康医疗服务体系有哪些需求？

　　从健康需求的角度来分析，我们都希望拥有一个人人、处处、时时、事事可及的健康医疗服务体系，实现全地域覆盖，全人群服务以及全生涯管理。我们的愿景迫切需要一个创新的服务和技术体系作为支撑。在这个体系中，我们必须提供健康维护，健康恢复以及健康促进的各种服务，覆盖预防、筛查、诊断、治疗、康复预后等全流程，以满足人民的各种健康需求。同时，通过这个体系还可以实现饮食、环境、运动、作息、药物治疗等健康要素的管理和干预。这些需求就是我们的研究和建设方向所在。

3. 应用效果

1）北京市首个区域智慧健联体试点项目——天通苑智慧健联体

2021 年 9 月 24 日，中国工程院院士、北京清华长庚医院院长董家鸿在中关村论坛上宣布启动北京市首个区域智慧健联体试点项目——天通苑智慧健联体。北京清华长庚医院与昌平区政府合作展开天通苑健联体建设工作，提供基本医疗服务、基本公共卫生服务、高龄整合照护等多元化的服务方案，探索构建整合式健康医疗体系。

2022 年 6 月 11 日，由北京市昌平区卫生健康委员会与北京清华长庚医院合作共建的天通苑北社区卫生服务中心正式投入运营。医院与中心之间实现了"管理垂直化、资源共享化、服务同质化、信息一体化"，构建起全地域覆盖、全人群服务、全生命周期管理的"整合式区域健康医疗联合体"。

天通苑健联体以个体化健康服务为宗旨，整合包括社区医院、社区卫生站等在内的社区医疗资源，以居民全息健康档案为中心，构建区域数字健康服务的重要技术支撑，实现智慧健康医疗应用的重点示范，为全区居民提供优质、高效、经济、可及的健康照护，构建覆盖全人群、全生命周期、集"预防 – 诊疗 – 康复 – 慢病照护"于一体的智能化整合式区域智慧健康医疗体系。

为响应北京市政府号召，北京清华长庚医院启动了智慧健康医疗体系的研发计划。针对社区健康需求和智慧健联体的痛点问题，依托清华大学综合学科优势，组织了跨领域、多学科的临床医学与工程技术专家团队，合作研拟提出了以智慧健康医疗为核心技术的整体解决方案。这个智慧健康医疗方案，称为清华智慧健康医疗体系（Tsinghua healthcare intelligent system，THIS）（图 9-4）。

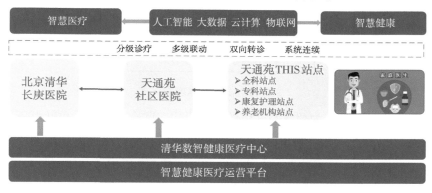

图 9-4　清华智慧健康医疗体系

清华智慧健康医疗体系以清华长庚医院为核心，整合天通苑区域健康医疗资源，加强各级健康医疗机构间的业务协作，扩大健康医疗服务的覆盖范围，提高快速响应能力，提升健康医疗服务体系运行能力及效率；建立健康医疗服务的标准规范，加强体系运行的流程监管，提升智能化管理水平，不断优化资源配置，提升医疗资源的使用效率；在信息技术支持下创新服务模式，以创新带动服务体系的升级和健康产业的提升。

2）医研企转化工程联盟——智慧健联体关键技术北京市工程研究中心

2021 年 11 月 28 日，北京清华长庚医院获批"智慧健联体关键技术北京市工程研究中心"，计划聚焦心脑血管疾病、糖尿病、呼吸系统疾病、睡眠障碍等重点慢病类型，着力突破健联体建设核心技术瓶颈。

智慧健联体关键技术北京市工程研究中心作为天通苑智慧健联体关键技术攻关平台（图 9-5），将锚定重点任务和关键技术，通过医学创新、技术研发与健康服务需求的精准对接，为智慧健联体提供核心技术支撑，实现智慧健联体的高效运行、分级诊疗制度下病患有序就医、全科与专科医疗服务的系统整合，基层医疗服务的效能提升、居民全息健康数据的高效整合。

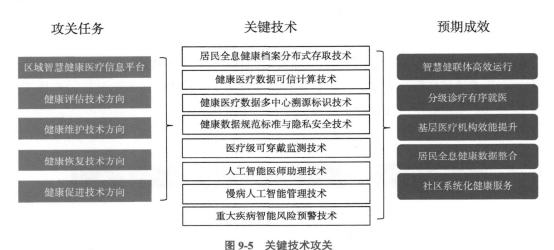

图 9-5　关键技术攻关

北京清华长庚医院作为智慧健联体的主体机构，联合浙江清华柔性电子技术研究院、神州医疗、OPPO 公司共建工程中心，提出建设智慧健联体的顶层设计方案。共建单位分工合作，参与技术攻关、产品研发和运营管理，组成社区健康服务需求驱动、智慧健康科技产品导向的医研企转化工程联盟。

智慧健联体关键技术北京市工程研究中心立足清华长庚医院在临床需求、诊疗资源以及慢病照护实践等方面的优势，充分利用共建、合作单位在可穿戴设备研发、实时无线数据传输、医疗大数据分析、区块链数据隐私保护、5G 物联网信息技术与云服务等方面的特长，针对健康管理尤其是社区慢病管理中面临的数据采集、数据治理以及软硬件信息平台开发等方面的问题，开展关键技术攻关、工程化验证与应用评估，打通从中心医院、社区医院到家庭医生全链条健康服务瓶颈，建立三级联动区域实体健康医疗服务体系，为社区居民提供从预防、早筛、诊断、治疗、康复、随访等全流程社区慢病健康服务，先期满足天北社区居民慢病管理需求，在总结经验基础上逐步将各种产品及服务推广至全市乃至全国。

3）数字健康医疗平台

天通苑智慧健联体旨在构建区域性数字健康医疗平台，为健联体运行提供数字化基础设施。智慧健联体运行需要依托数字化平台为基础，因此拟构建新一代的区域性数字健康医疗平台（图9-6）。该平台汇聚区域内居民健康、诊疗、社区健康、公共卫生等数据，构建基于区块链技术的分布式区域健康大数据中心。通过统一数据标准和接口规范，打破信息孤岛，通过多中心健康医疗数据的联邦共享和边缘计算，消除数据壁垒，实现与医保、公共卫生、分级诊疗、预防保健等体系融合，支撑各类智慧健联体服务与应用。

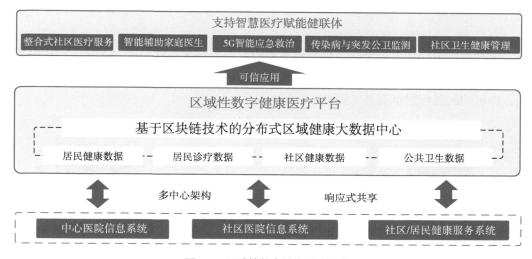

图9-6　区域性数字健康医疗平台

4）基于区块链和隐私保护技术的居民电子健康档案

伴随医疗科技不断发展，医疗数据量井喷式增长，因医疗大数据的特殊属性，其管理、共享、存证需求不断挑战传统数据平台。首先，医疗数据具有来源广、形态多、格式复杂等特征。应对多模态医疗数据的传递、存储、管理及查询，传统数据平台往往表现乏力；其次，医疗大数据汇集于多机构间，形成不同的数据池。因机构间（甚至部门间）信息系统各异，数据池间有效联系性较差，分析、管理数据产生难题；最后，医疗大数据的跨机构共享缺乏高效、安全、合规途径，致使跨机构协作难、成本高。

自2022年起，由北京清华长庚医院牵头负责的清华大学丰田联合研究院未来城市跨学科专项"智慧健康"领域，研究基于THIS的慢病管理和应急救治体系技术平台，建立基于区块链和隐私保护技术的居民电子健康档案。

区块链是一种分布式账本技术，由一组交易及元数据形成的区块顺序相连，集成共识协议、密码学技术（数字签名、杂凑函数等）保证抗篡改性和不可伪造性。区块链实现了服务高可用性及数据完整性，即在有软硬件错误甚至敌手攻击的情况下所提供的服务仍然能够高度可用，且数据从提交上链后的完整性得到保障，通常也被称作数据抗篡改性。

为什么要建立基于区块链的居民电子医疗档案共享？

由于数据特殊性，构建基于区块链的、以居民导向的电子医疗档案具有两大阻力。其一，居民在区域内多个医院、社区医疗机构及可穿戴设备的数据均独立存储、难以共享；其二，在不同机构间的数据存储格式及居民标识码不尽相同，跨机构没有统一辨识方案，难以构建以居民为单位的档案画像。

本创新应用使用区块链技术构建以居民为导向的电子医疗档案，实现了居民健康数据在不同机构间的共享，利用了区块链系统的以下三大特性，构建了高可用、高安全、跨机构的医疗数据服务（图9-7）。

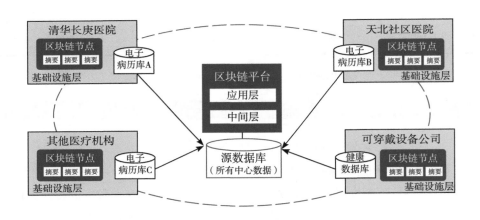

图 9-7　基于区块链的居民电子健康档案系统

（1）高安全：基于拜占庭共识协议构建的联盟链是一个高可用的分布式系统，系统通过充分利用分布式系统的共识协议和密码算法，实现了系统设计层面的可证明安全性——在系统中不超过 1/3 错误节点的安全假设下，即使存在各类软硬件错误及敌手攻击，系统仍能保障所提供的服务的高度可用性及数据完整性。更重要的是，系统无需通过可信第三方介入，而是通过多机构、联盟的形式，构建高可信、高可用的数据服务。

（2）跨机构、跨地域的医疗数据共享与可信授权：区块链系统维护居民的唯一标识，从而奠定跨机构数据共享的基础。区块链并依此构建以居民为主体的数字资产，即在不同机构的数据目录，实现了居民的数据可信授权及跨机构共享。

（3）低耦合存证：针对数据使用不合规、滥用等潜在风险，本案例设计在数据授权、传输等关键步骤中使用区块链技术进行存证。同时，为保障业务流程的高效性，对数据共享不造成额外延迟，系统采用低耦合设计——链上的存证流程与具体业务流程并行，既不影响业务效率，又能充分利用区块链实现数据共享行为的存证。

基于区块链的居民电子健康档案系统整体分为 3 个层级：

（1）基础设施层：基础设施层承载了医院及其他医疗机构本地系统、数据治理与清洗平台、隐私计算平台的相关资源。

（2）中间层：中间层是部署在医院本地的数据治理与清洗平台，完成对原始医疗数据清洗、授权、存证，支撑数据共享。

（3）应用层：应用层经由区块链系统获取数据，实现医疗数据共享需求，并提供安全保障。

区域医疗健康服务体系中有哪些安全需求？

其一为数据共享，数据与元数据的共享存在数据隐私保护的需求。一些场景下，病历数据的部分或全部不被允许披露给区块链中全部用户；其二为数据协作，在跨机构（部门）协作中，原始数据由于高度敏感性，加密后也无法合规地进行跨域共享。因此，可靠的医疗大数据共享服务应当能够实现灵活、安全的数据共享模式，从而支撑不同场景。

该创新应用通过结合区块链及密码技术，搭建灵活、安全的医疗大数据服务平台。在数据共享的安全机制设计方面，采用了包括系统安全、节点准入安全、用户身份安全等技术手段，使得该平台在实现联盟内多医疗服务机构区块链节点数据共享的同时，确保了数据没有被系统中非参与方节点获取，确保了每个节点自身的抗攻击性，也确保了每个节点身份的合法性；在数据协作方面，系统也同时有效地结合了隐私计算与联邦学习技术，实现"数据可用不可见"，满足丰富的数据协作场景，为架构灵活、高安全的医疗数据服务体系打下基础。

5）打造医研企合作项目孵化器，形成价值闭环

天通苑智慧健联体依托智慧健康医疗相关技术实施单位，联合智慧健康医疗产业合作方，建设集互联网、大数据、云计算、AI 技术、云平台与社区卫生服务中心于一体的区域性智能化分级诊疗服务体系，形成可复制、可推广的可持续健康服务模式，

致力于打造国家"十四五"规划和"健康中国 2030"的代表性重大工程。

搭建智慧健联体核心技术研发和试验平台,在信息化支撑下创新服务模式,实现区域内各个健康医疗服务机构之间的数据共享和业务衔接,有助于实现基于健康医疗大数据的业务创新,通过开发新型的健康医疗服务模式,开发人工智能辅助诊断产品以及新型的数字医疗装备,实现健康医疗服务业和健康医疗制造业的提升。

天通苑智慧健联体作为医研企合作项目孵化器,构建基于大数据和区块链技术的研发平台,包括规范数据采集标准、提供医疗应用软件、新药及医疗器械研发验证等,加大数据利用率,降低开发成本,提高研发和运行效率。基于临床优势,利用市场和资本方式,整合医药、器械、信息数据等项目资源,孵化和扶持智慧医疗项目成果转化,培育医疗龙头企业,形成上下游产业协同发展,打造医疗产业集聚区。

6)未来展望:区域智慧健联体的发展趋势

(1)区域居民电子健康档案加快建设,夯实智慧健联体信息化基础

我国电子健康档案建设已步入加速发展时期,在国家卫健委推进全民健康信息化发展的大背景下,各地已纷纷展开了健康档案电子化建设探索。以北京市为例,2020年,北京卫健委发布《关于推进居民健康档案电子化逐步取消纸质健康档案的通知》,提出启动居民健康档案电子化工作,并同步取消纸质健康档案。在更广泛区域开展居民电子健康档案建设,并为智慧健联体中各类应用及服务运转提供数据基础和信息支撑正逢其时。基于居民个人健康档案,智慧健联体中各个服务主体将能够为个体提供个性化和定制化的健康医疗服务,例如,基于区块链等技术,将强化健康档案的安全性,基于人工智能、大数据、云计算等技术,实现个性化的健康方案定制,为居民提供预防、筛查、诊断、治疗等一体化服务。

居民个人健康档案是智慧健联体服务的关键。在智慧健联体建设中借助自主可控的密码学、区块链、可信计算、多方安全计算等技术,整合居民基本健康、疾控、妇幼保健、医疗服务和社区卫生档案等五类健康数据,建立社区居民个人电子健康档案,如图 9-8 所示,将提供保护隐私、安全可信的数据服务,支持社区居民的主动健康管理,授权健康服务,跨域医保诊疗,辅助卫生决策。

(2)发展智能可穿戴设备应用,为健联体慢病管理提供重要依托

2018 年 4 月,国务院办公厅印发《关于促进"互联网＋医疗健康"发展的意见》,提出实现个人健康实时监测与评估、疾病预警、慢病筛查、主动干预,支持研发医疗健康相关的人工智能技术和可穿戴设备等。通过多种类型可穿戴健康医疗监测装置,将能够实现居民生理体征的居家、实时监测,对于慢病、高龄、妇幼等高危人群和特殊人群,实时心电、心率、体温、血压、血糖等体征监测和云端大数据分析,并汇聚

到区域健康智能监测云平台。云平台通过与区域各级健康医疗服务机构的信息共享，实现及时预警监测异常信息和疾病风险，以便医疗应急响应与快速处置，具体如图9-9所示。

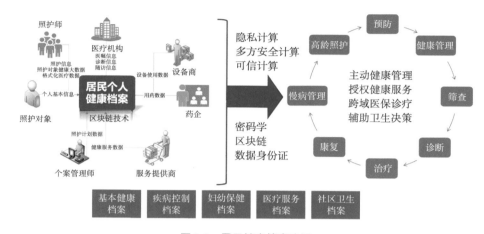

图 9-8　居民健康档案建设

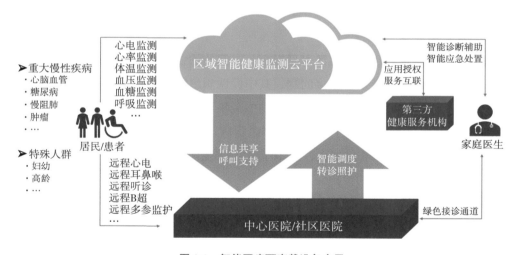

图 9-9　智能医疗可穿戴设备应用

（3）远程医疗体系加快建设，提高社区健康医疗服务能力

随着5G、"互联网+"、人工智能、增强现实等前沿技术的充分整合和运用，远程医疗通过区域数字健康医疗平台将中心医院、社区医院、社区卫生站及居家等充分融合并形成医健协同，在远程会诊、院前急救、手术示教、智能护理、远程培训、远程手术等场景连接上真正做到"健康医疗服务协同一张网"，极大提升社区健康医疗服务的能力与效率，具体如图9-10所示。

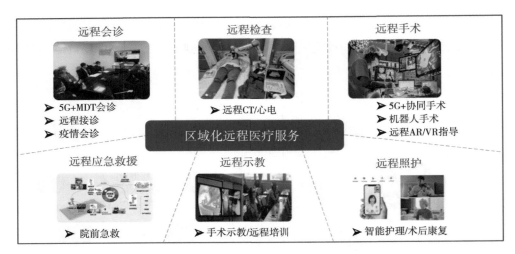

图 9-10　面向社区的区域化远程医疗服务

（9.3.2 节作者：冯晓彬　黎成权　王　霞　李　欣　卢苗苗）

9.3.3　基于主动健康模式的社区慢病管理实例

1. 领域发展背景

随着我国经济发展和人民生活水平提高，人们的饮食结构和生活方式发生了很大改变，这也给居民健康带来了很多问题，其中慢性病患病率及死亡率呈现出明显的上升趋势。罹患慢性疾病人群从传统认知中的中老年人群，逐步向青壮年人群扩散。经统计，截至 2021 年，全国患有肿瘤、心脑血管病、糖尿病、慢性呼吸系统疾病等慢病的患者总数已达到 32.36 亿人次，近 10 年即造成超过 5500 亿美元的经济损失，为我国公共财政增加了沉重的负担。

2019 年，国家颁布的《健康中国行动（2019—2030 年）》计划中描述了提升全民健康水平的愿景：全民健康素养、健康理念水平大幅提升；全面普及健康的生活方式；有效干预降低影响居民健康的风险因素；重点降低长期重大慢性疾病的死亡率；显著降低公共财政对于慢性疾病管理的支出负担。实现上述愿景的主要途径即为转变被动医疗为主动健康管理，加强疾病预防和健康促进，实现"主动发现、科学评估、积极调整、促进健康"的主动健康思想理念。

推进主动健康管理理念，需要坚持政府政策引导，在各级诊疗机构、企业、社区、个人的密切配合下，构建一个持续迭代优化并能够自主运转可持续发展的生态模式。近年来，得益于大数据、云计算、区块链、物联网、柔性电子等技术的迅猛发展，可以更加高效地检测和干预健康危险因素，打通个人和中心医院、社区体检卫生机构的信息传递障碍，实现政府、企业、医院、社区与个人之间的密切联系。

2. 创新应用场景

按照《"健康中国 2030"规划纲要》的要求，我国已逐步探索出来一条具有中国特色的主动健康管理模式，即体现在利用大数据及人工智能技术，结合便携式可穿戴监测设备以及完善的分级诊疗体系建立主动健康管理模式（图 9-11）。

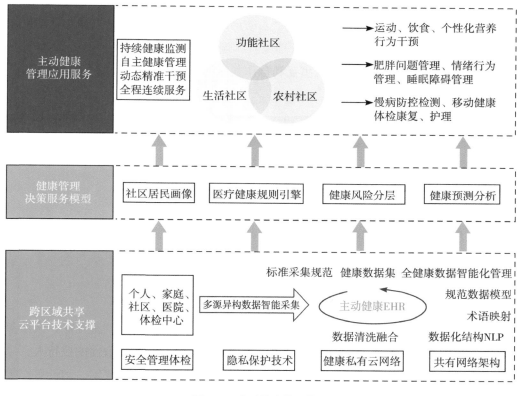

图 9-11　主动健康管理模式

（1）根据我国已经建立完善的分级诊疗体系，以居民社区所处的中心高水平医院为核心，各级社区卫生服务中心、村卫生站为支点，在确保个人数据安全的前提下，实现域内居民健康信息的互联互通，对重点慢性疾病进行区域监控。

（2）依托便携式柔性可穿戴监测设备、移动随访终端，在云计算、物联网技术的支撑下，居民实现在家中或基层诊疗机构即可实现自身慢性疾病风险指标的动态监测，并将监测信息实时回传到中心医院和各级诊疗机构。

（3）各级诊疗机构通过大数据和人工智能技术，在确立统一数据标准的基础上，收集居民各项慢性疾病重点监测指标，构建慢性疾病风险预测预警模型，并通过数据积累、验证比较，不断训练、完善模型。针对风险预警情况，参照临床指南，通过移动端或社区协作网络，进行风险干预和患者教育，提示前往中心医院就诊、及时调整生活饮食习惯、按照过往诊疗处方及时服用药物等，逐步培养居民主动管理自身健康的理念，实现主动健康模式以基层社区为依托、构建在慢病信息收集、慢病风险干预、主动管理健康的理念传播等方面的闭环管理。

主动健康管理模式延承了传统健康管理模式中的医疗诊断和诊疗干预服务，但得益于新一代大数据、人工智能、云计算、物联网和柔性监测技术，使健康管理的触角可以下探到基层社区的每个居民，整合个人的全面健康数据，实现全生命周期的慢病健康监测，精准构建预测预警模型，管理健康风险。同时成功构建政府、企业、机构、社区、个人的多方位、多业态的互惠互利合作共赢的产业业态，实现主动建卡管理自行运转、可持续发展的运营模式。

信息化、物联网技术，解决了过往健康管理实施工作中的哪些问题？

慢病实现长期高质量的跟踪管理，依赖于居民医院门诊住院信息［如医院管理信息系统（HIS）、电子病历系统（EMR）、检验系统（LIS）、检查系统（PACS），以及心电系统等］的互联互通，过往由于数据质量不佳，需要大量人力手工跟踪，无法持续。大数据技术，完成了居民门诊住院信息的提取、整合、清洗，实现结构统一的高质量数据形态，有效对接到慢病管理系统平台，摆脱手工跟踪的窘境。

我国社区卫生服务中心、村诊所的基层专业慢病管理人员数量严重不足，素质参差不齐并且人员流动性大，慢病管理的实施层面缺少保证质量和时效性的执行人，导致患者健康数据的收集、整理、分析、纠错、上报等无法进行。物联网、柔性可穿戴技术，可以实现居民居家自行监测、上报高质量数据，与中心医院形成直接关联，中心医院亦通过健康宣教影响居民健康管理素养、提升社区公卫人员的执业能力。

1）主动健康模式的3个发展原则

（1）主动健康的整体性：主动健康的整体性强调了全面健康的重要意义，其中包括身体健康、心理健康和社会健康3个方面。为了实现全面健康的目标，主动健康整体性需要个人、社区、医院三方共同参与，从多层面采取针对生理、心理、社会等方面的健康维护措施，共同承担健康责任，形成维持覆盖全生命周期居民健康管理闭环系统。

（2）主动健康的自主性：主动健康强调了健康管理的自主性和能动性，这意味着每个居民都要对自己的健康负责，强调了个人是健康的第一责任人的核心理念。为了维持良好的健康状态、预防疾病的发生，持续的健康管理需要居民主动承担健康责任，洞悉人体系统的微观复杂性，通过主动健康模式应用到不同的生活场景中，实现全面且细节化的健康管理。

（3）主动健康的持续性：主动健康模式在强调个体主观能动性支撑的同时，也需要结合现代信息技术为个体居民提供便捷的主动健康应用服务，以便实现可持续的健康监测。在5G技术广泛应用的情况下，利用物联网、互联网、云计算、人工智能等新一代信息技术，通过智慧健康信息平台、可穿戴健康监测设备等应用方式，对居民健康状态进行连续性监测和管理，实现面向全人群、全生命周期的基于主动健康理念的健康服务体系（图9-12）。

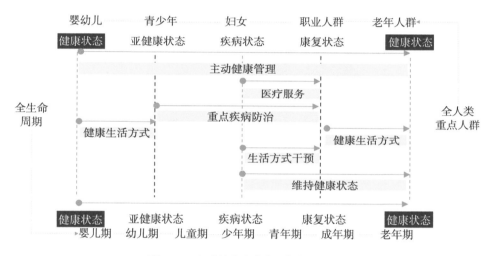

图9-12　主动健康全生命周期闭环结构

2）社区主动健康慢病管理的4个维度

基于上述3个原则，社区主动健康慢病管理主要向以下4个维度探索发展。

（1）提升社区人口"主动健康管理素养"：通过患者教育、普及宣传，提升健康管理素养是提高全民健康水平最根本、最经济、更有效的措施，也是推行主动健康管理模式的初衷所在。中心医院、社区卫生服务站、村卫生室所处的传统医疗行业，虽具备诊疗建议权威性，但服务对象主要覆盖门诊、住院患者，集中于为患者提供诊断治疗相关服务，服务业务和服务人群覆盖范围较小。通过互联网、移动端技术的发展，传统医疗行业可以针对所处社区，通过公众号、小程序等手段，对社区人口推广宣传主动健康管理理念和慢性疾病防治常识，提升群众的综合健康素养。

（2）精准预测"慢病健康风险"：随着社会快速发展和技术的不断进步，民众的生活方式、作息习惯发生了巨大改变，易诱发各型慢性疾病。为准确衡量社会层面，因自然、社会和个人发展等因素导致的疾病以及造成的健康损失，世界卫生组织（WHO）于 1990 年发布"伤残调整寿命年（disability adjusted life year，DALY）"的度量单位，DALY 数字越大，对公众健康的不良风险影响越严重。在政府层面，加强高质量居民健康信息的数据收集和调研工作，以完善、制定政策和措施，从顶层规划层面减少或消除对应的健康风险。得益于物联网、柔性可穿戴设备和数据隐私安全保护技术，居民可以放心、便捷地采集、提交自己的健康监测信息，公卫系统汇集、整合、分析区域健康风险，为公共政策制定提供决策支持。

（3）智能预警"慢病健康事件"：主动健康管理通过借助物联网、可穿戴设备技术，覆盖社区乃至整个社会群体，围绕慢病患者和健康人群，实现全生命周期的动态信息采集、监测、管理，借助大数据、区块链技术，依托中心医院医生资源，集中、远程的对社区人群进行"数字健康检测"；同时通过人工智能技术，对于收集的健康监测数据，匹配各型慢病的典型病症和重点健康指标，构建慢病风险预测预警模型，并不断训练迭代，最终实现根据采集到的病症为慢病罹患群体提供持续动态监测服务，并结合临床指南，提供匹配最优治疗方案；为健康群体，根据检测指标动态，预判后期患病概率，帮助引导健康群体加强自身健康管理，有效规避罹患慢病风险。

（4）有效干预"慢病健康结局"：有效的健康干预包括但不限于慢性疾病生物学指标的评价、健康素养认知的事后评价和用药、就诊的卫生经济学评价，并根据反馈的评价情况不断地调整后续的干预方案和计划。而干预的范围涉及政府政策、社区管理、医疗机构管理、社会面基础教育和个人健康意识养成等多个方面。与此同时，不同的干预措施需要基于农村社区、发达地区、老年人群等不同维度、地理维度衡量的社会群体的接受程度来构思规划，确保干预能够有效执行。

3）数据赋能的主动健康社区慢病管理工作思路

随着互联网中物联网、区块链技术在医疗和大数据领域的应用优势日益凸显，慢病管理的需求在新技术的帮助下可以得到高效安全解决。慢病管理实施中的重要任务为：患者健康宣教和患者依从性管理。网络技术可以高效进行信息传播和反馈意见搜集，使优质医疗资源低成本下沉到患者终端，降低医患互动和记录成本，提升患者体验度，从而增加患者自我管理能力，达到"主动健康"的目标。

（1）数据采集标准的制定：诊疗端，基于慢性疾病范围和生物指标特征，选取需要采集的数据类型；而在数据系统端，基于国际、国家标准的协议和接口，是支持基于《电子病历基本数据集》《卫生信息数据元值域代码》《电子病历共享文档规范》等国家标准及行业规范的 EHR（electronic healthcare records）数据采集标准，可达到数据互联互通的要求。提供相应的归一化组件功能实现归一化管理服务（如数据归一化、术语服务等功能），这将节约持续发展的成本，简化持续发展的复杂性，使得复杂的医疗数据管理和整合成本降低、改善数据整体利用效果。

（2）数据接入和数据采集：医院端数据、基层公卫数据通过数据接口完成；社区卫生服务中心数据采集通过数据接口和设备完成；居民端通过移动式设备采集。值得一提的是，居民端的自主高频使用检测设备、填报监测信息是连续获得高质量数据的关键，据此，规划建设时，应为家庭健康检查设备、个人智能可穿戴健康设备的接入提供统一的规范化接口服务，为个人健康管理中心提供数据支撑。可接入多种不同的检测设备，包括智能血压计、智能血糖仪、智能体重秤、远程心电设备、智能手环、计步器等。

（3）数据治理与数据安全保护：以数据资源集中、共享、开放为基础，系统为主，分布式关系型数据存储为辅，提供结构化及异构化的数据存储融合能力。提供数据挖掘能力，支撑深度挖掘分析应用，强化数据融合能力。

系统基于元数据对数据结构的描述，以及相关规则，完成数据质量模块的相关计算功能。数据质量管理提供一系列的方法，实现数据质量的监控和分析。

对系统中所有的重要操作进行留痕记录，并实时更新，由系统管理员按照每个用户所在的岗位和职能属性，结合其所需完成的业务进行权限分配。每个用户只能进行本人所被允许的操作和阅读该权限下的信息。系统的集成采用了加密的技术，保障代码的安全。系统之间业务相互独立互相不干涉。

（4）数据分析与建立疾病风险评估数据模型：整合多维度、多来源、长周期、结构不一的信息元素内部关系，打破信息孤岛，实现互联互通，通过主索引（居民唯一标识介质——居民身份证）进行数据关联，在海量数据的支持和国际医学指南及专家共识的理论支持下，以全人类全周期健康管理为中心重新建模。建模数据来源（包含但不限于）：全员人口信息库、健康档案数据库、电子病历数据库；智能移动健康设备、互联网医疗、健康医疗移动应用数据的健康网络数据资源库；诊疗过程数据。对以上多源异构数据进行规范化治理和存储，通过主索引，对社区内居民健康档案数据进行整合，形成动态的人物画像，构建不同病症、不同人群的疾病风险评估模型。

（5）风险预警与健康干预：对于受访人群填报指标触发慢病风险评估指标的情况，利用基于互联网、移动通信技术的移动端随访管理平台，通过公众号、App 和人工智能语音外呼等形式，提示患者依据现有监测数据、其患病程度居于大数据统计下罹患该疾病患者人群的分布区间和后期加重风险，提升患者风险预警意识。

参照慢病专病库积累的典型诊疗方案，按疾病危重程度，提供多层次的健康干预建议和措施，如重点推送疾病防治与健康饮食起居的宣传文案、提示提高监测频率、推送中心医院互联网医院链接引导患者远程问诊了解病情、联系社区家庭医生、农村村医进行上门重点关照、提示患者立即前往中心医院问诊等。

（6）干预效应评估和模型迭代优化：基于风险预警和健康干预，患者或做出积极响应，或表现出较低的依从性。干预后的相关数据将持续性通过便携式监测设备、移动端填报、医院门诊信息、家庭医生走访反馈等方式得到收集，经过治理后，所有数据集中到中心医院和社区医院运维后台进行数据分析，用于进行干预后效应评估，改进干预手段，也可以用于参照医生门诊诊断，优化风险预警模型，以期未来做出更精准的风险预测。

4）推行基于主动健康的社区慢病管理模式的现实意义

国际范围对于慢病健康管理分为以下三大类：第一类是以英国为代表的政府主导模式。顾名思义，政府主导模式是政府在健康管理服务发展过程中起主导性作用。该模式下，健康管理服务产生的费用主要由国家医疗保障体系支付。第二类是市场主导模式，主要为市场运行和市场规律为主导，通过市场价格、竞争等机制满足健康人群或患者健康管理服务需求。第三类是混合发展模式，由政府和市场共同发挥作用，政府直接投资和市场资本共存或政府通过制度或政策引导市场参与。相比第一类对公共财政的巨额负担、第二类企业逐利行为引发健康管理非均衡发展、第三类充分平衡吸纳政府主导和市场支持的优缺点，更有益于在我国实施推广，有着非常重要的现实意义。

基于新一代物联网、大数据、人工智能技术，从预防保健层面，健康管理通过可穿戴设备监测、在线自评等方式发现早期疾病，做到早诊断、早治疗；从疾病治疗层面，健康管理利用大数据技术和人工智能搭建的风险预测预警模型，进行积极的疾病筛查并及时干预；从个人层面，健康管理作为健康检查的延伸和扩展，提升了个人健康管理的意识；从公共卫生层面，我国通过搭建分级诊疗体系，与坚固的"政府－社区－街道"行政管理体系高度匹配，确保健康管理的落地实施；从卫生经济学层面，在政府政策的引导下，随着个人主动健康管理意识的提升、新一代技术助力疾病早筛、早诊、早治、多监测，有效降低了公共财政经济负担，引导大数据产业、可穿戴设备厂商、医疗诊疗机构寻求新的商业机会，实现多方共赢的新局面。

3. 应用效果

数据驱动背景下的农村社区主动健康慢病管理系统。

B医院是东北地区的一所集医疗、教学、科研和预防保健康复为一体的大型综合性三级甲等医院。A县为省级贫困县，全县在册30万人口，在全省44个县（市）中主要经济指标排名倒数第一，全县80%人口为65岁以上和12岁以下人口，青壮年均外出务工，税收减少导致县内财政收入进一步吃紧，无法提供有效的医疗诊治服务，县内民众罹患轻症疾病也大多选择来到相距 200 公里外的 B 医院就诊，全县外出就医比例达 60%，为 B 医院增添大量接诊压力，也为全县医保财政增添更重的负担，形成恶性循环。

通过医疗协作协议，B 医院帮扶 A 县，通过结合核心三甲医院的专业诊疗优势，定期派遣专家进行下乡义诊、健康宣教，并利用大数据技术和便携式穿戴设备，建立远程会诊及分级诊疗体系，将县、镇、村现有医疗资源进行整合，构建覆盖农村社区的主动健康慢病管理体系，运用信息化手段帮助"一老一少"特征明显的 A 县的轻症、慢病患者足不出户实现就医问诊，并主动关注自身健康。

（1）数据对接创新

B 医院依托标准的数据治理体系，成功对接全县电子病历系统、公共卫生系统，迅速掌握全县人口健康基本情况，为定向精细化摸排和慢病管理施策谋划提供决策支持。经过 2 个月的数据治理，整合统计全县 29.8 万人信息，生成 A 县社区居民健康档案。统计并分析后，老年慢性病占比居于患病人群首位，具体病种按占比排序前 5 位的为高血压、高胆固醇血症、慢性阻塞性肺炎（COPD）、脑卒中、急性冠脉综合征（ACS）。上述信息，为谋划部署进行慢病精细化摸排，制定慢病管理方案提供了信息支撑。

（2）数据采集创新

B 医院结合 A 县高龄人口比例偏高、对移动端信息采集接受程度不高的现实情况，创新数据采集模式：结合高血压、糖尿病等全县常见病症，各个村医配发便携式监测设备，让其对所在村的村民进行走访监测采样，监测体脂、心电、血压、尿液等关键指标，通过网络加密传送到县内私有云服务器，进行集中存储；县内二级医院和各个镇卫生所配备功能更加齐备的监测设备，作为村级数据采集的有效补充。

（3）预测预警模型构建

以高血压为例，高血压该模型（表 9-2）基于对《2020 国际高血压学会全球高血压实践指南》解读、《国家基层高血压防治管理指南（2020 年版）》《中国高血压防治指南 2019 年修订版》的理论基础，结合临床检查和治疗具体操作，形成判断依据和实施方法。所使用的工具和测评量表：血压水平分类和定义表；高血压患者心血管危险分层表，患者服药依从性等级评估 Morisky 用药依从性问卷（MMAS-8）；高血压前期人群健康自我管理能力测评量表。从而完成人群患病风险分层，详见表 9-3。

同时，匹配风险分层给出对应的随访护理及干预方案。并将干预所产生的动态数据实时传输到个人的健康档案，评估治疗效果，形成持续性的反馈。减轻医生随访工作负担，强化患者依从性。健康档案数据在此过程中持续的、自驱的进行更新和完善。

表 9-2　高血压风险预测分层模型

分类	收缩压 SBP(mmHg)	舒张压 DBP(mmHg)
1 级高血压 (轻度)	140 ~ 159 和 (或)	90 ~ 99
2 级高血压 (中度)	160 ~ 179 和 (或)	100 ~ 109
3 级高血压 (重度)	≥ 180 和 (或)	≥ 110
单纯收缩期高血压	≥ 140 和	<90

表 9-3　高血压患者心血管危险分层标准

其他危险因素和病史	血压		
	1 级	2 级	3 级
无	低危	中危	高危
1 ~ 2 其他危险因素	中危	中危	很高危
≥ 3 个其他危险因素	高危	高危	很高危
靶器官损	高危	高危	很高危
临床并发症或合并糖尿病	很高危	很高危	很高危

农村主动健康慢病管理平台上线以来，B 医院帮助 A 县完成了全县 22 个镇 184 个行政村共计 29.8 万人的健康信息采集工作，通过分级部署便携式采集设备、针对常见慢病病症构建预测预警模型、连接 B 医院互联网诊疗平台实现双向会诊，极大地提升了 A 县农村人口的主动健康管理意识，农村居民包括老年人、失能失智人群等特殊人群都可通过便携式智能化穿戴设备，远程接收三级医院各病种专家远程健康管理，方便了全县人口足不出户享受 B 医院顶级三甲医院的诊疗服务，极大减少了 A 县政府财政支出。收集到的慢病数据和干预效用反馈，帮助 B 医院研究数据驱动背景下的农村高血压患者诊疗路径的探索，同时囊括农村偏远地区体检人群、就医人群，提高了 B 医院业务水平和绩效收入以及区域影响力。

本案例中的农村主动健康慢病管理平台有哪些推广价值？

A 县体现的农村人口老龄化、政府财政不足、基层医疗水平不高的情况，不同于华东、华南的新时代农村，在我国的东北、华中、西北地区非常具备典型性。推广实行 B 医院的农村主动健康慢病管理平台，利用物联网、大数据、人工智能技术提高人效比，有效帮助地方充分利用现有诊疗资源、实现农村人口的慢病管理、减少地方财政支出、缓解三甲医院就诊压力，具备推广示范效应。

（9.3.3 节作者：弓孟春）

9.4　本章小结

1. 电子健康档案是居民健康数据的数字保险箱，在疾病防治和健康管理方面，能够在满足自我保健、健康管理、健康信息共享、健康决策的需要等方面发挥积极作用。

2. 新技术和人工智能应用于健康医疗领域，源于从个体到群体的健康医疗数据、用于支持临床决策和精准医疗的数据。医疗联合体是实现数据互联的体制机制性制度安排。就治病救人而言，需要建设专科专医联盟；就居民健康维护而言，需要建设区域紧密型医共体。

3. 区域智慧医疗服务体系作为一种整合式区域健康医疗资源平台，对于打破区域内健康医疗信息孤岛具有重要作用，建立健康医疗信息共享和协同机制是区域智慧医疗服务体系的重要保障。

4. 主动健康模式社区慢病管理，通过利用信息化手段，配合成熟的便携式穿戴设备和完善的区域分级诊疗体系，将中心医院医疗资源下沉至基层，针对各类社区（生活社区、老年社区以及功能社区）居民患病特点，进行定制化管理，并加以推广。

思考题

1. 如何理解个人电子健康档案的概念和作用？个人电子健康档案的数据来源有哪些？我国个人电子健康档案发展存在哪些不足，思考可以从哪些方面进一步完善？

2 专科专医联盟的属性是什么，如何实现数据互联？

3. 如何将主动健康管理模式可持续化？

参考文献

［1］杨燕绥, 于淼. 三孩政策目标与护养融合体系建设 [J]. 行政管理改革, 2021(9): 26-34.

［2］黄富才. 医院电子健康档案在健康中国战略背景下的应用 [J]. 兰台内外, 2021, (15): 65-66.

［3］杨燕绥, 衡量. 保险创新：相互保险嵌入专科医生联盟案例分析 [J]. 当代金融家, 2021(11): 36-39.

［4］萧锘，钟毅．电子健康档案建设的问题与对策研究 [J]. 科技创新与应用，2019(31): 132-134.

［5］白洁，卓学慧，肖霄，等．基于"互联网＋"背景下医疗健康大数据的应用研究 [J]. 医学信息，2022, 35(10):34-36.

［6］张富勇，王光旭，李志刚．区域卫生信息化建设 [J]. 电子技术与软件工程，2019(7): 208.

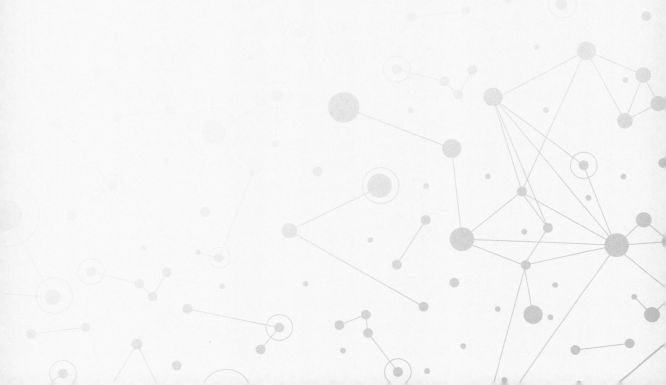

第Ⅲ部分

健康医疗大数据创新应用的蓝图规划

第 10 章

健康医疗大数据创新应用的顶层设计

10.1 引言

"数据要素"已成为最具时代特征的生产要素。2021年,国务院和工信部分别针对数字经济和大数据产业的发展出台了《"十四五"数字经济发展规划》和《"十四五"大数据产业发展规划》,明确了数据是新时代重要的生产要素,是国家基础性战略资源,同时提出以数据流引领技术流、物质流、资金流、人才流,打通生产、分配、流通、消费各环节,促进资源要素的优化配置。随着云计算、物联网、大数据等新兴科技的快速发展和不断深入应用,各国抢抓大数据发展机遇,大力推动大数据与公共卫生、工业、金融、健康医疗、政府公共治理等各个行业领域的融合应用和新业态的创新发展。掌握和运用大数据的能力已成为国家竞争力的重要体现。

在这个数据驱动发展的时代,健康医疗大数据的获取、分析、转换及应用成为各国生命经济发展的新引擎,积极发展应用健康医疗大数据已成为世界各国的重要共识,各国纷纷付诸行动。麦肯锡报告指出,大数据为美国的医疗服务业每年节省3000亿美元,医疗成本可以节约12%~17%。日本将健康医疗大数据用于医疗控费上,有效缓解人口老龄化带来的医疗费用增长过快、负担过重这一突出问题。英国、德国、加拿大、澳大利亚等发达国家在健康医疗大数据应用发展上皆有显著成效。健康大数据在卫生健康领域的应用前景非常广阔。

10.2 构建未来健康创新领军人才培养战略

10.2.1 建立健康医疗大数据一体化能力建设体系

中共中央政治局实施国家大数据战略进行第二次集体学习，习近平总书记在主持学习时指出："要运用大数据促进保障和改善民生。大数据在保障和改善民生方面大有作为。要坚持以人民为中心的发展思想，推进'互联网＋教育''互联网＋医疗''互联网＋文化'等，让百姓少跑腿、数据多跑路，不断提升公共服务均等化、普惠化、便捷化水平。要坚持问题导向，抓住民生领域的突出矛盾和问题，强化民生服务，弥补民生短板，推进教育、就业、社保、医药卫生、住房、交通等领域大数据普及应用，深度开发各类便民应用。"

在健康医疗大数据领域，当前亟需拥有医药卫生专业知识，具备大数据思维与应用技能，以及医疗健康领域数字化转型中数据挖掘、数据价值应用的能力的创新型、复合型人才。2020 年，全球暴发的新冠病毒感染疫情对精准防疫、高效流调、突发重大公共卫生事件预测预警的需求，国家 30 个试点城市 DRG 模拟运行对"三医"互联互通实时在线结算的需求等，都对健康医疗大数据人才提出更为迫切的期待和要求。建立完善的健康医疗大数据人才能力建设体系，使人才的发展能够满足社会发展的需求，已然迫在眉睫。

10.2.2 打造以真实案例驱动的专题课程体系

我国的健康医疗大数据人才匮乏，与新时期大数据时代对现有的健康医疗大数据人才的新要求不相符合，也与广大在职的健康医疗大数据人员渴求深造提升的需求不相符合。培养拥有大数据思维和意识、具备医学知识底蕴、掌握信息技术、深入融合业务领域、推动大数据创新发展的健康医疗大数据复合管理型人才、专业应用型人才，已迫在眉睫。

建立"领航、领军、领雁、领跑"以真实案例驱动的一体化学习体系。

1. 院长领航计划

"领航计划"面向广大医院院长、高层管理人员、医疗机构与单位领导者，围绕医院治理、医院发展战略、区域保障机制的建立等层面，邀请国家卫健委、网信办、工信部、科技部等政府资深专家及政策制定者进行现状解读和未来研判，通过全面、系统化介绍健康医疗大数据的发展概况和理论体系，结合国内外前沿技术发展趋势和场景需求，以问题为导引、以结果为牵引，为医疗机构管理者提供宏观政策与微观应用的战略思考。

2. 主任领军计划

"领军计划"面向各医院科室主任、主管负责人、医疗机构与单位中层领导者等具有一定资历与阅历的医生、管理层,通过"小班深度研讨、真实课题实践、政企合作调研"等方式,使中层领导干部及时了解健康医疗大数据管理的最新发展,在实际工作中进行应用并能及时传授给青年医生。

3. 骨干领雁计划

"领雁计划"面向优秀青年医生,旨在为医生队伍的发展建设储备军,使青年医生能在精进医术的同时,及时掌握健康医疗行业的最新技术与动态,开展健康医疗大数据的创新研究,为国家发掘健康医疗关键领域潜在优秀人才。

4. 基层领跑计划

"领跑计划"面向基层医疗人员,开展规范与标准化专项技术培训,提升基层医务人员的健康医疗大数据思维、检查水平与诊疗技能。

10.2.3　构建健康医疗大数据真实场景研训实验室

为了全面推进健康中国建设,国务院印发《"健康中国 2030"规划纲要》《关于实施健康中国行动的意见》《关于促进和规范健康医疗大数据应用发展的指导意见》和《关于促进"互联网 + 医疗健康"发展的意见》等相关文件。充分体现国家对医疗健康大数据应用的高度重视。健康医疗大数据应该注意对数据质量的严格控制,实现数据收集与处理的规范化,重视因果关系判断的基本要素,确保结论的可靠性。健康医疗大数据在存储、共享、分析、挖掘过程当中存在个人信息权、隐私权可能受到侵害的风险和数据安全的隐患,如何对健康医疗大数据进行法律和伦理的规制,保证数据安全性,是亟需解决的一个问题。

1. 在线实验研发及培训一体化数据资源基础设施

基于 VR 观摩、虚拟课堂、实景数据可视化、在线小组讨论、在线模拟操练、数据驱动决策、在线互动答疑、案例虚拟演示、案例评选等,通过理论知识与上机实践操作结合,掌握实操工具,以期解决未来实际工作中的健康医疗大数据应用需求,带动国家健康医疗大数据创新应用示范。

2. 开展全国重要区域实地调研与联合实验

在进行授课的同时,开展各重要省份、企业、研究机构等走访调研活动,以案例、演示、导练等方式,促进行业交叉沟通,了解最新的健康医疗大数据发展趋势与技术方案。同时,结合当地实际发展情况,依托实际场景数据,通过真实实验方法及过程,得出实验结论，从宏观、介观到微观为健康医疗大数据能力建设提供数据支撑。

健康医疗健康大数据人才具有新型交叉复合型、较强实践性，突出与医学学科背景的交叉融合性以及专业知识技能的复合创新性。建设拥有信息科学、数据科学、医学理论基础知识，具备健康数据的采集、传输、存储、统计、分析、可视化等能力，能够在医疗卫生机构、医疗信息行业、健康产业等相关企事业单位从事大数据分析、处理和开发，以及管理与维护等工作的高素质应用型专门人才。

（10.2 节作者：何树峰）

10.3 建立以应用价值为导向的创新模式

现阶段，健康医疗大数据不再是行业先行者的专利，正逐步演变为全行业典范性创新模式。与此同时，健康医疗大数据已超脱出参考和情报信息的基础作用，更着眼于健康医疗大数据融合应用成效。健康医疗大数据实践以实现价值为核心，健康医疗大数据创新也不例外，需要建立以价值为导向的模式，面向大数据实际应用，而非面向大数据，模糊或者偏差导向下的创新模式终将迷失在大数据的浪潮中。

10.3.1 智能软件应用构建医患桥梁

随着互联网时代的高速进步与发展，健康医疗领域正在迎来前所未有的变革机遇和挑战，为了抓住发展机遇，健康医疗以新的姿态谋求大数据技术的加持，智能软件应用如雨后春笋般地层出不穷。根据健康医疗智能软件应用调研结果，大多数软件功能集中在以下 5 个方面：

（1）在线问诊：患者通过智能设备线上咨询医师，结合症状进行分诊、诊断。

（2）预约挂号：患者绑定个人社保卡、身份证等，选择医院、科室进行挂号。

（3）电子病历：患者既往病情、用药等病历信息，可以随时随地查找浏览。

（4）电子药房：患者诊断用药记录清晰可追溯，支持线上结算和实物配送。

（5）服务推送：患者就诊数据深度分析，推送健康资讯、知识、产品服务等。

尽管我国人民生活水平随着经济发展而不断提升，但"看病难""看病贵"等问题仍然困扰着不少家庭和个人。健康医疗智能软件从患者实际需求角度出发，通过多位一体的终端系统功能开发解决方案，为医患之间搭建有效的沟通渠道和服务桥梁，一方面显著提升了广大患者的就医服务体验，显著降低了就医等待时间、就医整体成本等；另一方面高效地利用了医护人员的资源，有效缓和了医患矛盾关系。

10.3.2 智慧诊疗设备提升医疗机构服务水平

医疗机构作为国家民生事业的基本组成部分，关系到国民身体健康的重要问题，是建设健康中国的主力军。近年来，国家陆续出台了推动医疗机构高质量发展的政策文件，倡导以人民健康为中心、提供优质高效医疗卫生服务，这也是社会各界对于医疗机构服务水平的普遍需求。

诊疗设备是提供医疗服务的物质基础和先决条件，提升医疗机构服务水平有赖于诊疗设备的升级完善，目前智慧诊疗设备应用主要分为以下 4 种：

（1）智慧医学影像：X 线、CT、PET-CT、超声、MRI 等医学影像采集、分析、处理和诊断的智能化，实现了影像信息的深度挖掘、疾病特征的有效提取。

（2）智慧体外诊断：体外检测仪器搭建智能技术，能够系统进行临床化学、免疫化学、血液、微生物等分析，有效提高诊断的整体水平。

（3）智慧治疗设备：借助半导体冷刀、手术机器人、高压氧舱等智慧治疗设备，助力医生改善治疗效果，节省患者诊疗费用。

（4）智慧植入介入：通过精准植入介入骨钉、骨板、心脏瓣膜等辅助器械，避免低效重复诊疗、帮助患者快速重塑健康。

随着经济的发展和健康观念的转变，单独的技术本身不能直接作用于患者，而是需要通过服务共同传递价值。基于不断的技术创新和大规模的应用，智慧诊疗设备促进了医师与患者之间的信息化互动，从而更好、更快、更安全地辅助医师解决临床问题，最终创造出令患者难忘的诊疗服务体验。

（10.3 节作者：冯晓彬　黎成权　王　霞　李　欣　刘明慧）

10.4 以"健康中国"战略重点领域为创新应用方向

10.4.1 以智能应用普及提升全民健康管理水平

习近平总书记提出，"没有全民健康，就没有全面小康"。要实现全民健康，就要将健康医疗关口前移，由疾病治疗向健康管理转变。其中，以数智科技为支撑，以智能化应用为推手，提供个性化的智能健康管理服务、在线问诊服务、生理监测功能等，促进人民自我健康管理水平提升，是实现全民健康这一宏大目标的重要保障和关键方法。健康管理智能应用以手机、平板、智能手表、智能硬件等为依托，提供

App、软件、小程序、网页等不同渠道，实现智能人机互动，通过虚拟健康管理助手、远程健康管理专家提供个性化健康管理方案，以语音、视频、文本、信息流等多种形式，能够显著提高个体健康管理的自觉性和依从性。

10.4.2　以智慧医院建设提升医疗机构诊疗水平

国家卫健委对智慧医院的范畴给出了明确定义，一是面向医务人员的"智慧医疗"，二是面向患者的"智慧服务"，三是面向医院管理的"智慧管理"。对于智慧医院的建设过程，首先是通过以电子病历为核心的信息化建设，打破不同部门之间的数据孤岛，让医院中的诊疗信息流通起来；其次是通过各类智能终端，实现智能导诊、智慧病房等，为患者提供便捷的全链条诊疗服务；再次，对于医院日常财务、后勤、运营等，也要通过智慧医院建设，采集相关数据，实现统一的调度和管理，实现院内运行畅通无阻；最后，通过多层次、全方位的智慧医院建设，实现医疗机构诊疗水平的显著提升，提高人民群众在就诊过程中的满意度。

10.4.3　以智能数据监控提升政府机构监管能力

对于政府机构而言，大数据显著促进了监管能力的提升，主要有以下几个方面：①基于医保大数据实现精准医保风控，医保大数据中蕴藏着大量的医保支付信息，通过医保大数据挖掘，将能够实现智能医保控费、骗保风险识别等目的，服务于医保基金事前审核、事中监测、事后审计；②基于公共卫生大数据实现对传染病的精准防控，通过完善传染病网络直报系统，采集公共卫生大数据，将及时发现传染源，第一时间控制疫情扩散风险；③基于药械大数据，实现药械流通和疫苗流通过程的全链条跟踪和监管，降低医药物流中间成本，实现终端产品可溯源。

（10.4 节作者：冯晓彬　黎成权　王　霞　李　欣　卢苗苗）

10.5　基于第四范式的数据密集型健康医疗应用创新

10.5.1　激发数据汇集需求，驱动产品创新迭代

健康医疗产品创新建立在健康医疗大数据不断汇集的基础之上，通过健康医疗应用采集和产生的数据反馈，将为产品创新指明方向。通过汇集群体健康医疗大数据，展开数据挖掘，基于电子病历、健康档案、生理体征等信息，能够形成群体健康画像，

突出群体健康需求以及产品功能优化方向，从而激发产品创新，推动健康医疗企业推出更多个性化、定制化、精准化的健康医疗产品出现，如基于推荐系统的健康信息推送、各种采集生理体征数据的健康可穿戴设备、基于个体健康画像的健康管理方案定制等，从而满足各个年龄段、各类慢病、各种健康程度人群的健康管理和健康医疗需求。

10.5.2　人工智能数据分析，挖掘海量数据价值

健康医疗人工智能模型的构建和训练需要以大数据为基础，无论是机器学习、深度学习，其模型的训练都需要大量标注数据和无标注数据作为支撑。对于多模态健康医疗数据，如医疗文本、医疗数据、医学影像等，每一种类型的数据都具备不同的巨大潜在价值，通过人工智能技术对这些数据展开分析，能够训练出智能应用模型，如医学影像辅助诊断模型、基于电子病历的辅助决策模型、智能语音电子病历等，能够在诊疗环节为医生提供有效的辅助诊断服务，为患者提供预问诊和智能虚拟家庭医生等服务，减轻医护人员工作负担，提高整个医疗服务系统的水平和效率。

10.5.3　信息安全互联互通，打破数据孤岛效应

强化信息安全建设，是实现健康医疗数据互联互通的关键前提和基础保障。近年来，医疗信息安全发展得到长足保障，在技术方面，区块链、隐私保护等技术的发展，为医疗数据流通提供了匿名性、可溯源、防篡改等特性，在标准规范方面，随着等保2.0的实施和一系列医疗数据安全标准规范的建立，让医疗数据安全有了安全标准保障，在法律法规方面，《中华人民共和国网络安全法》《中华人民共和国个人信息保护法》等为健康医疗数据流通和应用提供了法律保障。在此基础上，通过进一步完善健康医疗信息系统异构接口和数据标准，各类健康医疗系统实现安全对接，将进一步打破数据孤岛效应，实现健康医疗数据互联互通，通过数据整合，从而发挥健康医疗数据更大价值。

（10.5 节作者：马兆毅　冯晓彬　黎成权　王　霞　李　欣）

10.6　基于大数据驱动的新一代医疗人工智能创新应用

10.6.1　AI 驱动医疗器械与数字健康创新升级

目前，国内外已上市产品的主要处理对象包括放射影像（如 CT、MRI、X 线等）、

光学图像（如眼底彩照、内窥镜等）、生理信号（如 ECG）、体外诊断数据（如基因测序、病理切片），主要功能包括辅助检测（发现病灶）、辅助诊断（判断病灶的种类或性质）、辅助分诊（判断患者向哪些临床科室分流）、优先级排序（判断患者救治的轻重缓急）等后处理功能。这些产品大多采用监督学习的技术路线，需要带标注的数据开展训练、调优和测试。

人工智能技术在医疗健康领域的应用还在不断扩展和深化，数据处理的范围、算法的医疗用途、算法的设计路径都在迭代更新。用于医学影像前处理的产品在国外已经获批上市，可以对影像设备采集的原始数据（二进制）进行处理，以更快的速度、更低的辐射剂量产生标准格式的医学影像（如 DICOM 格式的 CT、MRI 影像）。此类产品的启示在于，医院的粗数据也可能被产业采用，拓展了健康医疗大数据的应用范围，也拓展了数据质量管理的考虑范围。

此外，人工智能技术在数字疗法、可穿戴设备等领域也在应用落地，对人的行为特征、心理量表、健康数据进行分析，为诊断、预防、健康管理提供辅助决策，向患者提供健康干预（如推荐一些游戏任务，改善认知和记忆力）。此类产品的工作原理、数据模态比较特殊，对患者的长期影响还在研究阶段，在医疗器械分类界定、质量标准方面存在挑战，建议读者时刻关注法规的变化。

10.6.2　AI 助力药品生物制品研发创新

2020 年以来，人工智能技术也在融入药品、生物制品（例如疫苗）的研发与质量评价。

在药品设计开发方面，2021 年，Deepmind 公司在 *Nature* 发表文章，使用 Alphafold 神经网络模型预测蛋白质的形态，引起了业内的轰动。越来越多的人工智能算法和平台被用于蛋白质结构预测、靶点预测、小分子药物设计、抗肿瘤药物设计，国内外相关企业开始发展壮大。人工智能算法与宏基因测序结合之后，可用于对细菌的抗药性进行预测，从另一个角度支持药品研发。

在药品质量评价方面，人工智能算法可以与现代化学分析仪器相结合，提升药物成分检测、药物纯度分析的准确率和效率。目前，药品检验领域的国家标准物质开始了数字化进程，有助于推动药品检验的计算机化，有利于人工智能算法发挥作用，例如中国食品药品检定研究院建立的中药、民族药的数字化标本。人工智能算法与病理分析相结合，可以改善动物试验的流程和工作效率，缩短药物安全评价的周期。

在生物制品领域，人工智能算法可用于疫苗的开发，例如对免疫学、基因组学信息进行处理，对 mRNA 的序列编码进行优化，对抗原蛋白的结构进行设计，提升疫苗的稳定性等。此外，人工智能算法也可用于生物制品临床试验数据的整理和统计。

（ 10.6 节作者：李佳戈　王浩 ）

10.7　本章小结

1. 健康医疗健康大数据人才具有新型交叉复合型、较强实践性，突出与医学学科背景的交叉融合性以及专业知识技能的复合创新性。

2. 健康医疗人工智能模型的构建和训练需要以大数据为基础，无论是机器学习、深度学习，其模型的训练都需要大量标注数据和无标注数据作为支撑。人工智能技术在医疗健康领域的应用还在不断扩展和深化。

思考题

请结合本书综合介绍，展望我国健康医疗大数据创新发展蓝图。

参考文献

［1］刘巧红, 孙丽萍. 医学院校医疗健康大数据人才培养的思考与探索 [J]. 教育教学论坛 , 2020(12): 224-225.

［2］梁广云 , 赵岩 . 基本公共卫生服务均等化信息化的相关研究 [J]. 科技视界 , 2022(5): 164-166.